Kathrin Burger

FOODAMENTALISMUS

W0053493

Kathrin Burger

FOODAMENTALISMUS

Wie Essen unsere Religion wurde

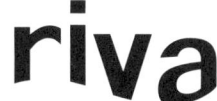

Bibliografische Information der Deutschen Nationalbibliothek
Die Deutsche Nationalbibliothek verzeichnet diese Publikation in der Deutschen
Nationalbibliografie. Detaillierte bibliografische Daten sind im Internet über
http://dnb.d-nb.de abrufbar.

Für Fragen und Anregungen
info@rivaverlag.de

Originalausgabe
1. Auflage 2019
© 2019 by riva Verlag, ein Imprint der Münchner Verlagsgruppe GmbH
Nymphenburger Straße 86
D-80636 München
Tel.: 089 651285-0
Fax: 089 652096

Redaktion: Silke Panten
Umschlaggestaltung: Marc-Torben Fischer
Umschlagabbildung: shutterstock.com/Marcell Mizik
Layout: Andreas Linnemann
Satz: abavo GmbH, Buchloe
Druck: CPI books GmbH, Leck
Printed in Germany

ISBN Print 978-3-7423-0944-0
ISBN E-Book (PDF) 978-3-7453-0568-5
ISBN E-Book (EPUB, Mobi) 978-3-7453-0569-2

Weitere Informationen zum Verlag finden Sie unter

www.rivaverlag.de

Beachten Sie auch unsere weiteren Verlage unter www.m-vg.de

INHALT

KAPITEL 1

DIE HEILIGKEIT AUF DEM TELLER: SCHULDIG IM SINNE DER ANKLAGE?

Kennen Sie das auch? In letzter Zeit wird es immer schwieriger, ein Abend-essen für Freunde oder Verwandte auszurichten. Schon bei der Einladung bekommt man als Gastgeberin und Köchin diverse Einschränkungen mit-geteilt. »Also, ich esse jetzt keine Milchprodukte mehr«, sagte mir neulich eine langjährige Freundin. Auf meine verdutzte Nachfrage antwortete sie vage: »Ich vertrage das einfach nicht mehr, ich bekomme regelrechte Ver-dauungsstörungen.«. Beim Arzt war sie deswegen nicht, sie vertraue da auf ihre Intuition, auf die Weisheit ihres Körpers. Ein anderer Freund hatte mir schon vor längerer Zeit mitgeteilt, dass er seit Kurzem Veganer sei und darum lieber erst nach dem Essen auf einen Wein kommen würde, falls es nichtvegane Speisen geben sollte. Die gab es. Den Wein brachte er jedoch lieber selbst mit, denn: »Wusstest du? Weine werden teilweise mit Hühnereiweiß geklärt.« Und so geht es weiter: Ein anderer will abends Low Carb essen, also bitte keine Kartoffeln, Nudeln oder so etwas Frevel-haftes wie Pizza! Die Freundin macht Intervallfasten und hat leider immer abends ihre Hungerphase. Alle lehnen obendrein »Industriezucker« auch in kleinsten Mengen ab, oft auch Kaffee und Alkohol. Fazit: Milch, Koh-lenhydrate, Gluten oder Zucker – alles ist Teufelszeug! Und wenn man dann doch in langwieriger Kleinarbeit ein Menü erdacht hat, ist das ein-zige Thema beim Essen: Unverträglichkeiten mit all ihren Symptomen (über die man seit *Darm mit Charme*[1] offenbar ungehemmt reden darf), welches Restaurant streng glutenfrei kocht, welches Eiweißbrot am bes-ten schmeckt und wie das nun mit dem Ölziehen geht – natürlich mit nati-vem Kokosöl, anstatt des ursprünglich von indischen Ärzten verwendeten Sesamöls. Ich will das alles eigentlich nicht wissen, schon gar nicht, wenn man zusammenkommt, um einfach ein schönes, selbstgekochtes Essen zu genießen. Früher ging es bei solchen Gesellschaften um Beziehungsge-schichten, zeitweise um Kindererziehung, um die neuesten Bands und Konzerte, um Bücher, die man empfehlen kann, oder ob man mit der Poli-tik zufrieden ist. Ich musste an einen Mann namens Tom Kraftwerk den-ken, der bereits im Jahr 2014 getwittert hatte: »Wann genau ist aus ›Sex, Drugs & Rock n Roll‹ eigentlich ›Laktoseintoleranz, Veganismus & Helene Fischer‹ geworden?«[2] Eine Zeit lang schob ich es auf mein Alter. Aus Erfahrung weiß man ja, dass »ältere Menschen« (in diesem Fall ab 40) gerne über ihre Krankheiten sprechen, die sich mit der Zeit nun mal mehren. Aber ich habe das auch bei Jüngeren erlebt. Bei Cousins, Neffen, Nichten, die in ihren 20ern oder 30ern waren. Und auch nach einer solchen Essenseinladung sind noch böse Überraschungen möglich. Nämlich wenn man bemerkt, man hat vielleicht doch nicht alle Wünsche bis ins letzte Mehlkorn berücksichtigt, etwa weil in der Lasagne Eier drin waren, die der Veganer natürlich ablehnt. Oder wenn man die Zutatenliste einer Soja-Creme, die als Sahneersatz dient, studiert und bemerkt, dass sich dort so viele Zusatzstoffe tummeln, dass eine »Clean Eaterin« mir stante pede die Freundschaft kündigen würde. Auch in der Gastronomie fallen die Nervensägen auf, die mit ihren Unverträglichkeiten und Sonderwünschen die Köche in den Wahnsinn treiben. Manch ein Koch meint gar, dass normales Kochen nicht mehr möglich sei.

AUSGEDACHTE LEIDEN ODER LUXUS?

Vegan, Low Carb, Steinzeitdiät (Paläo), Clean Eating, biologisch-dynamisch, anthroposophisch, glutenfrei, laktosefrei, zuckerfrei, makrobiotisch oder Ayurveda – Essen nimmt einen immer größeren Stellenwert im Leben vieler Menschen ein und es ist bereits eine Art »Foodamentalismus« festzustellen. Das ist nicht nur meine Wahrnehmung, sondern wird von Soziologen und Psychologen beobachtet. Wissenschaftler der Dr. Rainer Wild-Stiftung sprechen etwa von einem »Boom an Ernährungstrends, der historisch einzigartig ist«.[3] Wer keine Unverträglichkeit hat und nicht aus gesundheitlichen oder tierethischen Gründen bestimmte Lebensmittel meidet, ist nicht nur langweilig, sondern zählt auch zu den bedauernswerten Nichteingeweihten. Der Ernährungsreport 2019[4] zeigte etwa, dass rund 90 Prozent der Deutschen auf eine gesunde Ernährung Wert legen. Knapp 6 Prozent der Deutschen verzichten auf Fleisch, schätzungsweise 1 Prozent meidet obendrein Fisch, Milch, Eier und Honig. Fast 80 Prozent achten auf die Liste an Inhalts- und Zusatzstoffen eines Produktes. Laut einer repräsentativen Umfrage, die das Marktforschungsinstitut Ears and Eyes im Auftrag von *Spiegel online* durchgeführt hat, glauben bis zu 23 Prozent der Deutschen, Weizen oder Milch nicht zu vertragen oder an einer Lebensmittelallergie zu leiden.[5] In einer Studie der Verbraucherzentrale Nordrhein-Westfalen aus dem Jahr 2017 unter 18- bis 29-Jährigen gaben 13 Prozent der Teilnehmer an, strikten Regeln bei der Ernährung zu folgen. 17 Prozent achten auf Fettarmes, 16 Prozent meiden Zucker, 13 Prozent essen Low Carb.[6] Befragt man Studenten, sind fast 10 Prozent mittlerweile gefährdet, eine Orthorexia nervosa[7], also ein pathologisches Essverhalten zu entwickeln, das den grünen Smoothie und die Chiasamen geradezu heiligspricht und das Leben diktiert. Bis zu 3 Prozent der Deutschen könnten tatsächlich von dieser Essstörung betroffen sein[8] mit Folgen wie Mangelernährung, Vereinsamung und getrübter Lebensqualität.

Natürlich gibt es Menschen, die medizinisch belegte Lebensmittelallergien haben und deshalb streng auf alle Inhaltsstoffe achten müssen. Auch bei der Zöliakie darf man kein Gramm Mehl essen. Und Laktoseintoleranz sowie Fruktosemalabsorption sind keine Hirngespinste, sondern echte Unverträglichkeiten. Allerdings: Die Menge derjenigen, die wirklich von einem Arzt diagnostizierte Leiden haben, liegt weit unter der Zahl derer, die über Intoleranzen klagen. Von Lebensmittelallergien sind lediglich rund 5 Prozent der Deutschen betroffen[9], von Zöliakie spricht man bei rund 0,3 Prozent[10]. Dagegen sind nichtallergische Unverträglichkeiten wie die Laktoseintoleranz schwer zu beziffern, da diese überhaupt nur bei einem bestimmten Ernährungsverhalten zu Tage treten, etwa bei Latte-macchiato-Fans. Laut dem Ernährungsmediziner Heiko Witt haben nur rund 5 bis 10 Prozent der Deutschen einen so ausgeprägten Laktasemangel, dass nach dem Genuss eines Glases Milch Übelkeit und Durchfall auftreten. Ob es eine Glutenunverträglichkeit als eigene Entität gibt, ist indes in der Wissenschaft umstritten. Aber diejenigen Wissenschaftler, die sie für real halten, wie etwa Andreas Stallmach von der Universität Jena, schätzen die Krankheitszahlen auch nur auf 1 bis 1,5 Prozent.

DIE KONVERTIERUNG ZU EINER NEUEN ERNÄHRUNGSWEISE

Viele der heute festgestellten Unverträglichkeiten sind also Selbstdiagnosen, diese Menschen leiden unter dem so genannten »Hype-Syndrom«. Evelyn Roll, Redakteurin der *Süddeutschen Zeitung,* nannte dieses Phänomen einmal »Nutrismus«. Und dieser sei eine Kulturstörung, keine Essstörung, von der die junge Mittelschicht der westlichen Welt erfasst worden sei.[11] Für diese Menschen ist Essen also zu einem elementar wichtigen Bestandteil des Lebens avanciert. Andere, wie der Psychosomatiker Johann Kinzl, der ehemals an der Universität Innsbruck lehrte, sprechen von »Foodamentalismus«, also ideologisch verbohrten und fundamentalistischen Essenstrends.[12] Die abwechslungsreiche Ernährung ist aus der Mode gekommen, dafür müssen hoch spezialisierte Kostformen her. Das könnte man grundsätzlich gut finden oder einfach ignorieren, wäre da nicht dieser Mitteilungsdrang und die Zwanghaftigkeit, mit der diese Ernährungsweisen bisweilen zur Schau getragen werden. Neben Psychologen und Sozialwissenschaftlern weisen Theologen darauf hin, dass Ernährung geradezu zur Religion oder zu einem Religionsersatz geworden sei. Früher gaben Religionen Ernährungsregeln vor: Katholiken aßen freitags Fisch und fasteten zwischen Aschermittwoch und Karfreitag, Juden aßen koscher, Moslems halal, was etwa Schweinefleisch ausschließt. Heute sind viele dieser Regeln weggefallen oder werden nicht mehr praktiziert, dennoch bleibt die moralische Aufladung des Essens bestehen. Es ist nun die Ernährung selbst, die sinnstiftend wirkt, sie braucht also keinen herkömmlichen theologischen Überbau mehr, der Überbau wird erdacht von selbst ernannten Ernährungsspezialisten (Promis, Foodbloggern und abtrünnigen Ärzten) oder von Philosophen wie Peter Singer, auf die sich teilweise die Thesen der Veganer stützen. »Die Ernährungslehrer von heute konstruieren eine Ernährungsfrömmigkeit, selbst wenn sie sich keiner religiösen Begriffe bedienen«, sagt die Soziologin Eva Barlösius von der Universität Hannover.[13] Das Ganze mag komisch klingen. Denn: Braucht es für eine Religion nicht den Glauben an eine Gottheit oder an überirdische Kräfte? Als Gottheit, als höhere Autorität könnte man bei vielen alternativen Ernährungsweisen die »Mutter Natur« nennen, meint die Anthropologin Jill Dubisch, die an der Northern Arizona University lehrt.[14] Es gibt jedoch noch andere Merkmale, die Religionen oder religiösen Sekten gemein sind und die sich auch bei der Gesundessenbewegung feststellen lassen.

Laut Kai Funkschmidt, Theologe und Forscher an der Evangelischen Zentralstelle für Weltanschauungsfragen in Berlin, ist vor allem der Veganismus bei einigen wenigen zu einer religionsartigen Weltanschauung geworden, denn: Veganer streben nach individuellem und universalem Heil, sie wollen andere bekehren, beanspruchen für ihre Theorien einen universalen Geltungsanspruch, grenzen sich gegenüber anderen ab, haben eine Mission, ein identitätsstiftendes Minderheits- und Elitebewusstsein und argumentieren mit einer ausgefeilten Dogmatik und Ethik. Zudem gibt es innerhalb der »Glaubensrichtung« Konfessionsstreits darüber, wer moralisch besehen der Super-Veganer ist, und Veganer ringen sogar um juristische Anerkennung. Funkschmidts Fazit: »Und für Teile der veganen Bewegung trägt er [der Veganismus] Züge einer quasi-religiösen Weltanschauungsgemeinschaft mit Heilsversprechen sowie umfassender lebensgestaltender und sinnstiftender Funktion.«[15] So verzichtet der Veganer etwa nicht nur auf bestimmte Lebensmittel, sondern auch auf Kleidungsstücke oder Kosmetik, die mithilfe von tierischen Materialien hergestellt wurden. Das ganze Leben baut dann darauf auf, durch das eigene Verhalten Tiere zu schützen, die Umweltzerstörung aufzuhalten – schlicht die Welt besser zu machen. Dies betrifft nach Funkschmidts Beobachtung wie gesagt jedoch nur eine kleine Minderheit der Veganer, der Großteil der Pflanzenfans esse entspannt und lasse auch andere Ernährungsweisen gelten. Dennoch prägen die verbissenen Heilsprediger und Missionierer das Bild, die so tun, als ob Gott ihnen vorgeschrieben habe, wie sie sich richtig zu ernähren haben. Sie treten öffentlich und negativ in Erscheinung, etwa auf Podiumsdiskussionen, Internetforen und wenn man Pech hat, auch im Freundeskreis oder in der Familie. Gespräche über den Gesundheitswert von rein pflanzlicher Nahrung werden dann bisweilen anstrengend.

Benjamin E. Zeller, Soziologe am Lake Forest College, hat neben den Veganern die Glutenfrei-Community analysiert und kommt zu dem Schluss, dass auch hier oft die Rede von Gemeinschaft, Identität, Rettung und transzendentalen Ideen wie das »Böse« (Gluten und Weizen) ist und dies durchaus ebenfalls etwas Religiöses habe.[16] Zudem seien auch die Vertreter der weizenfreien Kost sehr intolerant gegenüber Andersdenkenden, ähnlich wie bei Sekten oder Religionen. Auch die Steinzeitkost ähnelte mit ihren ganzen Regeln und Glaubenssätzen über die menschliche Natur einer Religion. Sie basiere wie alle anderen Ernährungstrends vor allem auf Glauben und nicht auf Wissenschaft und sei damit ebenso eine Ideologie. Manche alternativen Ernährungsweisen integrieren auch von vorne herein spirituelle Praktiken in den Lebensstil, etwa der Ayurveda oder die Makrobiotik. Häufig berichten die Gesundesser von Erweckungserlebnissen, davon, wie schlecht das Leben vor der Ernährungsumstellung war, und dass sich alles zum Guten gewendet habe, seit man auf Gluten, Milchzucker oder ultraverarbeitete Lebensmittel verzichte. Es gibt also eine Art Konvertierung zu einer bestimmten Ernährungsweise.

Der zentrale Punkt der Foodamentalisten sind jedoch Heilserwartungen. Die Ziele heißen Gesundheit, Schlankheit, Fitness, Schönheit und Unsterblichkeit. »Der Schlanke erhält a priori die Absolution«, schreibt etwa Christoph Klotter, Ernährungspsychologe an der Universität Fulda im Buch *Gesundheitsängste*[17]. Und noch mehr: Vom eigenen Körper wird Erlösung, also die Befreiung von allem Negativen erwartet – was früher die Religion leistete. Diese Erlösung findet jedoch nicht nach dem Tod im Paradies statt, sondern im Hier und Jetzt. Und sie ist laut Klotter »körpernah«, das heißt, sie ist sinnlich erfahrbar. Auch Produkthersteller haben dieses Bedürfnis des modernen Menschen nach Esoterik und Spiritualität erkannt und nutzen diese als Storytelling – etwa bei den »Veganen Buddha-Bärchen« –, um ihre Produkte zu verkaufen. Neue Rezeptbücher tragen Titel wie *Burger unser*[18], *Die Essigbibel*[19] oder *Soulfood*[20].

Tatsächlich gehen immer weniger Menschen in die Kirche oder beten – wir leben in einer immer stärker säkularisierten Welt. Auch das Ordnungssystem Familie bröckelt. Eine strikte Ernährung bietet hier Halt, durch Rituale, durch Identitätsstiftung, durch Sinnhaftigkeit. Zudem gewährleistet der Verzicht-Konsum eine praktische Orientierung im Alltag voller Widersprüche. Ganz konkret: Ein Supermarkt führt durchschnittlich 25 000 Produkte[21], ein Verzicht auf Gluten, Laktose oder alles Tierische erleichtert die Auswahl hier erheblich. Halt gibt auch, dass offizielle Ernährungstipps ausgeblendet werden können, die von vielen Verbrauchern als verwirrend und sich ständig ändernd wahrgenommen werden. Zudem kommunizieren die offiziellen Ernährungsexperten auch gerne mit dem Zeigefinger, von oben herab. Selbsternannte Ernährungsexperten, die sich etwa in Büchern oder auf Blogs äußern, haben dagegen ein vermeintlich stringentes Glaubenssystem mit strikten Regeln, deren Erfüllung vielen Menschen offenbar einfacher fällt als das schwer greifbare Mantra »die Ernährung sollte abwechslungsreich sein« – eine Devise, die übrigens schon in der Antike galt.

KANN DENN NAHRUNG SÜNDE SEIN?

Zur Verwirrung der Verbraucher tragen auch Lebensmittelskandale bei und die Unfähigkeit vieler Menschen, die Risiken, die mit Ernährung einhergehen, richtig einordnen zu können. Hier wäre ein besserer Mathematikunterricht hilfreich. Denn »Gifte« in der Nahrung tragen nur zu einem ganz geringen Teil der schwerwiegenden Krankheiten wie Krebs bei. Zugleich werden diese Vergiftungsfantasien auf vollkommen harmlose Substanzen wie Gluten oder Laktose übertragen. Wer Angst vor dem Essen hat, wird jedoch dank der »self-fulfilling prophecy« gleich tatsächlich von Krankheitssymptomen wie Bauchschmerzen, Durchfall oder Übelkeit geplagt. Zudem kann er nicht mehr genießen, ein trauriges Leben. Auch die Naturentfremdung und das Unwissen, wie Grundnahrungsmittel hergestellt oder zubereitet werden, sind Gründe, warum neuerdings Schmalhans der Chef in vielen deutschen Küchen ist. Schließlich wägt sich auf der sicheren Seite, wer ganze Lebensmittelgruppen wie Kohlenhydrate (Brot, Reis, Nudeln) oder Tierisches (Fleisch, Milch, Eier) von seinem Speiseplan streicht.

Die um sich greifenden Schonkostformen ermöglichen jedoch zudem Selbstdarstellung. Denn es werden Werte wie Ehrlichkeit, Bescheidenheit, Altruismus, Naturverbundenheit oder Disziplin über besondere Ernährungsweisen übermittelt. Ernährung dient als Möglichkeit, sich selbst zu definieren und zu präsentieren. Gemäß der Erkenntnis des Philosophen Ludwig Feuerbach: »Der Mensch ist, was er isst.« Wer auf tierische Produkte verzichtet, zeigt sich empathisch und altruistisch, wer glutenfrei oder Low Carb lebt, ernährt sich vermeintlich gesund und kommt damit seiner sozialen Verantwortung nach. Er gilt als »guter Mensch«, der die Krankenkassen nicht belastet und die Ressourcen schont. Es geht bei den vielen Ernährungstrends also um nicht weniger als »das richtige Leben«, das im Sinne der Moral richtige. Diese Frage wurde früher an Gott ausgehandelt, heute an der Diät. Und wer nicht zu den Besseressern zählt, gilt wie im Mittelalter die Heiden als »schlechter Mensch«. Auch der Wunsch nach Zughörigkeit zu einer Gruppe Gleichgesinnter wird mit den verschiedenen Ernährungstrends erfüllt. Schließlich kann man sich online vernetzen (so gibt es etwa spezielle Datingforen für Veganer), oder in bestimmten Restaurants treffen. Gesundes Essen wird damit zum Multiproblemlöser, bietet Bewältigungsstrategien für das Leben, ist sinnstiftend.

Ungesundes oder zu viel Essen gilt umgekehrt als Sünde, führt zu Unwohlsein und regelrechtem Ekel. Verstöße gegen die selbst auferlegten Regeln lösen Anspannung, Angst, Schuldgefühle oder Selbsthass aus. Schon zur Zeit Augustinus und bis ins Mittelalter hinein galt die Völlerei im Christentum als Todsünde. Und diese Vorstellungen haften offenbar bis heute in unserem kollektiven Gedächtnis. Bestimmte Nahrung als »Sünde« zu bezeichnen ist schließlich bis heute üblich. Man muss sich dann nach Fehltritten in Detox- oder Fastenkuren von diesen Sünden befreien, man muss Buße tun. Superfoods fungieren als Ablassgebete, um den Höllenqualen zu entgehen. Umgekehrt heißt das: Wer krank wird, ist selbst schuld, er lebte eben nicht fromm und rein genug. Wer zu viel raucht, trinkt und isst, gilt als asozial, er steht am Pranger. Es kommt also zu einer sozialen Abgrenzung gegenüber Andersdenkenden oder auch Menschen, die kein Bohei um (vermeintlich) gesundes Essen machen – der Graben zwischen arm und reich, gebildet und ungebildet oder Frau und Mann wird so noch tiefer. Veganer (zumeist weiblich) fühlen sich beispielsweise gegenüber Fleischessern (zumeist männlich) als Elite und bezeichnen diese als »Tiermörder«. Doch auch die vielen anderen Ernährungstrends von der Rohkost bis zur Stillpropaganda machen deutlich, dass Essen heute massiv ideologisch aufgeladen ist.

Strikte Ernährungsregeln sind so zur Basis einer quasireligiösen Gemeinschaft geworden, mit heiligen Schriften, Tabus (Lebensmittel, die verteufelt werden) und Online-Foren auf denen sich die einzelnen Jünger vernetzen und vom Mainstream abgrenzen. Es fehlt den Gesundessern allerdings in einigen Fällen an Toleranz; Andersdenkende sollen missioniert werden und darum fühlen sich auch viele Menschen, die Ernährungstrends wie dem Veganismus eigentlich wohlwollend gegenüberstehen, eher abgestoßen. Es ist toll, wenn sich jemand Gedanken über sein Essen und die Tiere macht und sich damit besser fühlt. Aber viele Essensjünger sind so versunken in ihr starres Gedankenkorsett, dass sie hochgradig intolerant werden und anderen das Gefühl geben: Wir sind heiliger als ihr. So werden Köche und selbsternannte Experten zu Ernährungspäpsten und Priestern, Rezeptbücher, Ratgeber und Blogs sind die neuen Bibeln und heilige Schriften, etwa von Attila Hildmann *Vegan for Fit*[22], Ella Woodwards *Deliciously Ella*[23] oder *Weizenwampe – Warum Weizen dick und krank macht*[24] von dem US-Kardiologen William Davis. Markthallen, Food Trucks, Food Courts, Food Festivals oder Bio-Supermärkte sind die neuen Kirchen und Tempel, in denen man Reinheit erfährt. Superfood, Proteinbrot, Tofuwürstchen oder Wildlachssteaks werden zu Hostien. Aber auch das alljährliche Fasten boomt, entsprechende Kliniken sind wahre Pilgerstätten. Und sogar einen »Antichrist der Esskultur« hat das *Handelsblatt*[25] ausgemacht: den Publizisten und Lebensmitteltechnologen Udo Pollmer, der einst für den Bio-Landbau kämpfte, weil in der konventionellen Landwirtschaft zu viele Pestizide versprüht wurden, und heute einer der härtesten Kritiker der Gesundessenszene ist (s. Seite 119–120).

Dennoch darf man bei dieser Debatte nicht vergessen, dass der Gesundessenwahn immer noch eine (gut situierte) Minderheit betrifft. Diese hat eigentlich alles, versagt sich jedoch gerade beim Essen jeglichen Genuss. Ein Großteil der deutschen Bevölkerung kauft hingegen Billigfleisch, Fertigpizza und Fast Food, teils aus finanziellen Gründen, teils aus mangelnden Kochkenntnissen. Die so genannte Food Literacy, das Koch- und Ernährungswissen, nimmt also bei vielen Deutschen ab, während eine Minderheit sich regelmäßig auf Ernährungsblogs informiert oder monatlich mit neuen Ratgebern eindeckt, die Gesundheit, Selbstheilung, Schlankheit ohne Hungern, Fitness, Entgiftung, Großartigfühlen, Vitalität, Glück und nichts weniger als Langlebigkeit versprechen, und das teils mit phänomenalen »5 Minuten«-Rezepten.

ERNÄHRUNG ALS POPKULTUR

Bei Instagram findet man derzeit zum Hashtag #food fast 315 Millionen Beiträge. Hier versammeln sich neben den Gesundessern auch die so genannten Foodies, eine Gruppe, der laut Untersuchungen der Universität Göttingen rund 10 Prozent der Deutschen angehören, weitere 20 Prozent sind so genannte Light-Foodies.[26] Das ist eine Konsumentengruppe, die eine große Leidenschaft fürs Kochen und Essen sowie authentische Lebensmittel und Herstellungspraxen hat. Sie brauen Bier selbst, fahren zu entlegenen Bauernhöfen, um Fleisch einer bestimmten Schweinerasse zu erstehen, und schwärmen von den Vorzügen einer traditionell hergestellten Pasta- oder Brotsorte. Foodies fotografieren auch gerne vor dem Essen ihre Speisen und stellen sie ins Netz – kurz: Sie kochen, posten, essen. Gemein haben sie mit den Gesundessern, dass Essen für sie eine Form der Selbstdarstellung, eine Identifikationsmöglichkeit ist. Dass das

Internet mittlerweile teilweise von farbenprächtigen Food-Fotos überschwemmt ist, nennt man »Foodporn«. Dies sind laut dem Göttinger Ernährungspsychologen Thomas Ellrott so etwas wie »digitale Tattoos«, die die Zugehörigkeit zu einer sozialen Gruppe wie Turnschuhe oder eine bestimmte Handymarke signalisieren. Wegen dieser Bewegung wurde Ernährung im Food Report 2016 des Frankfurter Zukunftsinstituts[27] Essen als »der neue Pop« bezeichnet und die Markthallen wären dann die Clubs oder Bühnen, wo diese Kultur abgefeiert wird. Laut der Trendforscherin Hanni Rützler geht die Szene, die sich früher bei Ausstellungen oder Konzerten getroffen hat, heute etwa in die Berliner Markthalle Neun. In der auf neu getrimmten Backsteinhalle sollen auch die großen Trends entstehen. Wird plötzlich das Sauerteigbrot gefeiert, dann kann der Ursprung gut in dieser Markthalle liegen, die etwa eine Bäckerei, eine Brauerei und eine Tofurei neben zahlreichen Streetfood-Ständen beherbergt. Ein großer Unterschied besteht jedoch zwischen den Foodies und den Gesundessern: Die Foodies zelebrieren den Genuss und kochen und essen gerne gemeinsam, während die Gesundesser eine Ideologie aus dem Ganzen machen, sich eher kasteien und durch ihre Mäkeligkeit von Andersessenden isolieren. Aber natürlich gibt es hier auch Überschneidungen: 6 Prozent der Foodies sind beispielsweise Steinzeitköstler.

Dass gesunde Ernährung heute für so viele Menschen wichtig ist, freut die Ernährungsindustrie, denn die Märkte der westlichen Industrieländer sind gesättigt, erfolgbringende Innovationen fehlen und die Gewinnmargen bröckeln. Nun, mit den »Freefromern« verdient die Ernährungsindustrie gut. Supermärkte modeln ganze Abteilungen um. Denn nun müssen Ersatzprodukte für Fleisch, Milch, Käse und Eier her, glutenfreie Brote und Nudeln und laktosefreie Milchprodukte bevölkern mittlerweile die Regale vieler Supermärkte, der »frei von«-Markt boomt. 2014 wurden in Deutschland beispielsweise 105 Millionen Euro mit glutenfreien Lebensmitteln umgesetzt, 2017 waren es bereits 174 Millionen Euro.[28] Auch glutenfreie Reisen, Tiernahrung oder Kosmetik gibt es im Angebot. Im Jahr 2012 kauften dreimal so viele Menschen laktosefreie Produkte wie noch

2007.[29] Auch die Nachfrage nach Veggie-Produkten hat in den letzten Jahren deutliche Umsatzsteigerungen erlebt. Von 2016 zu 2017 ist etwa der Markt von Tofuwürstchen, Lupinen-Bulette und Co. um 30 Prozent gestiegen.[30] Seit 2017 geht die Nachfrage jedoch wieder zurück.[31] Milchersatzprodukte wie Hafermilch oder Soja-Creme erreichten von 2012 auf 2013 eine Wachstumsrate von bis zu 40 Prozent.[32] Dem Wunsch nach weniger Zusatzstoffen und weniger Verarbeitungsschritten kommt die Industrie mit dem so genannten De-Processing nach. So entsteht laut dem Food Report 2018[33] eine Natural Food Industry, die komplett auf andere Herstellungsverfahren setzt und darum neue, innovative Unternehmen hervorbringt. Diese präsentieren sich auf Messen, die »Veggie world« oder »frei von und veggie« heißen.

DIE LUKRATIVEN VERSPRECHEN DER WERBUNG

Auch Nahrungsergänzungsmittel sind gefragt. Jeder dritte Deutsche nimmt Multivitamintabletten ein[34] und die Absatzzahlen von Magnesium, Vitamin D und Co. steigen. Im Jahr 2018 wurden laut dem Verband der Lebensmittelindustrie BLL 10 Prozent mehr B-Vitamine sowie 20 Prozent mehr Vitamin-D- und -A-Präparate als im Jahr zuvor verkauft[35] – und das obwohl sich Ernährungswissenschaftler einig sind, dass gesunde Menschen über die Nahrung genügend Vitamine und Mineralstoffe aufnehmen, es also keinen echten Nährstoffmangel in Deutschland gibt. Aber nur ein Drittel der Menschen ist sich dessen offenbar bewusst. Auch für die Einnahme von derzeit besonders gehypten Vitamin-D-Tabletten gibt es keinen belegbaren Nutzen, dennoch nehmen 31 Prozent der Deutschen diese ein. Auch in Omega-Fettsäuren legen 24 Prozent der Deutschen ihre Hoffnungen.[36] Diese sollen eine gute Herzgesundheit bescheren – auch das ist bis dato nicht bewiesen. Immer häufiger versprechen die Tablettenhersteller nicht nur Gesundheit, sondern auch Schönheit. Die US-Branche hat etwa im Jahr 2017 60 Prozent mehr an »beauty supplements« verkauft als noch 2016.[37]

Ein weiterer Absatzmarkt, der massiv vom neuen Gesundheitsbewusstsein profitiert, ist der Superfood-Markt. Zu den Superfoods zählen besonders nährstoffreiche und meist exotische Lebensmittel wie Quinoa, Matcha, Chiasamen, Spirulina, Moringa, Goji-, Acai- und Aronia-Beeren sowie Weizen- oder Gerstengras. Laut dem Marktforschungsunternehmen Nielsen optimiert bereits jeder vierte Deutsche seinen Speiseplan mit solchen Lebensmitteln. In nur zwei Jahren, von 2014 bis 2016, stiegen die Absatzzahlen von schlappen 1,5 Millionen auf 42,6 Millionen Euro, wobei Chiasamen zwei Drittel des Umsatzes ausmachen. Die Studie zeigt zudem, wer zu den Superfood-Käufern zählt: Meist sind es wohlhabende und bereits gesund essende Paare oder Familien mittleren Alters (40–49 Jahre), die sich durch eine erhöhte Affinität zu bio, aber auch zu vegetarischen Alternativen auszeichnen.[38]

Auf der anderen Seite feuert die Industrie mit ihren Werbesprüchen zudem die »frei-von«-Trends an, indem sie sie auch für Gesunde oder solche, die es sein wollen, vermarktet. So sollen die Lacto-Zero-Produkte von Ehrmann, die nicht nur laktose-, sondern auch glutenfrei sind und Kalzium liefern, »ideal für alle« sein, »die ernährungsbewusst genießen wollen«. Ein Discounter bewarb in einem Flyer laktose- und glutenfreie Produkte mit der Überschrift »Alles fit?« und »Bewusste Ernährung muss nicht teuer sein«. Aber auch die Verwendung von glutenfrei- oder laktosefrei-Labeln auf Produkten, die aufgrund ihrer Zusammensetzung nie diese Stoffe beinhalteten, suggeriert Gesunden einen Mehrwert. So prangt etwa auch auf Hartkäse oft die Aufschrift »laktosefrei«, obwohl die Laktose durch die lange Reifung vollständig abgebaut wird. Der Markt wird dadurch selbstverständlich wesentlich größer und für die Unternehmen lukrativer. Laktose-, gluten-, fleisch- oder milchfreie Produkte werden zudem auch teurer verkauft – ein Umstand, der freilich nicht vom Kauf abhält, sondern eher noch das Bild des Nahrungsmittels als »Functional Food«, als Wundermittel verstärkt, denn was teuer ist, muss auch wirken. Zudem zieren immer mehr Gesundheitsversprechen einfache Lebensmittel. So bewarb die Firma Teekanne einen schnöden Kräutertee mit dem Slogan »Schlank & Fit« – eine Behauptung, die laut der Verbraucherzentrale Hessen nicht belegt ist und weshalb Teekanne den Spruch von den Verpackungen entfernen musste.[39] Weiter gibt es Schokogetränke für »gesunden Schlaf«, Joghurt, der als »Verdauungsjoghurt« angepriesen wird oder Detox-Tees, die ein langes, gesundes Leben versprechen. Wurst kommt gerne auch mal mit »qualitativ hochwertigen Omega-3-Fettsäuren« auf den Markt.

Doch auch ohne Werbung empfindet der Verbraucher bestimmte Produkte, wie Bio- oder »frei von«-Produkte als gesünder. In Studien sagen Konsumenten regelmäßig, dass man von Lebensmitteln mit einem entsprechenden Siegel auch mehr essen könne, weil diese ja gesund seien. Dies wird mit dem so genannten »Halo-Effekt« erklärt, der dazu führt, dass positive Eigenschaften (in diesem Fall bio oder »frei von«) andere, vielleicht auch negative Eigenschaften wie etwa einen hohen Zuckergehalt, überstrahlen. Passenderweise heißt dieser Halo-Effekt auch »Heiligenschein«-Effekt. Gesund erscheinende Produkte werden also quasi heiliggesprochen, sie zu verzehren, verspricht Glückseligkeit und Erlösung im Diesseits. Offenbar gilt heute: Mit dem Fressen kommt die Moral. Und hier schließt sich der Kreis.

In den folgenden Kapiteln werde ich also mögliche Gründe für diesen Gesundessenwahn tiefergehend beleuchten. Ich werde in verschiedene Ernährungsformen eintauchen und sie auf ihr Potenzial als Religionsersatz abklopfen. Ich versuche, Antworten darauf zu finden, was die Auslöser sind, wann es gefährlich wird und was es mit der Orthorexia nervosa auf sich hat. Zudem werfe ich einen Bick in andere Länder, die wie Israel als veganes Mekka gelten und warum es in Italien sogar glutenfreie Hostien gibt. Besonders wichtig an der Diskussion über die Überwertigkeit von Nahrung ist jedoch, ob, und wenn ja, was das Ganze für Folgen für unser Zusammenleben hat. Ganz am Schluss wage ich mithilfe von Experten noch einen kleinen Ausblick, ob sich diese Hypes noch ausweiten werden oder ob das Ende der Fahnenstange erreicht ist.

MEINE GESCHICHTE: DIE NAHRUNGSUMSTELLUNG ZUR MAKROBIOTIK

Ich selbst habe fünf Jahre eine alternative Ernährungsweise verfolgt, ich habe makrobiotisch gegessen. Meine Mutter erkrankte 1986 an Brustkrebs und hat in ihren letzten drei Lebensmonaten ihre ganze Hoffnung auf diese Diät gesetzt. 1988 starb sie, ich war 14 Jahre alt. Während der Zeit, als meine Mutter makrobiotisch aß, kam eine Köchin zu uns ins Haus. Ich habe manchmal probiert, aber mir schmeckte das meiste davon nicht. Algen? Bäh! Vollkornreis? Uah! Fast keine Süßigkeiten? Niemals! Erst als ich ein halbes Jahr nach dem Tod meiner Mutter eine Katze hatte, entschied ich mich für diese Gesundkost. Denn ich reagierte allergisch auf die Katzenhaare. Nach zwei Wochen Makrobiotik ging es mir besser und die Symptome verschwanden mit der Zeit fast vollkommen. Das war natürlich eine enorme Motivation weiterzumachen. Dazu kam: In unserem Haus lebten Freunde meiner Mutter, die auch makrobiotisch aßen und dort ging ich fast jedes Mal nach der Schule zum Mittagessen. Mein Vater hielt nicht viel von dem Essen, er fand es damals schon ideologisch und unentspannt. Er aß aber mit, wenn etwas gekocht wurde. Und ich kochte viel, denn es machte mir Spaß, das Essen nach den verschiedenen Aspekten zusammenzustellen. Das Ritualhafte gefiel mir. Und je öfter ich Reis, Gemüse, Tofu und Algen aß, desto besser schmeckte es auch. In der Schule hatte ich oft Reiswaffeln dabei. Sicher war die Allergie nur der letzte Auslöser. Das Essen hatte vielmehr Bedeutung für mich. Tatsächlich gab es mir Halt in einer so schwierigen Lebensphase – unsere Familie war nicht religiös. Zudem war es einfach eine Beschäftigungsmöglichkeit, schließlich war ich nachmittags allein und hatte viel Zeit, Bücher zu dem Thema zu lesen und zu kochen. Und: Ich hatte das Gefühl, etwas zu tun, das mich meiner Mutter näher brachte. Dazu kam, dass ich natürlich furchtbare Angst hatte, selbst an Krebs zu erkranken. Und genau das verspricht ja die Diät – Prävention vor Krebs. In unserer Familie wurde allerdings nie viel Fleisch gegessen und Vollkorn war bei uns kein Fremdwort. Eine Schwester meiner Mutter hatte schon Anfang der 1980er-Jahre ein Reformhaus in Esslingen. Wenn wir dort zu Besuch waren, aß ich Vollkornbrot mit vegetarischen Aufstrichen, Gemüse mit Grünkern und Sauermilch und zum Nachtisch holte ich mir die geliebten Haselnuss-Schnitten. Es fiel mir also nicht allzu schwer, auch noch auf Eier und Milch zu verzichten. Zudem wurde ich schlank mit der fettarmen Pflanzenkost. Ich war damals ein wenig übergewichtig und das war doch sehr belastend in einer Phase, in der das andere Geschlecht interessant wird. Ich wurde zwar nie gehänselt, aber ich bekam durchaus oft dumme Sprüche zu hören, vor allem auch aus der Familie. Entweder: »Oh, du hast abgenommen, das ist ja toll!« Oder: »Hm, dir schmeckt es aber offensichtlich zurzeit wieder gut!« Es war für mich sehr nervig, dass jedes Mal mein Gewicht Thema war. Die Makrobiotik brachte mir also erstmal viele Vorteile.

ERNÄHRUNGSTRENDS UNTER DER LUPE

Dass der Mensch sein Essen als Heilmittel ansieht, ist eigentlich nichts Neues – nur gibt es heute wesentlich unterschiedlichere Kostvarianten, die als gesund betitelt werden. Immer wieder in der Geschichte gab es jedoch ähnliche Strömungen, die Ernährung mit Gesundheit, Moral und Spiritualität verbanden und sich damit vom Mainstream absetzten. Vor 2000 Jahren propagierten etwa proto-taoistische Mönche in China eine getreidefreie Ernährung. Damit sollte man ihnen zufolge Krankheiten verhindern, unsterblich werden, ja sogar fliegen und sich teleportieren können. Auch in der hebräischen Bibel folgte der Prophet Daniel einer 10-tägigen Diät aus Gemüse und Wasser, was ihn »besser und gesünder« als seine Altersgenossen aussehen ließ, die sich an herkömmlicher Nahrung labten.[40] In der griechischen Antike war es vor allem der Philosoph Pythagoras (570–510 v. Chr.), der glaubte, ein übermäßiger Fleischgenuss mache aus dem Menschen eine Kriegsmaschine, aggressiv und mordlüstern. Er empfahl eine Diät aus Honig und Brot zum Frühstück sowie abends »Brot aus Hirse oder Gerstenlaib, gekochtes und rohes Gemüse, selten Fleisch von Opfertieren und dies nicht einmal von jedem Teil«[41]. Ovid, Plutarch und Seneca traten ebenso für eine vorwiegend vegetarische Ernährung ein, eine größere Bewegung wurde jedoch damals nicht daraus. Platon (ca. 428–348 v. Chr.) war der Meinung, dass falsches, zu üppiges Essen nicht nur zu Krankheiten führe, sondern dass seelische Verwirrungen oder geistiger Wahnsinn auch die moralische Folge sein könnten[42]. Die vom 12. bis 14. Jahrhundert lebenden Katharer im Süden Frankreichs waren eine radikale Strömung im christlichen Mittelalter. Die meisten Anhänger waren Asketen, sie mieden Fleisch und glaubten an die Perfektionierung der Seele durch mehrmalige Reinkarnation.[43]

So richtig an Fahrt gewann die Auflehnung gegen herkömmliche Ernährungsweisen jedoch erst vor rund 200 Jahren. Sylvester Graham, ein US-amerikanischer Priester, der in der ersten Hälfte des 19. Jahrhunderts lebte, glaubte, dass Gesundheit nur in einem bescheidenen Leben zu erreichen sei. Er forderte eine Abstinenz von Alkohol und favorisierte die vegetarische Diät, den Konsum von Vollkornprodukten sowie regelmäßige Bewegung. Zudem war er ein Gegner der Schulmedizin. Später, zu Beginn des 20. Jahrhunderts, war es Dr. John Harvey Kollegg, der ein Sanatorium in Michigan gründete und ebenfalls Fleischverzicht predigte. Denn dieses sei giftig und für etwa 90 Prozent aller Krankheiten verantwortlich. Er verordnete seinen Patienten ein Frühstück mit Weizenflakes sowie großen Mengen Joghurt. Zudem sollte man jeden Bissen etwa 100-mal kauen.[44]

Auch hierzulande finden sich zu derselben Zeit Wurzeln der Gesundessenbewegung. Die Frühromantiker, die um 1800 lebten, verachteten ausschweifende Gelage. Auch die Lebensreformbewegung, die sich im letzten Drittel des 19. Jahrhunderts versammelte und bis ins 20. Jahrhundert hinein wirkte, predigte Verzicht und Askese. Man lebte vegetarisch und lehnte Alkohol ab. Einige Vertreter fanden im Fleischverzicht spirituelle Offenbarung. Lebensreformer priesen zudem die Freikörperkultur, Lichtbäder und das Barfußlaufen. Karl Wilhelm Diefenbach (1851–1913), der symbolistische Maler, der als Sozialreformer und als Pionier von Lebensreform und Friedensbewegung gesehen wird, wurde laut Jörg Albrecht, Religionswissenschaftler an der Universität Leipzig, von seinen Gegnern damals schon als »Kohlrabi-Apostel« bezeichnet.

Demonstrativer Verzicht-Konsum wurde also auch in dieser Zeit bereits als quasireligiöses Verhalten gewertet. »Der ethisch motivierte Fleischverzicht wurde bereits in der Zwischenkriegszeit – als viele lebensreformerische Anliegen wie u. a. das Ideal einer gesünderen Ernährung bereits Teil der Alltagskultur geworden waren – als ›verkappte Religion‹ bezeichnet«, so Albrecht.[45]

Zu den Vorreitern der Lebensreformbewegung gehörten auch die Siebenten-Tags-Adventisten, eine protestantische Freikirche. Bis heute gibt es Adventistische Gemeinden weltweit. Sie sehen den Körper als ein Haus Gottes, weswegen sie einen gesunden Lebensstil verfolgen, ohne Alkohol, Tabak oder andere Drogen. Viele Adventisten sind Vegetarier. Ihre Lebensweise wird darum in ernährungswissenschaftlichen Langzeitstudien untersucht, um die Vor- und Nachteile einer vegetarischen oder veganen Ernährungsweise zu klären. Und in Reformhäusern findet man auch noch Marken adventistischen Ursprungs wie etwa EDEN oder GranoVita.

Während der Weltkriege gab es verständlicherweise kein größeres Interesse an freiwilligem Nahrungsverzicht. Von oberster Stelle, von der so genannten Reichsvollkornkammer, wurden jedoch Vollkornbrot und Vitamintabletten empfohlen, um den »Volkskörper« zu stärken.[46] Auch das Stillen wurde als oberste Pflicht einer Mutter gegenüber ihrem Vaterland angesehen. »Eine gute Mutter stillt«, so hieß es damals. Dies trägt dazu bei, dass die Diskussion um Muttermilch oder Ersatznahrung heutzutage so derart moralisch ausgetragen wird (s. Seite 120–123). Erst nachdem es Deutschland wirtschaftlich wieder gut ging, wuchs in den 1960er-Jahren die Skepsis gegenüber der Mainstream-Ernährung, die zunehmend industriell produziert und damit als künstlich wahrgenommen wurde. Man setzte darum auf »natürliches Essen«, frei von Chemikalien. Später verschärften Lebensmittelskandale wie mit Glykol gepanschter Wein, die BSE-Krise oder Dioxin-verseuchte Eier den Argwohn gegenüber der Lebensmittelindustrie. Heute wird gegen die Gentechnik in Ackerpflanzen und Glyphosat mobil gemacht, Letzteres steht schließlich im Verdacht, Krebs zu erregen. Bei all diesen Grabenkämpfen, die sich vor allem gegen die Großkonzerne richten, und teilweise berechtigt sind, wird leicht vergessen, wie gut es um die Lebensmittelsicherheit hierzulande bestellt ist und dass die industrielle Landwirtschaft, wie sie derzeit arbeitet, vor allem unserer Natur und weniger unserer Gesundheit schadet.

»NATÜRLICH« – DAS IST DER KLEINSTE GEMEINSAME NENNER

Besieht man sich nun die verschiedenen alternativen Ernährungsweisen, so wird deutlich, dass alle mit einem starken Schwarz-Weiß-Denken arbeiten. Das »Manna«, das Himmelsbrot, sind die guten Lebensmittel, also die Pflanzenkost, das glutenfreie Brot oder die Rohkost. Sie symbolisieren laut der Anthropologin Jill Dubisch das Lebendige, das Leben schlechthin[47]. Benjamin Zeller nennt die guten Lebensmittel dagegen Totem (nach Siegmund Freud)[48]. Diesen werde gehuldigt, sie gelten als geradezu heilig. Im Gegensatz dazu stehen die schlechten, unreinen, ungesunden Lebensmittel für das Tabu oder sogar laut Dubisch für den Tod. Gluten soll in unserem Körper sogar »wissentlich« Schaden anrichten. Gluten wird quasi zum Teufel, der uns von innen heraus zerstört. Diese Zuteilungen findet man bereits in frühen philosophisch-religiösen Texten, die der Nahrung ebenfalls ein stark dichotomes Gedankengebäude zuordneten.

Fast allen Ernährungstrends ist gemein, dass das »Natürliche« als das absolut Gute und die Künstlichkeit, das Industrieprodukt, als das Böse angesehen wird. Die von Jean-Jaques Rousseau (1712–1778) formulierte Ideologie der Natürlichkeit hat diese Debatte erheblich beeinflusst. Er hielt die Vorliebe für Fleisch für unnatürlich und glaubte, übermäßiger Fleischkonsum mache die Menschen grausam. Zudem plädierte er – erstaunlich modern – für regionale und saisonale Lebensmittel. »Von ihr [der Rousseau'schen Ernährungsbotschaft] ausgehend, lässt sich die Welt in ›gutes‹ (natürliches, unschuldiges) versus ›schlechtes‹ (künstliches, überfeinertes, den Menschen und die Tiere versklavendes) Essen einteilen«, schreibt die Kulturwissenschaftlerin Christine Ott in ihrem Buch *Identität geht durch den Magen*[49]. So sind stark verarbeitete Produkte nicht nur bei Clean Eatern verpönt, auch die Vertreter der Steinzeitdiät, der

Rohkost, der Low-Carb-Diät, der anthroposophischen Ernährungslehre, des Ayurveda und der Makrobiotik lehnen maschinelle Verarbeitungsschritte und kryptische Zusatzstoffe ab. Auch gentechnisch veränderte oder mit Pestiziden behandelte Lebensmittel werden als »unnatürlich«, als »Frankenfood« angesehen und daher gemieden. In den USA sollen rund 50 Prozent der Menschen im Supermarkt nach Produkten Ausschau halten, die »all natural« sind. Die Sehnsucht nach naturbelassener Nahrung zeigt sich auch an der Tatsache, dass Kaffeeläden »Röstereien« heißen oder Konditoreien »Backmanufakturen«.

Dabei gab es Zeiten, in denen man das raffinierte Essen als das dem Menschen durch seine Kultiviertheit zustehende und gesundheitsförderliche ansah. Im alten China etwa hatte man Mitleid mit den Menschen aus der Vorzeit, die noch keine Landwirtschaft oder verschiedene Zubereitungsmethoden kannten. »In früherer Zeit aßen Menschen Wildpflanzen und tranken von Bächen. Sie pflückten Obst von den Bäumen und aßen das Fleisch von Krustentieren und Insekten. In dieser Zeit gab es viele Krankheiten und Leiden, aber auch Versehrungen durch Gifte«, so liest man in der alt-chinesischen, philosophischen Schrift *Huainanzi*[50]. Damals galt das Kochen als einzige Möglichkeit, ranzige und verdorbene Speisen in etwas Gutes zu verwandeln.

Natürliche, unverarbeitete Lebensmittel erfuhren dann erst im 18. Jahrhundert mit den Romantikern, angeführt von Rousseau, eine starke Aufwertung. Denn raffinierte Speisen wurden als Laster der Reichen angesehen. Dagegen wurde das Essen der Bauern als das gute, weil natürliche, nicht vom Menschen veränderte Essen gepriesen. Tatsache war, dass das damalige Industrieessen mit erheblichen Risiken verbunden war, denn in der aufkeimenden Industrialisierung wurde die Nahrungsmittelproduktion praktisch nicht kontrolliert, zahlreiche lebensgefährliche Panschereien waren üblich. So fand man Strychnin in Bier, Kupfer in Gemüsekonserven oder Schwermetalle in Süßigkeiten. Später war die Verwendung von Pestiziden wie Lindan oder DDT in der Landwirtschaft üblich.[51] Sie wurden erst verboten, als ihr Gefahrenpotenzial erkannt wurde – und sie bereits Schaden angerichtet hatten. Dennoch gibt es eine natürliche Ernährung nicht. »Ernährung ist Teil der Evolution und der Mensch von Natur aus ein Kulturwesen«[52], so Kurt Kotrschal von der Universität Wien.

AUF DER SUCHE NACH DEM »BÖSEN« NÄHRSTOFF

Ausgehend von der Vorstellung des »Natürlichen« wird heute auch die Landwirtschaft verklärt. Vor allem Städter sehnen sich nach saftig-grünen Wiesen, friedlich grasenden Kühen und glücklichen Hühnern und sind dann enttäuscht, wenn sie der industriellen Agrarbetriebe gewahr werden, die heute den Großteil unserer Lebensmittel produzieren. Oft vergöttern die Gesundheitsapostel die Naturvölker und zitieren sie als Vorbilder herbei. Der moderne Mensch romantisiert die vermeintlich unzivilisierten Bevölkerungen, die über ein Weltwissen verfügten, das unserer Zivilisation verloren gegangen sei. Hierin steckt die Idee des edlen Wilden, wie er im 18. und 19. Jahrhundert vorherrschte. So sollen etwa die Hunza, ein in einem abgeschiedenen Tal lebendes Volk in Pakistan, so alt werden, da sie sich gesund, etwa mit besonders nährstoffreichen Aprikosen ernährten. Dies ist laut Dubisch das Konzept eines »Goldenen Zeitalters«, in dem alles gut gewesen sei. Es zeige eine Nostalgie in der Gesundessenbewegung nach der Vergangenheit und damit gehe das Gefühl einher, von der Natur abgeschnitten zu sein[53]. Seltsam ist dies schon, wenn man sich ansieht, wie der Mensch in den vergangenen 100 Jahren durch technische und wissenschaftliche Neuerungen Gefahren für die Gesundheit zurückgedrängt hat. In den Industrienationen haben wir sauberes Wasser und vergleichsweise sichere Lebensmittel, schwere bakterielle Infektionen wurden auch durch Medikamente zurückgedrängt. Dennoch wird nicht der Fortschritt gefeiert, sondern die Natur mit all ihren Gefahren wird als das Paradies angesehen.

Aber die Ernährungswissenschaft ist ebenfalls nicht frei von starren Einteilungen, die das Essen moralisieren. Auch hier wird indirekt vor der Völlerei gewarnt, indem der maßvolle Konsum propagiert wird. Und der Verzehr von zu viel verarbeiteten Produkten wie etwa Gebäck oder Fleischwaren gilt als ungesund. Laut der Deutschen Gesellschaft für Ernährung (DGE) sollten viele Jahre lang Eier wegen ihres Gehaltes an gesättigten Fettsäuren und Cholesterin nicht allzu oft auf dem Speiseplan stehen. Seit Kurzem gibt es hier jedoch eine Lockerung der Ernährungsempfehlungen. Auch verarbeitetes Fleisch steht auf dem Index, während eine Pflanzenkost angeraten wird. Fett war ebenso viele Jahre ein ungern gesehener Gast auf dem Teller, seit einigen Jahren wird klar, dass der Fettgehalt einer Nahrung allein wenig über deren gesundheitlichen Wert aussagt. Insgesamt hat man sich in der Vergangenheit auf jeden Fall sehr, zu sehr, auf einzelne Nährstoffe fixiert. Zudem wird immer wieder mantraartig beklagt, dass die Deutschen »zu viel, zu fett, zu süß, zu salzig« äßen, wie im kürzlich erschienenen Ernährungsreport 2019[54]. Der Ernährungspsychologe Christoph Klotter hält die DGE darum für die Kirche, während die alternativen Ernährungstrends Sekten für ihn darstellen. »Die DGE tritt vermutlich unbeabsichtigt die Nachfolge der Kirchen an und füllt die Lücke, die die Schwächung der Kirche hinterlassen hat«, so Klotter. Sie vermittele mit ihrer Ernährungskommunikation »quasi von der Kanzel« das Gebot-und-Sünde-Modell.[55] Dennoch versuchen offizielle Ernährungsexperten vermehrt, nicht mehr von einzelnen Nährstoffen oder Lebensmitteln abzuraten, sondern Ernährungsmuster zu erkennen, die eine gesunde Ernährungsweise gewährleisten. Denn sicher ist: Der Mensch ist ein Allesfresser und er hat sich damit an die Vielfalt der verschiedenen klimatischen Regionen angepasst.

SO ERNÄHRT SICH DER REST DER WELT

Die Inuit in Grönland und Kanada bezogen traditionellerweise bis zu 99 Prozent ihrer Kalorien aus Fleisch und Fisch. Dazu zählten etwa Robben und Wale, aber auch Wildgeflügel oder Rentiere. Die Inuit aßen die tierischen Produkte meist roh (wegen der Vitamine) oder fermentiert, im Sommer gab es auch mal wildes Obst und Gemüse. Nur durch genetische Anpassungen im

Fettstoffwechsel, die vor etwa 20 000 Jahren stattfanden, konnten diese Menschen ihre Diät überleben. Gleichzeitig ergibt sich daraus ihr geringeres Risiko für Herzkrankheiten, während die erhöhte Zufuhr von Omega-3-Fettsäuren über Tabletten in anderen Gefilden offenbar keinen Zusatznutzen bringt, wie immer wieder Studien bestätigen.

Dagegen besteht der Speiseplan einiger afrikanischer Gemeinschaften auch heute noch hauptsächlich aus Wurzelknollen wie Yams und Maniok und ist damit sehr kohlenhydratreich. Die in Tansania lebenden Hadza, eine Jäger- und Sammler-Population, nehmen etwa rund 100 Gramm Ballaststoffe täglich zu sich, vor allem aus Beeren, Baobab und Wurzelknollen. Hierzulande liegt die durchschnittliche Aufnahme an Ballaststoffen bei 22 Gramm am Tag.[56] In der Trockenperiode essen die Hadza besonders viel Fleisch von Wildtieren und Vögeln, während der Feuchtperiode dafür mehr Obst und Honig. Diese Ernährung ist also je nach Saison sehr kohlenhydrat- oder fleischreich.

Die Azteken, mesoamerikanische Völker, die zwischen dem 14. und 16. Jahrhundert lebten, aßen viel Amaranth und Quinoa, Mais, Kartoffeln, Kürbis und Hülsenfrüchte, ernährten sich also »High Carb«. Gemüse wie Tomaten, Chili und Avocado sowie Obst, etwa Mangos, kamen häufig auf den Tisch. Und sie aßen Hunde, Hirsche, Rehe, Alligatoren und Insekten. Aus Flüssen und Seen fingen sie Fische und sammelten Muscheln und Algen.

Vor der Ankunft fremder Siedler vor rund 200 Jahren lebten die australischen Aborigines als nomadische Jäger und Sammler. Ihre Ernährung war zwar von Region zu Region unterschiedlich, aber reich an Wildfleisch und Innereien. Das Fleisch war allerdings insgesamt fettarm, darum nahmen die Ureinwohner wenig Fett zu sich. Gejagt wurden Kängurus, Emus, Schildkröten, Krokodile, Koalabären und zahlreiche Vögel. Dazu wurde Gesammeltes gegessen, zum Beispiel Wurzelknollen von Liliengewächsen, Früchte wie Quandongs, Strandbananen aus dem Meer und Nüsse, etwa Bunya-Nüsse.

Die Insel Hawaii wurde zwischen 300 und 400 v. Chr. von Polynesiern besiedelt. Sie brachten Schweine, Hühner und Hunde mit auf die Insel, außerdem die Wurzelknolle Taro sowie die Brotfrucht (*Artocarpus altilis*). Auch Süßkartoffeln, Grüngemüse, Kokosnüsse, Bananen und Beeren zählen zur so genannten Pre-Contact-Diet. An tierischen Lebensmitteln gab es vor allem Fisch und Meeresfrüchte. Fleisch kam selten auf den Tisch.

Die mediterrane Ernährung ist mit dem hochgelobten Olivenöl sehr fettreich, während die Japaner eher viel Reis (Kohlenhydrate!) mit fettarmen Beilagen essen – dennoch gelten beide Ernährungsweisen heute als außerordentlich gesund. In Japan sowie in Italien leben in bestimmten Regionen mit die ältesten Menschen der Welt.

DER VEGANISMUS

Veganer lehnen alles Tierische ab, sie essen weder Fleisch noch Fisch, weder Milch noch Eier und auch Honig ist verpönt, da hierbei die Bienen ausgebeutet würden. Sie sind also eine Untergruppe der Vegetarier, die zumindest einige tierische Produkte noch in ihrem Ernährungsplan zulassen. Eine extreme Form des Veganismus sind die Frutarier, die nur Obst, Nüsse und Samen essen, da deren Verzehr nicht der Stammpflanze schade. Dagegen stehen Wurzelknollen oder Blätter nicht auf dem Speiseplan. Steve Jobs, der Erfinder des Apple Macintosh, soll der Legende nach Frutarier gewesen sein, daher diente der Apfel als Unternehmenssymbol. Insgesamt sind Frutarier aber extrem selten.

Moderne Veganer gehören jedoch nicht mehr der Alt-68er-Wollpulli-Fraktion an, es gibt viele prominente Veganer wie die Schauspieler Angelina Jolie, Leonardo diCaprio oder Christoph Maria Herbst. Laut einer Studie der Universität Hamburg sind es zu 80 Prozent Frauen aus urbanen Milieus, die sich dafür entscheiden, fortan nichts mehr Tierisches zu konsumieren. Das Durchschnittsalter liegt bei 31 Jahren. Sie sind überdurchschnittlich (70 Prozent) gebildet und häufiger konfessionslos als die Normalbevölkerung. Laut der Vegetarierstudie der Universität Jena aus dem Jahr 2007 sind 52 Prozent der befragten Vegetarier konfessionslos, 40 Prozent sind katholischen oder evangelischen Glaubens. In der Normalbevölkerung sind nur knapp 30 Prozent katholisch oder evangelisch.[57] Laut Studien in den USA sind 34 Prozent der Veganer christlichen Glaubens, 9 Prozent sind Buddhisten oder Hinduisten. Politisch stehen Veganer meist dem linken Spektrum nahe[58], allerdings gibt es auch zunehmend rechte Gruppen, die Tierliebe für ihre Zwecke instrumentalisieren, auch wenn dies nur ein sehr kleiner Teil ist. Sie treten zwar für Tierrechte ein, sind aber gegen Homosexuelle und Ausländer oder auch Schwangerschaftsabbrüche[59][60].

Ob immer mehr Menschen vegan essen, ist nicht zweifelsfrei belegt. Laut proveg, dem Verband der Vegetarier, sollen sich derzeit rund 1,6 Prozent der Deutschen ohne jegliche tierische Produkte ernähren, vor drei Jahren seien es nur 900 000 gewesen, was 1,1 Prozent entspricht.[61] Im Ernährungsreport 2019 gaben 1 Prozent der Menschen an, vegan, und 6 Prozent, vegetarisch zu essen[62] – in früheren Ausgaben dieser Studie wurde der Veganer-Anteil jedoch nicht ermittelt und darum kann man schwer sagen, ob es eine Zunahme gibt. Klar ist jedoch, dass Veganismus in den Medien sehr präsent ist und es immer mehr vegane Kochbücher gibt, die aber vor allem mit den Themen Gesundheit, Spaß und Fitness zum Kauf animieren wollen. Dies könnte laut der Hamburger Ernährungswissenschaftlerin Pamela Kerschke-Risch ein Zeichen dafür sein, dass es einen Imagewandel gegeben habe – vom theoretisch fundierten Veganismus zum Lifestyle[63].

WAS »DÜRFEN« VEGANER KONSUMIEREN?

Die Zahl der veganen Lebensmittel ist in den letzten Jahren gestiegen, Deutschland ist hier sogar Weltmeister in der Produktinnovation. Es gibt zudem Vegan-Magazine und eigene Vegan-Abteilungen in Supermärkten. Auch große Wurstfabrikanten wie Rügenwalder schwenken um und bieten vegetarische und vegane Wurstsorten an. Die Zahl der veganen Gastronomiebetriebe in Deutschland ist von 75 im Jahr 2013 auf 169 im Jahr 2017 gestiegen[64]. Zudem gibt es einen Trend in der Gesellschaft, immer weniger Fleisch zu essen – laut proveg sind 56 Prozent der Deutschen so genannte Flexitarier. Laut dem Food Report 2018 ist »Gemüse das neue Fleisch«[65], die Rolle von Salatblatt und Wurzelgemüse wandelt sich von der Beilage zur Hauptspeise auf dem Teller. Vor allem in der Gourmetküche wird die Pflanzenkost zelebriert, die oft aus Restaurant-eigenen Gärten oder dem angrenzenden Wald stammen.

Veganer scannen meist auch alle Konsumbereiche auf mögliche tierische Inhaltsstoffe. So tragen sie keine Lederschuhe oder Wollpullis. Obendrein werden Kosmetikprodukte abgelehnt, in denen sich entweder tierische Bestandteile etwa aus Milch befinden oder bei deren Herstellung Tierversuche zum Einsatz kamen. Für einige Veganer kommen auch Medikamente und Therapien nicht infrage, die mithilfe von tierischen Produkten hergestellt werden wie etwa Zahnfüllungen, Impfungen, Heparin (Gerinnungshemmer) oder Insulin (für Diabetiker). Es gibt zwar vegane Medikamente, aber auch bei diesen ist nicht sicher, ob sie nicht mithilfe von Tierversuchen getestet werden.

DEN Veganer gibt es jedoch nicht. Es macht einen Unterschied, aus welchem Grund die neue Ernährung praktiziert wird. Die meisten Veganer sind ethisch motiviert, sie wollen Tieren also Leid ersparen und gehen darum etwa auch nicht in den Zoo oder in den Zirkus. Andere Motive, eine tierfreie Ernährung zu starten, sind Gesundheit oder Umwelt. Die Grundlagen für ihre jeweiligen Argumentationsweisen beziehen die Pflanzenfans aus Texten, die sie mit einer ausgefeilten Dogmatik und Ethik versorgen. So gibt es Traktate darüber, wie man mit dem Tiersterben in der Pflanzenproduktion umgehen soll, bei der Mäuse, Würmer, Schlangen und schlimmstenfalls auch Rehkitze zu Tode kommen, wenn Getreidefelder gemäht werden. Es gibt Diskussionen, ob man Joghurt aus menschlicher Muttermilch konsumieren, im Medizinstudium Frösche sezieren oder einen von der Oma geerbten Wollpulli tragen darf.

DER SCHMALE GRAT ZWISCHEN VEGANISMUS UND MISSIONIERUNG

Warum nun soll der Veganismus zu einer Art Ersatzreligion avanciert sein? Laut dem Soziologen Benjamin Zeller sind es sogar die Veganer selbst, die ihre Ernährungsweise als Religion inszenieren. Er berichtet von einem juristischen Fall, der sich vor einigen Jahren in den USA abspielte und bei dem ein Veganer gegen eine Firma wegen religiöser Diskriminierung klagte. Die Firma hatte ihr Jobangebot zurückgezogen, nachdem der Mann sich geweigert hatte, eine für die Stelle notwendige Mumpsimpfung machen zu lassen, da diese mithilfe von Hühnerembryonen hergestellt werde. Zwar wiesen viele Gerichte die Klage zurück, vor allem mit dem Hinweis, dass es dem Veganismus an einer Gottheit fehle. Die Argumentationsweise des Mannes erlaubt jedoch tiefe Blicke, wie stark sich einige Veganer mit ihrer Lebensweise identifizieren. Der Kläger meinte, dass Veganismus die Art und Weise bestimme, wie er sein Leben lebt. Die Ernährungsweise habe eine spirituelle Natur. Er würde eher sich selbst Schaden zufügen, als seinen veganen Glauben zu verletzen. Dieser sei ernst und bedeutungsvoll für ihn – genau wie bei anderen Religionen. Der Veganismus bestimme sein Essen, seine Kleidung, mit wem er seine Zeit verbringe und seine politischen Überzeugungen[66].

Auch in Studien zeigte sich, dass die vegane Lebensweise Spiritualität mit sich bringt. So belegte die US-Forscherin Janice Stanger in einer Befragung, dass sich mehr als 40 Prozent der Veganer nach der Umstellung spiritueller fühlten. In der Studie fielen Sätze wie diese: »Veganer zu werden, war die für meine Seele befriedigendste Erfahrung meines Lebens. Ich fühle mich so verbunden mit Menschen und Tieren. Veganer zu sein, fühlt sich so natürlich an, dass es schwer ist zu glauben, dass ich einmal nicht Veganer war.«[67] In einer Interviewstudie mit Veganern hat Zeller herausgefunden, dass die Mehrheit der Veganer die Ernährungsweise wie eine Religion praktiziert und dies auch explizit als individualisierte Religion bezeichnet. »Das bin ich. Es hat etwas mit Reinheit zu tun ... Es ist eine Art religiöse Sache.«[68] Veganismus sei damit eine nicht institutionalisierte Form der Religion. Am meisten falle das auf bei Aktionen der Tierschutzorganisation PETA, die sich oft christlicher oder manchmal auch jüdischer Bilder bedient. PETA übernimmt laut Zeller die »Ikonographie der Religionen« perfekt: Die Organisation veranstaltet Scheinkreuzigungen, schaltet Anzeigen, die vegane Plakate neben die Bibel stellen, und ruft Nonnen auf, zum Veganismus zu konvertieren.[69]

Gleichzeitig sind Veganer auch empfänglicher für Esoterik, wie der britische Soziologe Malcolm Hamilton in einer empirischen Studie aus den Jahren 1992 und 1993 herausgefunden hat. Veganer verwenden häufiger alternative Heilmethoden oder sind Anhänger neuer religiöser Sekten, verglichen mit Fleischessern. Die Nutzung von alternativen Therapien sei mit der Ansicht verbunden, dass der Körper nicht vom Geist getrennt sei[70]. Auch Funkschmidt vermutet eine Verbindung zwischen Veganismus und Esoterik. So finden sich in Esoterik-Magazinen oft Texte zum Veganismus[71]. Empirische Belege für die These fehlen jedoch.

Es gibt noch weitere Gründe, warum es durchaus legitim scheint, den Veganismus als Ersatzreligion anzusehen. So versprechen die Veganismusaktivisten individuelles Heil, also Gesundheit – vegane Ernährung soll gar die gesündeste Ernährung überhaupt sein, wie etwa bei provegan. de behauptet wird. In zahlreichen Internetforen findet man Erzählungen von Spontanheilungen oder zumindest von besserer Leistung, Ausdauer und Wohlbefinden. »Vegetarismus und Veganismus sind [...] stark von einer Erlösungssehnsucht motiviert«, hat auch der Moraltheologe Michael Rosenberger, der an der Universität Linz lehrt, beobachtet[72]. »Erlösung« ist im Sinne eines Zustandes der Gesundheit und Glückseligkeit zu verstehen.

LEBEN VEGANER GESÜNDER?

Doch kann der Veganismus hier auch eine Erlösungshoffnung bieten? Zwar ist nicht bewiesen, dass eine vegane Ernährung automatisch gesünder ist, da es darauf ankommt, was gegessen wird. Wer etwa jeden Tag hochverarbeitete Soja-Würstchen und gelatinefreie Gummibärchen isst, und das Ganze mit großen Mengen Bier heruntergespült, wird seiner Gesundheit sicher keinen guten Dienst erweisen. Experten betonen immer wieder, dass es für eine gesunde, vegane Ernährung überhaupt keine Ersatzprodukte braucht. Denn die ganzen Pflanzendrinks wie Soja-, Hafer-, Reis- oder Mandelmilch können in puncto Nährstoffe eh nicht mit der guten alten Milch mithalten. Ihnen fehlt es an Kalzium, Jod sowie Vitamin B12 und B2 – oft kommen sie darum angereichert auf den Markt. Auch ist der Eiweißgehalt mit Ausnahme von Sojamilch viel niedriger. Die Fleischersatzprodukte sind ebenso kritisch zu beurteilen. Zwar liefern sie eine Menge hochwertiges Eiweiß, allerdings gleichzeitig auch viel Salz, Fett und Zusatzstoffe. Besser ist es also, seinen Eiweißbedarf mit Hülsenfrüchten zu decken. Ideal ist immer eine Kombination mit Getreide, um alle Aminosäuren, also die Eiweißbausteine zu bekommen. Völlig unnötig vom ernährungsphysiologischen Standpunkt sind dagegen Käse-, Sahne- und Eiersatz. Hier tummeln sich Palmöl, Kokosöl, Stärkemehl und diverse Zusatzstoffe wie Phosphate oder Sorbate[73]. Palmöl ist ein gesättigtes Fett, das vielen Lebensmitteln wie Margarine oder Schokolade beigemengt wird. In den derzeit verzehrten Mengen ist es vermutlich nicht gesundheitsschädlich. Problematisch ist jedoch der Anbau, da für Monokulturen in Südostasien große Flächen Torfwälder abgeholzt werden. Dadurch gelangen Unmengen Kohlendioxid in die Atmosphäre.

Wenn die Kost jedoch ausgewogen und so gut zusammengestellt ist, dass auch kritische Stoffe wie Eiweiß, Eisen, Jod, Zink, Omega-3-Fettsäuren, Kalzium und Vitamin B2 in ausreichender Menge vorhanden sind und obendrein Vitamin-B12-Tabletten zugeführt werden, dann ist die Ernährung als gesund zu bewerten. So haben laut der Adventist-Health-Studie zumindest männliche Veganer eine um 15 Prozent reduzierte Gesamtmortalität verglichen mit Mischköstlern. Für diese renommierte Langzeitstudie wurde bei mehr als 96 000 Kirchenmitgliedern in den USA und in Kanada der Speiseplan abgefragt und mit Erkrankungen verglichen. Die Studie läuft seit 2002 und wird von der kalifornischen Loma Linda University durchgeführt. Allerdings konnten andere Studien, wie etwa die

Oxford-EPIC-Studie, keine lebensverlängernde Wirkung für Veganer nachweisen.

In Sachen Diabetes ist die Sache eindeutiger: So sinkt das Risiko um fast 50 Prozent bei beiden Geschlechtern. Gegen Herzkrankheiten sind wiederum die Männer besser geschützt – das Risiko ist um satte 42 Prozent reduziert. Das liegt an diversen Eigenheiten der Pflanzen-Fans: Sie haben niedrigere Blutdruck-, Blutfett- und Zuckerwerte, zudem weniger Pfunde auf den Hüften. Vermutlich weil sie mehr Ballaststoffe und weniger Fett zu sich nehmen. Insgesamt sind Veganer auch mit Beta-Carotin, Vitamin C, Vitamin E, Folsäure und vielen sekundären Pflanzenstoffen besser versorgt als Mischköstler. Hinweise gibt es obendrein, dass eine reine Pflanzendiät Rheumatoider Arthritis vorbeugt. Auch an bestimmten Krebsarten erkranken Veganer seltener. Laut der Adventisten-Studie sinkt das Risiko für Magen-Darm-Tumoren um 25 Prozent, bei Männern sinkt das Risiko für Prostatakrebs um 54 Prozent und bei Frauen ist das Brustkrebsrisiko um 34 Prozent reduziert[74]. Sogar eine Krankenkasse, die BKK ProVita, trägt diesen Risikominderungen Rechnung, indem sie Bonuszahlungen für Veganer bereithält.

Dennoch sind Veganer nicht gegen alle Malaisen gefeit: So neigen sie eher zu Osteoporose und Frakturen gemäß der Oxford-EPIC-Studie, da sie wenig Vitamin D und Kalzium zu sich nehmen. Vitamin D ist vor allem in fetthaltigen, tierischen Lebensmitteln wie Fisch, Eigelb oder Butter enthalten. Allerdings wird der Bedarf auch bei Mischköstlern kaum durch Ernährung gedeckt, vielmehr kann der Körper es mithilfe von Sonnenlicht in der Haut bilden. Kalzium dagegen kommt maßgeblich in Milch und daraus hergestellten Produkten vor – Lebensmittel, die Veganer ja ebenso wie Fleisch, Fisch und Eier ablehnen[75]. Ob Veganer häufiger oder seltener unter Erkältungskrankheiten leiden, wie immer wieder diskutiert wird, kann bis dato nicht durch Fakten belegt werden.

Doch der insgesamt bessere Gesundheitszustand muss gar nicht von der vorteilhaften Lebensmittelauswahl stammen. Denn Pflanzenfans sind in der Regel auch anderweitig besorgt um ihre Lebensweise: Sie rauchen weniger, trinken weniger Alkohol, bewegen sich mehr und sind schlanker. So sind etwa auch die Teilnehmer der Adventist-Health-Studie extrem gesundheitsbewusst: Nur 1 Prozent sind Raucher und nur 7 Prozent trinken gelegentlich Alkohol[76]. Gerade in Sachen Krebs könnte es darum sein, dass nicht die Ernährung, sondern der rundum gesunde Lebensstil präventiv wirkt. Darum sind etwa gesundheitsbewusste Mischköstler, die wenig Fleisch essen, in Sachen Gesundheit häufig mit Vegetariern und Veganern gleichauf. Die gesündeste Ernährung zu sein, kann der Veganismus also für sich nicht beanspruchen.

VEGANE ERNÄHRUNG BEI KINDERN

In besonderen Lebenslagen, in Schwangerschaft, Stillzeit und bei Kindern ist im Gegenteil Vorsicht geraten, da dies Lebensumstände sind, in denen der Mensch mehr Nährstoffe braucht als sonst. Schwangere und stillende Pflanzenköstlerinnen sollten darum möglichst nicht nur Vitamin B12, sondern auch Kalzium, Jod, Omega-3-Fettsäuren und Eisen als Tabletten einnehmen. Auch auf eine ausreichende Energieversorgung ist zu achten. Unter anderem wegen der Vitamin-B12-Problematik raten diverse Fachgesellschaften wie die European Society of Paediatric Gastroenterology, Hepatology and Nutrition (ESPGHAN) sowie die DGE von veganer Ernährung bei werdenden oder stillenden Müttern und Kindern ab. Bei Kindern gelten neben Vitamin B12 auch Zink, Eisen und Jod als kritisch, da Säuglinge und Kleinkinder sehr große Mengen dieser Mikronährstoffe brauchen. Tatsächlich gibt es einzelne Fälle von vegan ernährten Kindern mit schweren Wachstums- und Entwicklungsstörungen, teilweise endeten sie tödlich. Die US-amerikanische Academy of Nutrition and Dietetics hält eine vegane Ernährung für Kinder indes für möglich, allerdings sollten sich Eltern sicherheitshalber eine gute Ernährungsberatung suchen. Das Forschungsinstitut für Kinderernährung hat entsprechende Beikost-Empfehlungen erarbeitet. Zudem sollten die Blutwerte der Kinder regelmäßig überprüft werden, um gegebenenfalls Mangelnährstoffe in Tablettenform zu geben. Kritisch ist die Verwendung von Sojamilch als Milchersatznahrung in den ersten Lebenswochen, da diese erhebliche Mengen an Pflanzenhormonen liefert, die zumindest im Tierversuch ungünstig auf die Fortpflanzungsorgane wirkten. Es wird diskutiert, ob nicht eine frühe Menarche bei Mädchen und eine frühe Pubertätsentwicklung bei Jungen die Folge sein könnten. Auch Endometriose, Fruchtbarkeitsstörungen, Tumoren und Schilddrüsenerkrankungen werden mit großen Sojamengen im Säuglingsalter in Verbindung gebracht[77].

BEKANNTE VEGANER UND IHRE GESUNDHEITSVER-SPRECHEN

Der hierzulande wohl bekannteste Gesundheitsveganer ist Attila Hildmann. Der Bestseller-Autor und Fitness-Guru ist zum Veganismus gekommen, nachdem sein Vater vor 15 Jahren vergleichsweise jung an einem Herzinfarkt starb. Als Ursache nennt Hildmann krankhaft erhöhte Cholesterinwerte. Hildmann selbst war übergewichtig und machte wenig Sport. Nach dem Tod des Vaters ließ er seine Blutwerte messen und begann, radikal sein Leben umzukrempeln. Milch zum Beispiel hält Hildmann für hochgradig gesundheitsschädlich, dies würde eine Vielzahl an kritischen Studien belegen. Bei ihm selbst seien mit dem Milchverzicht Akne und Neurodermitis verschwunden. Zudem zitiert er den so genannten ORAC-Wert von Obst- und Gemüsesorten. Dieser besagt, ob ein Lebensmittel freie Radikale, die krankmachen, im Reagenzglas neutralisieren kann. Sorten mit einem besonders hohen ORAC-Wert, wie ihn auch einige Superfoods wie die Aronia- oder die Goji-Beere aufweisen, würden uns vor Umweltgiften schützen und den Stoffwechsel in Schwung halten[78]. Bewiesen sind diese Dinge leider alle nicht. So ist in der Wissenschaft längst klar, dass eine Wirkung als Radikalfänger im Reagenzglas nicht mit den Vorgängen im Körper vergleichbar ist. Denn der Körper verfügt über eigene Mechanismen, um freie Radikale und damit oxidativen Stress zu bändigen, durch Lebensmittel wird dies nicht maßgeblich beeinflusst. Studien in den 1990er-Jahren zeigten, dass Antioxidanzien weder Herzkrankheiten noch Krebs vorbeugen können, im Gegenteil waren sie als Tabletten eingenommen sogar teilweise schädlich. Auch beim Milchkonsum verbreitet Hildmann Fake-News: So ist der Konsum von Milch in Maßen (weniger als 1 Liter pro Tag) mit keinem höheren Krankheitsrisiko verbunden – Erwachsene brauchen jedoch Milch auch nicht unbedingt, um ihren Nährstoffbedarf zu decken oder Osteoporose vorzubeugen. Vollständig unglaubwürdig machen sich auch Tierrechtler wie die Organisation PETA, wenn sie behaupten, dass Milchkonsum zu Autismus führe. Dafür gibt es keinerlei Belege.

Ein weiteres Beispiel für die verquasten Gesundheitsversprechen der veganen Szene ist Ilona Timmermann. Laut der Autorin von *Soulfood vegan*[79] könnten der Körper und die Seele durch richtige grobstoffliche und feinstoffliche Nahrung wieder in Balance gebracht werden, wodurch der erste Schritt zur wahren Spiritualität gemacht wird. Dafür brauche es neben Meditation hochwertiges Eiweiß, gesunde Kohlenhydrate und wichtige Vitamine.

Auch im Fall von Samy Ebel, ehemalige Motorrad-Profifahrerin, hat die vegane und kohlenhydratfreie Ernährung das Heilsversprechen eingelöst[80]. Sie macht ihre Diät dafür verantwortlich, dass sie heute nach vielen Jahren Krebserkrankung noch am Leben ist. Nach Chemotherapie, Bestrahlung und lang anhaltender Lungenentzündung sei ihr Immunsystem extrem geschwächt gewesen. Seitdem sie sich vorrangig von Gemüse und der Hülsenfrucht Lupine ernährt, dafür Tierisches links liegen lässt, hatte sie keinen Rückfall mehr gehabt. Die Wirksamkeit so genannter Krebsdiäten ist nicht bewiesen. Kann sein, dass Samy Ebel tatsächlich mit der pflanzen- und eiweißreichen Nahrung den Tumor in ihrem Dickdarm ausgehungert hat, kann sein, dass es der Placeboeffekt war. Aus Studien weiß man, dass Ernährungsumstellungen einen hohen Placeboeffekt haben und Beschwerden jeder Art sich danach bessern, und zwar je stärker man von der Heilwirkung überzeugt ist. Und natürlich können noch mal andere Veränderungen im Leben, die mit der neuen Essweise einhergehen, aber nicht bewusst wahrgenommen werden, zur Heilung beigetragen haben.

Doch nicht nur Quereinsteiger wie Hildmann oder Ebel propagieren vegane Ernährung als das Nonplusultra mit falschen Fakten. Auch einige Wissenschaftler verbreiten mit moralisierender Verve ihre Forschungsergebnisse und verkünden diese auf Kongressen wie etwa VegMed, wo auch Vegan-Aktivisten, Yoga-Lehrer oder Postwachstumsexperten Reden halten. Der Vortrag des »Founder of Lifestyle Medicine Institute« Hans Diehl trug etwa den vielsagenden Titel: »Messer und Gabel – Massenvernichtungswaffen oder Instrumente für Gesundheit und Heilung?« Viele Veganer haben ihre Informationen zu den vermeintlich gesundheitlichen Vorteilen aus der so genannten China-Studie des Wissenschaftlers T. Colin Campbell[81]. Der ehemalige Wissenschaftler der Cornell University hat für seine Studie Ernährungs- und Krankheitsdaten in 24 chinesischen Provinzen gesammelt und im Jahr 2004 veröffentlicht. Das Ergebnis: In Regionen, in denen viel tierisches Eiweiß auf den Tisch kam, waren die Erkrankungsraten an Zivilisationsleiden sehr hoch, während sie in vegetarischen und veganen Regionen niedrig waren. Allerdings belegt eine solche Korrelation keineswegs einen ursächlichen Zusammenhang. Auch wurden dem Forscherteam statistische Fehler nachgewiesen. Als endgültiger Beweis für die gesundheitlichen Vorteile einer solchen Ernährung kann die Studie also nicht dienen.

Natürlich ist es richtig, wie bereits oben beschrieben, dass eine pflanzenreiche Kost das Risiko für zahlreiche Volkskrankheiten wie Diabetes und Herzleiden zu senken vermag. Dennoch muss diese Diät nicht fleischfrei und schon gar nicht frei von Milchprodukten und Eiern sein. Wer übrigens versucht, die Behauptungen der Gesundesser zu berichtigen, der wird nicht selten der Kollaboration mit der Pharmaindustrie bezichtigt, schließlich habe diese ein Interesse an kranken Menschen.

Tatsächlich geht es laut einer Umfrage des Bundesinstituts für Risikobewertung (BfR) aus dem Jahr 2017[82] fast allen Veganern nach der radikalen Umstellung besser, sie sprechen von einem gesteigerten Wohlbefinden. So würde sich die körperliche Fitness verbessern und das Schlafbedürfnis verringern, auch verschiedene Krankheitssymptome gingen zurück. Die befragten Veganer sind überzeugt, dass ihre Ernährung sie vor Herzleiden, hohen Cholesterinwerten oder Diabetes feit. Schwangere Veganerinnen sprachen dem behandelnden Arzt seine Kompetenz ab, wenn er sich kritisch zu ihrer Ernährungsweise geäußert habe.

Manche Vegan-Aktivisten wie Hildmann und »Wissenschaftler« wie Dean Ornish gehen noch weiter und behaupten, man könne mithilfe von reiner Pflanzenkost gar das Altern aufhalten, wenn nicht gar umkehren[83]. Das heißt übersetzt, dass veganes Leben unsterblich macht. Es erübrigt sich sicher, hier fehlende Studien zu erwähnen. Die Gesundheitsversprechen der Veganer entbehren also bisweilen wissenschaftlicher Untermauerung, sie werden durch Glauben aufrechterhalten und sind damit als ideologisch zu bezeichnen.

DER UMWELTASPEKT

Doch nicht nur die eigene Gesundheit soll vom Veganismus profitieren, auch der Rest der Welt soll durch den Verzicht auf Tierisches gerettet werden. Dies ist ein zusätzliches Merkmal, das den Veganismus in den Bereich der Ersatzreligionen verortet. So schreibt etwa die ehemalige Veganerin Lierre Keith in ihrem Buch *Ethisch essen mit Fleisch*[84]: »Diese politischen Überzeugungen entspringen einem so tiefen Verlangen, dass es an Spiritualität grenzt.« Es wird propagiert, dass Veganer durch ihre Lebensweise Umweltprobleme sowie Hunger beseitigen und Frieden schaffen, während ein nichtveganes Lebens für alle globalen Krisen verantwortlich gemacht wird. Auf der Website der Vegan Society[85] liest man: »Wenn alle Menschen Veganer würden, könnte das Leben von 8 Millionen Menschen bis 2050 gerettet sowie die Menge an emittierten Treibhausgasen könnte um zwei Drittel reduziert werden. Durch die reduzierten Kosten im Gesundheitsbereich sowie die verhinderten Schäden durch Treibhausgase könnten 1,5 Trillionen Dollar eingespart werden.« Diese Berechnungen basieren vor allem darauf, dass Tiere mit Getreide gefüttert werden und die daraus entstehenden Kalorien (Fleisch, Milch etc.) nur die Hälfte (wie im Falle von Hühnerfleisch) bis zu einem Siebtel (bei Rindfleisch) der ursprünglich zugeführten Menge ausmachen. Umweltverschmutzung etwa durch Pestizide und Stickstoffdünger, Waldrodungen für Plantagen, Erderwärmung durch Klimagase und Energieverbrauch, Kriege, Armut, Hunger und Migration – all das soll also durch den Veganismus beseitigt werden. Die Ernährungsfrage wird zu einer allumfassenden.

Tatsächlich ist die vegane Ernährung extrem umweltfreundlich. Das Freiburger Öko-Institut hat vor ein paar Jahren die ökologischen Fußabdrücke vorgerechnet, die einzelne Ernährungsweisen hinterlassen:

- die typisch deutsche, fleischreiche Ernährung: 1,3 Kilogramm CO_2-Äquivalente,

- eine Ernährung nach den Empfehlungen der Deutschen Gesellschaft für Ernährung (DGE) mit maximal 600 Gramm Fleisch pro Woche: rund 1,15 Kilogramm CO_2-Äquivalente,

- eine vegetarische Ernährung mit Milch und Eiern: 0,98 Kilogramm CO_2-Äquivalente,

- eine vegane Ernährung: 0,83 Kilogramm CO_2-Äquivalente.[86]

Insgesamt gehen laut der Welternährungsorganisation FAO etwa 18 Prozent der emittierten Treibhausgase weltweit auf die Erzeugung von tierischen Produkten, vor allem von Rind- und Schweinefleisch, aber auch von Milchprodukten zurück[87]. Hühnerfleisch und Eier verbrauchen dagegen wenig Ressourcen. Des Weiteren benötigt man für die Tierproduktion ein Vielfaches an Land, Süßwasser, Energie, Erdöl und Phosphaten und hinterlässt dafür neben den Klimagasen Kohlendioxid, Lachgas und Methan eine Menge Nitrat und Ammoniak.

Der oft geäußerte Vorwurf, dass Pflanzenköstler wegen ihrer Soja-Affinität für den Raubbau am brasilianischen Regenwald verantwortlich sind, ist hingegen falsch. Über 90 Prozent der weltweiten Sojaernte landen im Tierfutter – für konventionell hergestelltes Fleisch. Soja für

Lebensmittel wird dagegen heute sogar schon in Deutschland angebaut. Und wenn nicht, dann stammt es aus Italien, den Niederlanden, Kanada oder Südostasien[88] – Urwälder werden dafür jedenfalls nicht gerodet.

Wenn ein Veganer jedoch nicht auf saisonales und regionales Obst und Gemüse achtet, viele vegane Fertigprodukte oder Lebensmittel mit Palmöl einkauft, hat er definitiv auch eine schlechte Ökobilanz in seinem Einkaufskorb. Die Erzeugung von Seitan, ein Fleischersatzprodukt aus Weizeneiweiß emittiert zum Beispiel rund 4 Kilogramm CO_2-Äquivalent pro Kilogramm Lebensmittel, was zwar immerhin etwa 30 Prozent weniger ist als bei Hühnerfleisch mit seinen knapp 6 Kilogramm CO_2-Äquivalent, aber dennoch nicht gerade für eine gute Ökobilanz spricht.[89] Milchalternativen sind dagegen definitiv umweltfreundlicher. So hat ein Forscherteam der Hochschule Eberswalde gezeigt, dass die Herstellung von Bio-Kuhmilch rund 900 Gramm Co_2-Äquivalent pro Liter emittiert, während es bei einem handelsüblichen Sojadrink 300 Gramm CO_2-Äquivalent und bei Hafermilch sogar nur 210 Gramm CO_2-Äquivalent sind[90]. Auch die Produktion von Margarine verursacht einen mehr als viermal kleineren Fußabdruck als Butter.

Dennoch ist die Behauptung falsch, dass alles besser wäre, wenn sich die Menschen nur noch von Pflanzlichem ernähren würden: Für viele Regionen dieser Welt wäre eine vegane Lebensweise nicht möglich, und zwar dort, wo es große Grasweiden gibt, die nun einmal nur von Wiederkäuern als Nahrung genutzt werden können und aus ökologischen Gründen nicht in Ackerflächen umgewandelt werden sollten. 3,55 Milliarden Hektar Weideland gibt es laut dem Umweltbundesamt weltweit bei einer Gesamtfläche der Erde von 13,4 Milliarden Hektar[91]. Das wären rund 26 Prozent, die bei einer veganen Landwirtschaft ungenutzt blieben, mit entsprechenden Folgen für die Regionen. Auch dass Armut gelindert wird, wenn man das Getreide anstatt den Tieren hungernden Menschen zur Verfügung stellt, ist eine Milchmädchenrechnung. So sagte der Greenpeace-Experte Martin Hofstetter gegenüber *brand.eins*[92]: »Dass Menschen heutzutage hungern, liegt kaum daran, dass anderswo viel Fleisch gegessen wird.

Sondern daran, dass sie zu wenig Kaufkraft haben, ihre Regierung eigennützig oder korrupt handelt oder dass sie durch Wetterphänomene wie El Niño schlechte Ernten einfahren.« Letzteres sei allerdings mit dem Klimawandel verknüpft – weltweites Vegetariertum könne langfristig immerhin dabei helfen, die Zahl von Erntekatastrophen zu verringern.

Die Vertreter der Weltverbessererthesen vergessen auch, dass Ernährung ja nicht das einzige Konsumverhalten des Menschen ist, das seinen Tribut fordert. Auch Heizung, Strom, die Nutzung eines Autos und Flugzeugs sowie Möbel, Kleidung oder Reinigungsmittel – all dies trägt dazu bei, dass viele Ressourcen dieser Welt erschöpft sind. Ausschlaggebend ist also auch die restliche Lebensweise. Ein Veganer, der mit dem Porsche zum Einkaufen fährt, der mithilfe von Kohlestrom seine Tofuwürstchen anbrät, sich ständig neue Mode aus Polyester zulegt oder jährlich einmal nach Indien ins Yoga-Retreat fliegt, macht sich seine Ökobilanz kaputt.

DIE IDEOLOGIE VEGANISMUS

Wie bei anderen Religionen wimmelt es bei den Veganern auch von Bekehrungsgeschichten. Zeller hat etwa beobachtet, dass viele Veganer wie der Apostel Paulus eine Art Eingebung gehabt hätten, aufgrund derer sie ihre Ernährung radikal umstellten, beispielsweise nach dem Sehen von brutalen Videos und Filmen über die Massentierhaltung[93] wie *Earthlings, Cowspiracy – The Sustainability Secret, Fat, Sick, and Nearly Dead* oder *Forks over Knives*. Laut der Veganer-Studie des BfR ist dies sogar der wichtigste Auslöser[94]. Die Entscheidung beruht also nicht auf persönlicher Erfahrung, sondern auf Tierleid, das drastisch inszeniert in den Medien gezeigt wurde. Viele Teilnehmer der BfR-Studie sprachen nach dem Sehen solcher Dokumentationen von einer Schockwirkung. Für andere war der Auslöser die Lektüre des Buches *Tiere essen*, wo Jonathan Safran Foer[95] auch die Missstände in der Milch- und Eierproduktion sowie die zerstörerischen Praktiken der Hochseefischerei offenlegt. Die Bibel der Gesundheitsveganer ist indes die bereits erwähnte China-Studie von T. Colin Campbell (s. Seite 43). Auch viele prominente Veganer berichten von einer Art

Umkehr vom falschen zum richtigen Leben, von einer Läuterung und Reinigung. So hat etwa der Veganz-Gründer Jan Bredack bis zu seiner Ernährungsumstellung im Jahr 2008 beim Daimler-Konzern gearbeitet. Er beschreibt sich in seiner Autobiografie als feige, erfolgsverliebt und karriereversessen und brandmarkt seinen hemmungslosen und gedankenlosen Konsum, der den Planeten und die Mitmenschen ausgebeutet habe – bis er einen Burnout erlitt und sein Leben umkrempelte[96]. Die Veganz-Läden mussten zwar mittlerweile dicht machen, dennoch macht Bredack weiter im Vertrieb von rein pflanzlichen Produkten. Tatsächlich sprachen auch in einer Studie des Markforschungsinstituts concept m Veganer von einem befreienden Gefühl, von dem Gefühl, endlich das Leben wieder selbst im Griff zu haben. Eine vegane Lebensweise befolgen demnach Menschen häufig nach einer Krise, nach Jobverlust, Scheidung oder Burnout.[97]

Auch in einem weiteren Punkt zeigt sich, dass Veganismus eine quasireligiöse Weltanschauung darstellt. Denn er erhebt einen universalen Geltungsanspruch. »Essen ist nicht länger nur eine ethische Fragestellung unter vielen anderen im Leben, sondern es ist *die* dominierende Frage schlechthin«, schreibt Theologe und Forscher Kai Funkschmidt[98]. Es gehe um das *richtige* Leben. Aktivisten behaupten etwa, dass *nur* der Veganismus alle Missstände dieser Welt überwinden könne. Und wenn jemand Veganismus ablehnt, sei dies laut Funkschmidt niemals Ausdruck einer reflektierten Meinung Andersdenkender, sondern stets der »Angst« oder einem »schlechtem Gewissen« geschuldet[99]. Ähnlich sieht es Zeller[100]: »Veganer verwenden Ideen über die Natur des Bösen, der Welt und des Menschseins, um eine Weltsicht zu kreieren, die sich auf spezielle Praxen fokussiert, wie man das Leben zu leben hat. Das macht es zur Religion.«

DIE SOZIALEN AUSWIRKUNGEN DES VEGANISMUS

Wie jede Religion ist auch die Ersatzreligion Veganismus ein Kitt für die Gemeinschaft und eine Abgrenzung gegenüber Andersdenkenden. Wer auf alles Tierische verzichtet, entwickelt häufig eine Abwehr gegenüber Menschen, die Fleisch und Milch essen. Einige Veganer wollen irgendwann gar nicht mehr mit Fleischessern am Tisch sitzen. So gehen Freundschaften kaputt, zudem sind Familienstreits vorprogrammiert, etwa an Weihnachten. Manche Veganer verspüren gar einen Ekel gegenüber Fleischessern oder auch Vegetariern, sie können sich nicht vorstellen, einen solchen Menschen zu küssen oder mit ihm noch intimer zu werden. Dating-Agenturen wie »Gleichklang für Veganer und Vegetarier« tragen dieser Abgrenzungshaltung Rechnung. »Man *isst* nicht nur vegan, man *ist* Veganer – und versteht sich als Elite im Gegenüber zu den fleischessenden Andersgläubigen (›Tiermörder‹, ›Aasfresser‹)«, so Funkschmidt. Das Verhalten werde aber laut dem Theologen auch in der Szene problematisch gesehen. »Etliche vegane Aktivisten stören sich an dem sektiererischen Verhalten ihrer Mitstreiter und vermeiden es, sich ›mit dem Label vegan‹ zu outen.«. Manch ein Veganer beschwere sich, dass man von Normalessenden in die Ecke der Randalierer, Globalisierungsgegner, Feministen oder Esoteriker gedrängt werde[101].

Wer auf alles vom Tier verzichtet, grenzt sich auch sozial gegenüber den Fleischessern ab. Nach den Weltkriegen war Fleisch ein Statussymbol, heute, da sich jeder Fleisch leisten kann ob der lächerlich niedrigen Preise, ist der Vegetarismus wieder ein Distinktionsmerkmal, eine Möglichkeit, sich von niedrigeren sozialen Schichten abzuheben, die Billigfleisch kaufen und sich – so wird unterstellt – nicht um ihre Gesundheit oder die Umwelt scheren. Wer vegan lebt, signalisiert (unbewusst) Elitentum, aber auch andere Werte wie Tierliebe, Menschenliebe, Empathie und Umweltschonung.

Veganismus bietet zudem neue geschlechtsspezifische Rollenbilder. »Es geht um einen gewaltfreien, einfühlsamen Mann, den das Leid der Tiere ebenso anrührt wie das der Mitmenschen«, meint Theologe Michael Rosenberger[102]. Laut einer Befragung der Ökotrophologin Sabine Weick unter männlichen Veganern zeigte sich, dass diese ein modernes, egalitäres und gewaltfreies Weltbild haben. Sie sind offen gegenüber Neuerungen und legen Wert auf Unabhängigkeit[103]. Eigentlich ist Fleisch ein sehr viriles Nahrungsmittel, während Pflanzenkost oder auch Askese im Allgemeinen in der Menschheitsgeschichte meist nur für Frauen vorgesehen war. Männer, die also heutzutage auf Pflanzenkost setzen, ermöglichen ein anderes Rollenbild. Sie wollen anders sein als ihre Väter. Trotzdem sieht der Ernährungspsychologe Christoph Klotter hier weniger eine Annäherung zwischen den Geschlechtern als vielmehr einen sich verstärkenden Geschlechterkampf. Denn die Mehrheit der Veganer sei nun einmal weiblich. »Mit ihrer Ernährungsweise zeigen die Veganerinnen ihre Verachtung für den ›fleischfressenden Troll‹«, sagt Klotter.

Ein Unterschied des Veganismus zu anderen hippen Ernährungsweisen ist die Tatsache, dass Tierrechtler, also ethisch motivierte Veganer, ihre Lebensweise nicht als »natürlich« propagieren und sich damit auch von den Gesundheitsveganern unterscheiden. Im Gegenteil, so liest man auf der Homepage der Veganen Gesellschaft: »Veganismus ist unnatürlich und das ist gut so. Die Natur ist kein Maßstab, weder die Ethik (›Löwen fressen doch auch Antilopen‹) noch die Ernährung betreffend. Es besteht keine generelle Notwendigkeit, bestimmte Lebensmittel aus anderen als aus ethischen Gründen zu vermeiden. Wenn es Grundnahrungsmittel betrifft, kann die Vermeidung schädlich sein. Und notwendige Supplementation abzulehnen, ist unverantwortlich.«[104] Dies ist ein Seitenhieb auf gesundheitlich motivierte Veganer, die Vitamin-B12-Präparate teilweise sogar für Schwangere oder für ihre Kinder verpönen und damit den Veganismus in Verruf gebracht haben. Der Münchner Ernährungsmediziner Hans Hauner etwa hat 2018 auf dem Welt-Psychiatrie-Kongress bestätigt, dass er schon vegane Schwangere erlebt habe, die sich weigerten, Vitamin B12 einzunehmen. Hauner machte dann darauf aufmerksam, dass bei einem Vitamin-B12-Mangel die Kinder unter Entwicklungsstörungen leiden könnten und zu klein würden. »Dann ist das Kind eben zu klein, mir geht es ums Prinzip«, soll eine Frau geantwortet haben. Darum hält Hauner den Veganismus für eine Ideologie, der man nicht mit rationalen Argumenten beikommen könne.

Wer so überzeugt ist, dass der Veganismus nicht nur Gesundheit und Glück für das Individuum, erspartes Leid für das Tier sowie die Rettung vor Hunger und Umweltzerstörung bedeutet, der möchte natürlich auch andere Menschen dazu bringen, sich der Bewegung anzuschließen. »Wer etwas verändern will, muss überzeugen«, so liest man auf vegan.eu. Verschiedene Bücher dienen dazu, Fleischesser von ihrem »falschen« Weg abzubringen: *Vegangelical* von Sarah Withrow King[105], *Manifest des Veganen Humanismus* von Bernhard Taureck[106] oder *Die Befreiung der Tiere* von Peter Singer[107]. Aber auch über Websites wie vegan.eu oder Vegan Outreach versucht, man Mitstreiter zu finden. Die Tierrechtsorganisation PETA schaltet teils heftig umstrittene Anzeigen und organisiert Plakat- und Straßenaktionen. Auf ihrer Website der Jugendorganisation PETA ZWEI wird kolportiert, dass »Essen keine persönliche Entscheidung« sei.

Und auch die Gesundheitsveganer sparen nicht an Missionierungs- eifer, präsentieren als Beweise ihre gestählten und fitten Körper auf Buch- covern oder in Blogs. »Um die Schwelle für potenzielle Konvertiten zu senken, beginnen heutzutage Veganer wieder (wie in der Frühzeit der Bewegung), zunächst von ›vegetarisch‹ oder ›fleischlos‹ zu sprechen, wenn sie eigentlich ›vegan‹ meinen«, hat Funkschmidt beobachtet[108]. Ein Teil der Veganer möchte also tatsächlich missionieren, dies tun sie teils so unbehäbig, dass ihnen »Intoleranz« und »verbale Gewalt« vorgeworfen wird. Auch der Berliner Theologe hat auf Diskussionsveranstaltungen erlebt, dass eine harte, streng ideologische Fraktion existiert, die sektiere- rische Züge hat, und mit denen kein konstruktives Gespräch möglich ist.

Allerdings provoziert allein das andere Essverhalten Widerspruch, auch wenn Veganer sich noch gar nicht ideologisch verbrämt geäußert haben. Schließlich empfinden Fleischesser oft von vorneherein eine andere Essweise als Kritik an ihrem eigenen Speiseplan. Daher eskalieren Debatten um das richtige Essen schnell und werden zuweilen von beiden Seiten aggressiv geführt. Umgekehrt ist laut Funkschmidt auch eine »sol- che gewohnheitsmäßige Überreaktion auf sachliche Informationen und konstruktive Kritik typisch für extreme Weltanschauungsgemeinschaf- ten mit dualistischem Hell-Dunkel-Bild«.

Ein wichtiger Pfeiler vieler moderner Ernährungstrends ist auch der identitätsstiftende Moment. »Da es in der wohlhabenden westlichen Welt einen unbegrenzten Spielraum für die Ausgestaltung der eigenen Ernährung gibt, kann die Wahl des persönlichen Ernährungsstils fast beliebig zur Modellierung sozialer Identität genutzt werden«, meint der Göttinger Ernährungspsychologe Thomas Ellrott. »Man wählt das Essen so, wie man wahrgenommen werden möchte.« Auch in herkömmlichen Religionen dienen Ernährungsregeln dazu, ein Mitglied an die Gemeinde zu binden. Das jüdische »koscher« und das muslimische »halal« zeigen etwa, dass Essregeln dazu dienen, soziale Barrieren zu schaffen und religiöse Identitäten zu zementieren (s. Seite 138, 139). Allerdings sind die Ernährungsregeln in den traditionellen Religionen in einen gemeinschaftlichen Ethos eingebettet, während vegan die Religion an sich ist. Die alternativen Ernährungsregeln verdeutlichen die Identität darum in einer individualistischen Art und Weise. Sie schaffen zwar Gemeinschaft, jeder Essjünger kann sie jedoch für sich selbst ausgestalten. »Man kauft und konsumiert demnach quasi seine eigene Identität, indem man vegane Produkte kauft, die eine soziale Bedeutung haben«, meint der US-amerikanische Soziologe Zeller[109].

Der österreichische Theologe Rosenberger weist darauf hin, dass im Veganismus auch die Gefahr besteht, den Leib und die damit verbundene Sexualität abzulehnen. Wie bereits beschrieben, fußt der Verzicht auf Fleisch auf zahlreichen religiösen und philosophischen Überlegungen und damit auch auf Prägungen im Laufe der Menschheitsgeschichte. So führt Rosenberger die so genannten Wüstenväter und Wüstenmütter aus dem Ende des dritten Jahrhunderts in Ägypten und Syrien an, die aus der Stadt in die Einöde zogen, um Christus näher kommen. Sie lebten asketisch, indem sie streng vegetarisch aßen und ausgiebig fasteten, zudem sprachen sie sich gegen sexuelle Handlungen aus. Der Triumph über den Hunger sollte laut Rosenberger zum »Übermensch« führen, der »autark, souverän und unabhängig ist«. Ein weiteres Beispiel: Auch der amerikanische Arzt John Harvey Kellogg propagierte Fleischverzicht sowie totale sexuelle Enthaltsamkeit. Im modernen Vegetarismus gibt es laut Rosenberger ebenso leibfeindliche Ansichten. Es gäbe dazu zwar keine empirischen Belege, aber bei Diskussionen mit der Tierrechtsszene fielen immer wieder sexualkritische Positionen auf[110]. Und auch einige vegane Rockbands (Vegan Straight-Edge-Bands), die es vor allem in den 1990er-Jahren gab, plädierten für strenge Monogamie sowie den Verzicht auf Alkohol und Drogen[111].

Alles in allem sind sich die Theologen jedoch einig, dass Veganer auf viele Missstände im Tierstall oder in Sachen Umwelt oder Hungerbekämpfung aufmerksam machen, zu denen die Kirchen bislang keine oder keine klare Position beziehen. Dennoch weisen sie darauf hin, dass der Mensch ein Allesfresser sei und dass ein Leben ohne Schädigung eines anderen Lebens darum nicht möglich sei. Die christliche Theologie bietet hier Gott als Gnadeninstanz, die den Menschen aus dieser Zwickmühle befreit. Auf Veganern lastet hingegen eine Bürde, die sie nicht loswerden und die sie ungnädig mit sich selbst und anderen Menschen und letztendlich zu Nihilisten macht. »Vielleicht teilt der Veganismus deshalb seine humor- und selbstironiebefreite Ernsthaftigkeit und eine gewisse Verbissenheit mit den meisten neureligiösen Bewegungen«, schreibt Funkschmidt[112]. Denn: Selbst auferlegte Essensgebote garantieren nichts, weder Gesundheit noch Glück noch ein langes Leben. Die religiöse Ethik ihrerseits besagt nicht, dass man vegan essen muss, aber sehr wohl, dass Fleisch maßvoll verzehrt werden und Tierleid gemindert werden sollte, so gut es geht[113].

FAZIT

Die ethisch und ökologisch motivierten Veganer haben edle Motive. Dennoch sind sie besonders gefährdet, ihre Überzeugungen über alles zu stellen und darüber die Humanität zu vergessen und zynisch zu werden.

CLEAN EATING

Der Ernährungstrend rund ums Clean Eating wurde von einem kanadischen Fitnessmodel namens Tosca Reno im Jahr 2006 geboren. Sie war vormals übergewichtig und erfand für sich eine Ernährung, die sie nach eigenen Angaben schlank machte. Dabei sollten die Lebensmittel frisch und naturbelassen sein und schonend zubereitet werden. Obst und Gemüse sollte zu jeder Mahlzeit dazu gehören, propagiert werden auch die vielen Superfoods wie Goji-Beeren, Chiasamen oder natives Kokosöl. Verpönt ist alles, was mehr als fünf Zutaten oder deren Rezeptur Unaussprechliches enthält. Zucker wird als Droge bezeichnet und auch Weißmehl und raffinierte Fette sind tabu. Für besonders wichtig hält Reno das Frühstück, zudem soll zwischen den kleinen Mahlzeiten wenig Zeit vergehen. Bis zu sechs Mahlzeiten hält sie für gesund, dies tariere den Insulinspiegel auf einem niedrigen Niveau aus. Letztlich empfiehlt sie, 2 bis 3 Liter Wasser am Tag zu trinken und auf Alkohol möglichst zu verzichten. Das Internet ist voll mit Rezeptvorschlägen, Fotos und Erfahrungsberichten. Und längst soll Clean Eating nicht mehr nur beim Abnehmen oder Gewichthalten helfen, auch bei unreiner Haut, Kopfschmerzen, Blähbauch, Konzentrationsschwäche oder Antriebslosigkeit ist diese Diät laut der Clean-Eating-Gemeinde indiziert.

Aus ernährungswissenschaftlicher Sicht ist gegen das Clean Eating nichts einzuwenden, es sieht alles in allem harmlos aus. Es wird kein Grundnahrungsmittel verpönt und wer sich »clean« ernährt, wird zwangsläufig mehr kochen, da alle verarbeiteten Produkte wegfallen. Die empfohlene Trinkmenge liegt über der von der DGE, die 1,5 bis 2 Liter empfiehlt. Wer mehr trinkt, hat allerdings keinen gesundheitlichen Schaden – aber auch keinen Nutzen. Zudem herrscht keine Einigkeit darüber, ob es besser ist, mehrere Mahlzeiten über den Tag verteilt zu verzehren oder sich nur bei wenigen Mahlzeiten satt zu essen. Andererseits fehlen Studien, die belegen, dass eine Clean-Eating-Ernährung auch objektiv zu mehr Leistungsfähigkeit und einem besseren Körpergefühl führen.

Die propagierte Heilwirkung von Superfoods wie Quinoa, Chiasamen oder Goji-Beeren ist ebenfalls fraglich. Die Produkte sind sicherlich gesund, weil sie sehr nährstoffreich sind. Auf der anderen Seite haben sie jedoch teils erheblich negative Konsequenzen für die Anbauländer, wie etwa im Fall von Avocado oder Quinoa. Avocados brauchen viel Wasser, werden aber mittlerweile in trockenen Gegenden in riesigen Monokulturen angebaut, sodass die Trinkwasserreserven für die ansässige Bevölkerung knapp werden. Auch die immense Quinoa-Nachfrage hat dazu geführt, dass immer mehr Länder auf den Zug aufgesprungen sind und in der Folge die Preise gefallen sind. So tief, dass die Bauern in den Anden nicht mehr wirtschaftlich arbeiten können, Großunternehmer hingegen schon. Man kann jedoch auch regionale pflanzliche Produkte wie Dinkel, Leinsamen oder Johannisbeeren verwenden, die den exotischen Lebensmitteln in nichts nachstehen. Doch das wollen die meisten Menschen nicht hören. Denn indirekt hat die Vermarktung von Lebensmitteln mit besonderen, geradezu übrirdischen Fähigkeiten dazu geführt, dass überzogene Hoffnungen in diese gelegt werden. Zusammen mit der Verurteilung von wahlweise Fleisch, Getreide oder Milch bilden sie laut der US-Soziologin Christina Van Dyke eine geradezu Angst erzeugende Maschine. Alles, was wir aufnehmen, wird so mit Angst belegt[114].

DAS »WUNDERMITTEL« KOKOSÖL

Abstrus ist der Superfood-Status von Kokosöl und dessen weit verbreitete und zunehmende Verwendung in westlichen Industrienationen. Der Hype um das Kokosöl zeigt, dass auch diese Ernährungsweise Züge einer Ersatzreligion aufweist. Früher hielt es als Plattenfett die Süßspeise Kalter Hund zusammen und hatte daher eher ein ungesundes und sündiges Image. Heute wird Kokosöl als das Wundermittel schlechthin gepriesen, allerdings in seiner unraffinierten Form: Natives Kokosöl soll die sportliche Leistung erhöhen, beim Abnehmen helfen, für gute Cholesterinwerte sorgen und damit vor Herz-Kreislauf-Erkrankungen schützen. Schließlich hätten etwa die Bewohner der Tokelau Island im Südpazifik früher kaum Herzleiden gekannt, als noch Kokosnüsse die Hauptnahrungsquelle waren. Auch soll das Öl gegen Viren und Bakterien vorgehen, das Immunsystem stärken sowie bei Alzheimer oder Aids zur Heilung beitragen. Nicht nur Clean Eater, auch Veganer und Steinzeitköstler propagieren Kokosöl anstatt Butter oder Sahne. Sie geben es großzügig in den morgendlichen Bulletproof-Coffee oder nutzen es zum Anbraten. Natives Kokosöl ist schlichtweg hip und sexy – das kurbelt die Nachfrage an. Allein im Biofachhandel kam es jüngst zu Umsatzsteigerungen von 80 Prozent jährlich.[115] Doch was ist dran an diesen Wunderpreisungen?

Tatsächlich besteht Kokosöl zu rund 90 Prozent aus gesättigten Fettsäuren, die nach der Meinung der Deutschen Gesellschaft für Ernährung (DGE) nicht mehr als 10 Prozent der täglichen Energiezufuhr ausmachen sollten. Denn: Gehärtete Fette, die vor allem in tierischen Lebensmitteln wie Speck und Butter vorkommen, erhöhen Cholesterinwerte und stehen damit im Verdacht, das Risiko für Herzkrankheiten zu erhöhen. Und das gilt auch für raffiniertes Kokosöl, wie eine Übersichtsstudie aus dem Jahr 2016 gezeigt hat. In allen sieben untersuchten Studien hatten Probanden nach Kokosöl-Mahlzeiten höhere LDL-Werte als Probanden, die beispielsweise Sonnenblumenöl aßen[116]. Trotzdem ist auch in der Ernährungswissenschaft umstritten, ob ein hoher Anteil an gesättigten Fettsäuren wirklich gesundheitsschädlich für das Herz ist.

Klarheit dazu bringen auch nicht die Studien, die bei südpazifischen Völkern weniger Herzleiden aufdeckten. Denn sie können keine Ursache-Wirkungs-Beziehung aufzeigen, zumal diese Menschen oft das komplette Kokosfleisch verspeisen. Sicher ist hingegen, dass der Austausch von gesättigten Fetten mit ungesättigten Fettsäuren wie Oliven-, Walnuss- oder Rapsöl oder ballaststoffreichen Kohlenhydraten das Risiko für Herzkrankheiten senkt – im Gegensatz zu Zucker oder Weißmehl, die das Risiko sicher erhöhen.

Nicht vergessen darf man, dass Kokosöl ebenso wie Palmöl teilweise in Fertigprodukten eingesetzt wird, um gehärtete Fette zu ersetzen und damit den Gehalt an Transfettsäuren zu senken. Und diese Transfettsäuren sind bewiesenermaßen schädlich für die Arterien. »Der Ersatz von gehärteten Fetten ist eine gute Sache«, meint darum Eric Rimm, Epidemiologe an der Harvard School of Public Health, und fügt hinzu: »Wenn es um kleine Mengen geht.«[117] Wie immer macht also die Dosis das Gift. Natives Öl hat zwar ein identisches Fettsäuremuster, enthält anders als raffiniertes Kokosfett jedoch auch noch Aromen, gesunde Begleitstoffe wie Vitamin E und sekundäre Pflanzenstoffe wie Polyphenole. Ein Gift, wie schon mal behauptet, ist das Fett also nicht. Der Mensch kann sehr viele unterschiedliche Lebensmittel verstoffwechseln, sonst wäre er längst ausgestorben. Es gibt aber auch keinen Grund, Kokosöl in größeren Mengen zu verzehren. Doch das tun einige Menschen, etwa in der Hoffnung abzunehmen. Der Grund hierfür sind so genannte mittelkettige Fettsäuren (MCTs) wie die Caprin- und die Caprylsäure, die in Kokosöl zu finden sind. Diese Fette werden anders im Körper abgebaut: MCT-Fette passieren leichter die Darmwand als langkettige Fette und werden direkt über die Pfortader zur Leber transportiert. Dort werden Ketonkörper gebildet und ins Blut abgegeben, die Sättigung signalisieren. Zudem wird beim Abbau mehr Energie verbrannt. In Humanstudien mit aufgereinigten MCT-Fetten konnten jedoch keine Schlankmachereffekte belegt werden. Laut der DGE sind sie darum kein geeignetes Mittel, um langfristig Gewicht zu verlieren. Zudem besteht das Kokosöl nur aus 14 Prozent »echtem« MCT-Fett. Der große Anteil an Laurinsäure in Kokosöl in Höhe von 50 Prozent ähnelt in Sachen Verstoffwechslung eher den langkettigen Fettsäuren[118]. »Man kann nicht die Wirkung von MCT-Fetten einfach auf Kokosöl übertragen«, sagt Miriam Clegg, Ernährungswissenschaftlerin an der Oxford Brookes University. Sie hat 2017 in einer Humanstudie gezeigt, dass Kokosöl nicht dieselbe Wirkung auf Sättigungsmechanismen hat wie reine MCT-Fette[119].

Doch die Kokosnuss steht nicht nur für Schlankheit, sondern auch für Fitness. So geht unter Hobby-Sportlern das Gerücht um, dass Kokosöl wiederum wegen seiner MCT-Fette schnell Energie liefern und die Zuckerreserven in den Muskeln schonen würde – und darum ideal für den Wettkampf sei. Theoretisch. Denn praktisch haben Studien laut der International Society of Sports Nutrition bis dato nicht belegen können, dass MCT-Fette, geschweige denn Kokosöl, zu einer längeren Belastbarkeit und damit zu besseren Leistungen führen. Noch weniger Fakten gibt es zu den anderen kolportierten Wunderwirkungen des Fettes. Zwar machte etwa ein Abkömmling der Laurinsäure in Tiermodellen und In-vitro-Versuchen Viren und Bakterien den Garaus. Humanstudien, die etwa einen Nutzen von Kokosöl-Konsum gegen HI-Viren belegen, gibt es jedoch nicht.

Gegen Alzheimer soll das Öl helfen, weil es zu Ketonkörpern umgewandelt wird, die das Gehirn als Energielieferanten nutzen kann. Da bei der Demenz die Nervenzellen Probleme mit der Energieversorgung haben – so lautet die These der Kokosöl-Verfechter –, könnte das Öl zur Alzheimer-Therapie taugen. Als Beweise werden einzelne Studien angeführt, die zu Gedächtnisverbesserungen bei wenigen Patienten führten. Laut der pharmakritischen Zeitschrift *Gute Pillen – schlechte Pillen* »fehlt es jedoch für den gesundheitlichen Nutzen von Kokosöl an Belegen«.[120] Zudem seien Magen-Darm-Symptome dokumentiert und insbesondere bei älteren Menschen problematisch.

In der Küche sollte man vorsichtig mit dem Öl sein. Raffiniertes Kokosöl wie in Palmin kann zwar zum scharfen Braten verwendet werden, Analysen belegten jedoch, dass sich bei wiederholter Benutzung in der Fritteuse krebserregende Substanzen bilden. Natives Öl ist im Gegensatz zu raffiniertem Öl laut Stiftung Warentest überhaupt nur zum Erhitzen bei niedrigen Temperaturen geeignet.

Ob man durch eine Mundspülung mit Kokosöl nach dem Aufstehen schädliche Bakterien abtötet und allgemein entgiften kann, wie das etwa die Schauspielerin, Gesundheitsbloggerin und Unternehmerin Gwyneth Paltrow kolportiert? Auch hierzu mangelt es an Fakten. Zwar zeigten vereinzelt Studien, dass das Ölziehen, das in der ayurvedischen Medizin Tradition hat, auch mit Kokosöl funktionieren kann. Jedenfalls wurde die Anzahl der Mundgeruch und Karies verursachenden Bakterien namens *Streptokokkus mutans* genauso gut verringert wie durch eine Spülung mit antibakteriellem Mundwasser. Auch Plaquebildung und Zahnfleischentzündungen traten seltener auf. Oghenekome Gbinigie, Zahnmedizinerin an der University of Oxford, meint jedoch, die Informationen reichten bislang nicht aus, um das Ölziehen zusätzlich zur täglichen Zahnpflege zu empfehlen. Noch weniger Hinweise gibt es laut der Fachzeitschrift *British Dental Journal*, dass Kokosöl den Körper entgifte, also zu einer Art Detox-Kur tauge.

Auch in Sachen Hautpflege sieht es nicht gut aus. Denn: »Gegen trockene Haut, Neurodermitis oder Falten gibt es wesentlich wirksamere Pflegeprodukte«, sagt Christiane Bayerl, Dermatologin an den Helios Dr. Horst Schmidt Kliniken Wiesbaden. Und bei Akne empfiehlt es sich gar nicht: Kokosöl könne laut Bayerl wie andere Öle zur verstärkten Bildung von Mitessern führen und daher das Hautbild bei Unreinheiten sogar eher verschlechtern.[121]

Doch warum setzen dann so viele Menschen auf das Fett? Laut der Verbraucherzentrale sind es etwa dubiose Informationsseiten im Internet wie kokosoel.info, aber auch Ernährungsblogger oder Ratgeber, die den Trend anheizen. »Ich glaube, dass die Menschen die Kokosnuss mit Urlaub und den Tropen verbinden«[122], sagt Lisa Young, Ernährungswissenschaftlerin an der Universität in New York. Dabei lässt sich wohl auch leicht verdrängen, dass die Kokosölproduktion sowohl in ökologischer als auch in sozialer Hinsicht fragwürdig ist.

DIE MAGISCHEN KRÄFTE DES CLEAN EATING

Ernährung, Hautpflege, Wellness – das Clean Eating wird also oft als ganzheitliches, alternatives Heilsystem verstanden, das kann man auch am Beispiel von Ella Woodward (»Deliciously Ella«) sehen. Die bekannte Foodbloggerin, Bestsellerautorin und Unternehmerin litt unter einem so genannten Posturalen Tachykardiesyndrom. Das ist eine Störung im Kreislaufsystem und führt dazu, dass man nicht lange stehen kann, sonst beginnt man zu zittern, man leidet unter Übelkeit, starker Müdigkeit sowie häufigen Infektionen. Ella Woodward verbrachte deswegen im Jahr 2011 vier Monate im Krankenhaus. Nach einem Jahr medikamentöser Therapie, die sie als nutzlos bezeichnet, brach sie ab. Dann versuchte sie es mit einer pflanzenbasierten Ernährung und berichtete über ihre ersten Kocherfahrungen auf einem Blog – denn vormals konnte sie nicht gut kochen. Dieser Blog war schnell erfolgreich. Bis heute hat sie nach eigenen Angaben 130 Millionen Blogbesuche. Sie schrieb im Jahr 2015 ihr erstes Kochbuch, das zu einem Bestseller avancierte. Mittlerweile bietet sie Kochkurse an, hat einen Lebensmittelladen in London und eine eigene Food-Marke gegründet, die Müsli und Müsliriegel herstellt. Sie schreibt auf ihrer Homepage: »Die pflanzenbasierte Lebensweise gab mir mein Leben und meine Gesundheit zurück.«

Auch bei dieser Form der Ernährung fällt es nicht schwer, weitere Merkmale einer Ersatzreligion auszumachen. So gibt es eine starre Einteilung nach gesundem, natürlichem und reinem Essen auf der einen Seite und ungesundem, künstlichem oder unreinem Essen auf der anderen Seite. Viele Gesundesser sprechen ihren Lebensmitteln eine mystische Kraft zu, seien das Sprossen, Hülsenfrüchte oder bestimmte Superfoods. »Vollwertigkeit« oder »Vollkorn« werden zu Symbolen für Gesundheit. Schwarzbrot ist besser als Weißbrot, Vollkornreis besser als geschälter Reis, Kokosblütenzucker besser als Zucker und Rohmilch besser als pasteurisierte. Die Konvertiten können sich dann laut Anthropologin Jill Dubisch in die Tempel der Clean-Eating-Gemeinde, also die Bio-Supermärkte begeben und dort sicher sein, nur sakrale Lebensmittel zu finden und vor Unreinheit geschützt zu sein. Sie finden dort außerdem Gleichgesinnte[123].

Es geht beim Clean Eating eben nicht nur um körperliche Gesundheit, sondern auch um Transzendentales, um Gefühle, um die Seele, um Balance und Harmonie. Das Clean Eating verspricht den Menschen neben Gesundheit auch Wellbeing, Sinnhaftigkeit und einen konkreten Platz im Universum. Die schottische Ärztin Margaret McCartney, fand im *British Medical Journal* scharfe Worte[124]: »Dieser Nonsens basiert auf einer losen Interpretation von Fakten und dem Wunsch, das Streben nach Wellbeing zu einer obsessiven Ganztagsbeschäftigung zu machen.« Und auch Anthony Warner, ein Koch, der in seinem Blog *The Angry Chef* die Mythen der Gesundesser entlarvt, hält viele der Versprechungen für unwissenschaftlich. So wird etwa behauptet, das Clean Eating sei gesund, weil es entgifte und einer Übersäuerung entgegenwirke. Tatsächlich gibt es keine Gifte, die den Darm verschlacken, oder Säuren, die sich im Gewebe absetzen und Krankheiten wie Krebs fördern (s. Seite 87–92). Laut Warner sind diese Gedanken von Giftigkeit, Krankheit und Angst, wenn es um Essen geht, schädlich. Essen sollte seiner Meinung nach abwechslungsreich sein und Freude bereiten. Ein weiteres Problem des Clean Eating: Es gehe um extremes Dünnsein, um Kontrolle, und wer das nicht schaffe, schäme sich, er gelte als unrein, schreibt Warner. Mit der nach außen hin propagierten Diät schaffe man das aber nicht, darum würden ganze Lebensmittelgruppen verboten. Viele Clean Eater sind auch Veganer oder Rohköstler, meiden obendrein also Gluten oder Milch. Problematisch findet Warner, dass so getan würde, als würde es bei Clean Eating um »gesundes Essen« gehen[125]. Dabei können extreme Restriktionen zu Mangelernährung und Essstörungen führen. Auch McCartney hält das Clean Eating für eine Form der Orthorexia nervosa, also einer Sucht nach gesundem Essen. »Manche der geforderten Verhaltensweisen sind besorgniserregend: Die winzigen Portionen, die routinemäßige Selbstverleugnung, das intensive Workout und das Kalorienzählen«, schreibt die Ärztin[126].

Mit dieser Kasteiung zeigen die Clean Eater, wie moralisch tough und selbstkontrolliert sie sind. Aber diese Wandlung kommt auch mit den aus anderen Ideologien bekannten, negativen Komponenten daher: Verurteilung, Selbstherrlichkeit, Wir-gegen-die-anderen-Mentalität. Das Clean Eating grenzt sich also wie der Veganismus von den anderen ab. Clean Eating ist teuer und dient darum besonders gut auch als soziales Distinktionsmittel. Man zeigt damit: »Ich bin dazu in der Lage, finanziell wie auch intellektuell.« Superfoods mit exotisch klingendem Namen signalisieren, dass man mehr weiß als die anderen. Man fühlt sich darum privilegiert, wie wenn man ein Geheimwissen besäße, und das kreiert eine Erhabenheit. So werden die Foodblog-Follower zu einer Gemeinde. Die anderen sind »unrein« und »unwissend«. Laut Anthony Warner sind das erschreckende Parallelen zu religiöser Bigotterie. Die zumeist jungen, weiblichen und sehr gut aussehenden Foodbloggerinnen wie Ella Woodward, die Hemsley-Schwestern oder Gwyneth Paltrow formten gemeinsam mit prominenten Followern eine Art Priesterschaft, die den Menschen in einer Zeit voller Unsicherheiten einen neuen Weg zeigen[127].

SIND CLEAN EATER SCHLICHT ROMANTIKER?

Hinter dem Clean Eating stehen ebenso wie bei anderen Gesundessenstrends romantische Vorstellungen der Natur und die Glorifizierung der Vergangenheit. Der US-Psychologe Paul Rozin sagt, dass die Liebe zur Natur wie eine Religion ist. »Du kannst zeigen, dass ›natürliche‹ Pestizide, was immer das sein mag, gefährlicher sind als ›künstliche‹, aber das bringt nichts. Niemand wird dir glauben.«[128] Tatsächlich haben Hirnforscher herausgefunden, dass eine extreme ideologische Denkweise, egal ob religiös, politisch oder bezogen auf Ernährung nicht auf reine Information, also Fakten anspricht. Denn: Um an eine transzendentale Kraft zu glauben, schaltet das analytische Denken ab, um höhere soziale und emotionale Einsichten zu erlangen. Wenn bestimmte Evidenzen, wie etwa, dass es keine Schlacken im Körper gibt oder dass Gluten für 98 Prozent der Menschen ungefährlich ist, nicht in ihren moralischen Kompass, in ihr Weltbild passen, dann glauben es die Menschen nicht. »Eine Art emotionale Resonanz hilft religiösen Menschen, sich sicher zu fühlen«, sagt der Philosoph Anthony Jack von der University in Ohio. »Je mehr moralische Korrektheit sie in etwas sehen, desto stärker wird ihr Denken dadurch bestärkt.«[129]

Clean-Eating-Fans und alle anderen Ernährungsjünger empfinden die moderne Welt als dysfunktional, als abgekoppelt von der Natur. Industrievertreter und Mainstream-Experten werden in einen Topf geworfen und als korrupt gebrandmarkt. Man glaubt lieber einer 19-jährigen Foodbloggerin als den Ernährungsempfehlungen der DGE. Darum sind viele alte Theorien über die Ernährung wieder aktuell, wie etwa die Säure-Base-Einteilung von Lebensmitteln oder die Vorstellung, dass in unserem Körper Schlacken entstehen. Dazu kommt ein Skeptizismus gegenüber der industriellen Herstellung von Lebensmitteln und vor allem gegenüber der Verwendung von Zusatzstoffen, die als E-Nummern auf den Verpackungen stehen. Aber auch »Ackergifte« oder gentechnisch veränderte Lebensmittel werden verteufelt. Viele Gesundesser sind beispielsweise auch Impfgegner oder Anti-Glyphosat-Aktivisten.

Dahinter steht auch die Vorstellung, dass die Natur gottgegeben ist und erhalten werden muss. Auch für Menschen, die nicht an Gott glauben, hat Natur etwas Großes, Faszinierendes, Göttliches oder Spirituelles. Die Schönheit der Berge, des Meeres oder einer Blüte scheinen designt, durchdacht und perfekt. »Allerdings basiert alles auf zufälligen genetischen Mutationen, die in eine Umwelt trafen, die Lebewesen ein Überleben sicherte«, so Warner[130]. Natur ist auch etwas, was man kennt, deren Risiken man einschätzen kann, nichts Neues oder Unbekanntes.

Dass »clean« neuerdings nicht mehr nur mit Essen, sondern auch im Zusammenhang mit Erziehungsmethoden verwendet wird, ist ein weiterer Beleg dafür, dass es um mehr geht als nur Nahrung, dass es um die *eine* Antwort auf alle Fragen geht. »Clean« wird auf alle Lebensbereiche übertragen, ähnlich wie bei einem Leben in Religionsgemeinschaften, und wird so zum Synonym für das Richtige schlechthin.

FAZIT

Clean Eating ist die gute alte Vollwertkost 2.0. Eigentlich harmlos, kann sie jedoch bei einigen Anhängern zu immer mehr Verzicht führen und dann auch auch ins Obsessive umschlagen. Der verdeckte Fokus auf Schlankheit und Schönheit trägt zur Stigmatisierung Übergewichtiger bei.

LOW CARB, KETO UND BULLETPROOF

Galt lange Jahre das Fett und damit die Bratwurst und die Butter als Hauptschuldige in Sachen Übergewicht und Herzleiden, sind es zunehmend die Kohlenhydrate, die Beilagen, die ein schlechtes Image haben.

Der Grund: In fettarme Produkte mixte man Zucker, um Konsistenz oder Geschmack zu verbessern. Und wer Fett aus seiner Nahrung streicht, isst meist automatisch mehr Kohlenhydrate als Sattmacher, denn Fett liefert viele Kalorien, die nun fehlen. Wenn diese Kohlenhydrate jedoch aus Zucker, Softdrinks oder Weißmehl stammen, dann hat man den Teufel mit dem Beelzebub ausgetrieben, denn das Risiko, an Übergewicht oder Diabetes zu erkranken oder einen Herzinfarkt zu erleiden, steigt damit eher noch an. Schließlich hat eine solche Diät große Blutzucker- schwankungen und eine ständige Insulinausschüttung zur Folge, eine Stoffwechsellage, die Fettverbrennung quasi unmöglich macht und einen in eine Art andauernde Hungerschleife zwingt. Der Rat der offiziellen Ernährungsexperten lautet darum seit Kurzem: Gutes Fett essen und gute Kohlenhydrate aus Kartoffeln und Vollkorn bevorzugen. Weil die Ernährungswissenschaft jedoch eher langsam ist, was neue Empfehlun- gen anbelangt, haben sich zwischenzeitlich verschiedene Diäten als Anti- dot zum Fettfrei-Dogma entwickelt. Sie sind quasi eine Antwort auf die viel beschriebene Zunahme an Fettleibigen, wie es vor allem in den USA zu sehen ist. Diese neue Bewegung wird unabhängig vom Geschlecht ver- folgt, im Gegensatz zu vegetarischen Diäten oder Clean Eating. Bei der so genannten ketogenen Diät, die im Grunde eine Nachfolgerin der seit den 1970er-Jahren bekannten Atkins-Diät ist, isst man höchstens 20 Gramm Kohlenhydrate am Tag. Bei strengen Low-Carb-Diäten sind 50 Gramm die erlaubte Obergrenze, während moderate Low-Carb-Kost bis zu 130 Gramm Kohlenhydrate in Form von Brot, Kartoffeln oder Nudeln enthalten darf. Zum Vergleich: Durchschnittlich essen Deutsche 220 bis 270 Gramm Kohlenhydrate pro Tag[131].

Während sich die ketogene Diät und die Low-Carb-Diät bei der Koh- lenhydratmenge noch halbwegs einig sind, unterscheiden sie sich jedoch hinsichtlich der anderen Nährstoffe. Die DGE empfiehlt für eine ausgewo- gene Ernährung höchstens 15 Prozent Eiweiß und 30 Prozent Fett. Die Keto-Diät, zu der auch die Bulletproof-Ernährung gehört, erlaubt in einer strengen Variante nur etwa 6 bis 8 Prozent Eiweiß und knapp 90 Prozent

Fett, während bei den Low-Carb-Diäten viel Eiweiß, nämlich 30 bis 40 Prozent, auf den Tisch kommt[132]. Das heißt: Eier, Fleisch, Milch und Milchprodukte, Hülsenfrüchte und Nüsse sind neben Obst und Gemüse bei der Low-Carb-Diät die »guten« Lebensmittel, das Manna. Brot, Gebäck, Kartoffeln in allen Varianten sowie Reis und Nudeln dagegen sind tabu.

Die Keto-Diät wird von ihren Verfechtern bisweilen als Erlösung angesehen. Der im Jahr 2003 verstorbene Dr. Atkins oder der Wissenschaftsjournalist Gary Taubes sind die Meister der Low-Carb-Jünger. Ihre Heilsversprechen lauten: Wer auf Kohlenhydrate verzichtet, wird Gesundheit ernten. Er wird schlank sein und keine Volksleiden wie Diabetes, Fettleber oder Herzkrankheiten erleiden. Im Internet wimmelt es von Bekehrungsgeschichten, ein paar davon können Sie auf der Seite 67–68 nachlesen.

Bei der Bulletproof-Ernährung gibt es noch weitere Regeln, die im Grunde nicht nur der ketogenen Diät ähneln, sondern auch verschiedene Elemente aus anderen Ernährungsweisen vereinen:

- Zuckerkalorien durch gesundes Fett ersetzen,

- weder Getreide noch Hülsenfrüchte zu sich nehmen,

- synthetische Zusätze wie Geschmacksverstärker und Farbstoffe meiden,

- Fleisch von Weidetieren und reichlich Meeresfrüchte (nicht aus Zucht) verzehren,

- keine verarbeiteten Milchprodukte (also auch keine pasteurisierte/homogenisierte Milch) essen und trinken,

- auf Biogemüse und -obst umsteigen, den Obstkonsum aber auf ein bis zwei Portionen pro Tag begrenzen,

- Speisen nach Möglichkeit wenig erhitzen,

- viele Gewürze nutzen.

DIE SEHNSUCHT NACH NATÜRLICHKEIT

Die Low-Carb-Diäten basieren auf dem Verständnis, dass das moderne und kontaminierte Essen der Industrienationen für die Gesundheitskrisen verantwortlich ist. Sie suchen darum nach einer Ernährung, die auf alten Weisheiten beruht und nicht aus dem Westen stammt. So propagieren etwa die South-Beach-Diät oder auch die Atkins-Diät gesunde Ernährungsweisen, die vor allem aus dem Mittelmeergebiet oder aus Asien stammen. Die mediterrane Diät wird vor allem wegen Olivenöl und Rotwein hochgelobt. Behauptet wird auch, dass die traditionelle asiatische Ernährung auf Vollkornreis setzte, heutzutage verwendeter polierter Reis damit hochverarbeitet und ungesund sei. In anderen Low-Carb-Ratgebern ist von »zu viel künstlicher Nahrung« und »toten Stoffen« die Rede, die uns krankmachen sollen. Dafür sollte man auf »handwerklich hergestellte« Lebensmittel setzen[133]. Immer wieder wird auch betont, dass Butter, Schmalz oder Talg »traditionell« verwendet wurden. Auch die Low-Carb-Verfechter beziehen sich also auf Mutter Natur[134]: Alles, was frisch ist, ist gesund, während verarbeitete Produkte der so genannten fetten und süßen »Western Diet« als schlecht angesehen werden. In manchen Diätbüchern finden sich auch calvinistische Aspekte der Askese und der Selbstverneinung wieder[135]. Obwohl man meinen könnte, dass die meist fettreichen Low-Carb-Diäten auch aus Geschmacksgründen verfolgt werden, ist dies in vielen Fällen offensichtlich nicht der Fall. So belegt auch eine finnische Interview-Studie unter Low-Carb-Köstlern, dass diese Diät ausschließlich praktiziert wird, um abzunehmen und um gesünder zu sein. Weniger wichtig war den Brot-, Nudeln- und Zucker-Verächtern der Genuss beim Essen sowie der soziale Faktor des gemeinsamen Essens mit Freunden oder der Familie[136].

ERFAHRUNGSBERICHTE ÜBER DAS WUNDER LOW CARB

Auf einer Website des Hausarztes und Bloggers Lars Eenfeldt berichtete der Diabetes-Patient Lars Pekkala im Jahr 2010: »2 Tage nachdem ich mit der Diät angefangen hatte, konnte ich meine Insulin-Injektionen von 50 Einheiten am Tag herunterfahren. Heute nehme ich keine Medizin mehr gegen meinen Diabetes. [...] Ich habe 6 Kilogramm abgenommen. Es wäre sehr schwer, mich davon zu überzeugen, dass diese Diät eine schlechte/gefährliche Diät sein soll.«[137]

Eine Frau namens Eva berichtet auf einer anderen Website: »Ich habe in 12 Monaten 40 Kilo abgenommen. Von Kleidergröße 52/54 auf Größe 36/38. [...] Gesundheitlich hat sich auch sehr viel verändert. Durch meinen kaputten Rücken habe ich jahrelang kaum geschlafen, vielleicht 2 bis 4 Stunden die Nacht. Durch die Ketose schlafe ich wie ein Baby. Zwischen 23 und 24 Uhr schlafe ich ein, und um 6 bis 7 Uhr morgens bin ich topfit – und ich schlafe durch. Meine Migräne ist viel besser geworden und kommt wesentlich seltener. Auch Lebensmittel, die bei mir früher Migräne getriggert haben – z. B. Bratwürste –, kann ich wieder essen. Meine Haut ist wesentlich besser geworden, und auch meine Allergien. Ich hatte schlimme Neurodermitis als Jugendliche und bis heute Probleme damit. Dank ketogener Ernährung hat sich auch das zum Besseren gewandelt.«[138]

Auch der ehemalige IT-Manager Dave Asprey brachte vor seiner Ernährungsumstellung 135 Kilogramm auf die Waage. Er hatte extrem schlechte Blutwerte, fühlte sich permanent müde und gestresst, litt andauernd unter Atemwegsinfekten. Oft kämpfte er mit Konzentrationsproblemen. Nach einer Tibet-Reise erfand er die Bulletproof-Ernährung, bei der man den Tag mit Kaffee mit mehreren Teelöffeln Ghee und MCT-Öl startet. David Asprey hat nach eigenen Angaben mit dieser Ernährung 25 Kilogramm abgenommen. Zudem seien seine Wutausbrüche seltener geworden und er konnte sich besser konzentrieren. Laut Asprey haben Proteine ebenfalls das Potenzial, Entzündungsprozesse im Körper auszulösen, da sie schwerer verdaulich sind als Kohlenhydrate oder Fette. Darum werden sie stärker eingeschränkt als Fett[139].

MYTHEN UND FAKTEN RUND UM LOW CARB

Natürlich beweisen Anekdoten und Erfahrungsberichte aus dem Internet relativ wenig. Also, was können die verschiedenen Low-Carb-Diäten wirklich? Können sich Patienten Heilung erwarten? Tatsächlich scheinen die eiweißreichen Low-Carb-Diäten einigen Menschen beim Abnehmen zu helfen. Dennoch ist nicht bewiesen, dass eine Low-Carb-Diät besser als eine Low-Fat-Kost geeignet wäre, um das Gewicht auch langfristig zu halten. Hier geht es eher darum, welche Diät der betreffenden Person eher zusagt. Manche können besser auf Brot verzichten als auf Fleisch, andere werden ohne Pasta unglücklich und werden die Diät schnell abbrechen. Diabetiker profitieren von diesen kohlenhydratreduzierten Diäten jedoch mehr als von der fettarmen Variante. Erst kürzlich hat die amerikanische Diabetes-Gesellschaft Low Carb als geeignete Therapieform in ihre Empfehlungen aufgenommen. Die eiweißreiche Low-Carb-Diät basiert also teilweise auf Fakten.

Dass eine solche Ernährung das Muskelwachstum fördert und zu sportlichen Spitzenleistungen antreibt, wird auch gerne behauptet. Dies stimmt jedoch nicht. In einer üblichen abwechslungsreichen Mischkost sind selbst für einen Bodybuilder in der Aufbauphase ausreichend Proteine enthalten, um ein Maximum an Muskelaufbau zu erzielen. Wer Bizeps und Trizeps stählen möchte, muss vor allem eines: regelmäßig trainieren. Proteinangereicherte Lebensmittel taugen also nicht als legales Dopingmittel und sind schlichtweg unnötig. Zudem darf nicht vergessen werden, dass gerade im Sport Kohlenhydrate wichtig sind, denn der Muskel kann nur hieraus schnell Treibstoff beziehen, wenn die Glykogenspeicher aufgebraucht sind.

Dennoch propagieren einige Low-Carb-Verfechter die These, dass es insgesamt und für alle Menschen gesünder sei, Kohlenhydrate zu meiden und dafür viel Eiweiß und Fett zu essen, und zwar nicht als kurzfristige Diät, sondern als lebenslange Ernährungsweise. Für Gesunde könnten die zahlreichen Proteinriegel und Eiweißbrote auf Dauer jedoch eher ungesund sein. Bei mehr als 20 Prozent Eiweiß der täglichen Kalorienaufnahme (die DGE-Empfehlung liegt wie gesagt bei 15 Prozent) kann sich nämlich das Krebsrisiko und ebenso die Sterblichkeitsrate erhöhen. Das zeigte etwa die große US-Studie NHANES III bereits im Jahr 2014, bei der knapp 7000 Probanden über einen Zeitraum von 18 Jahren beobachtet wurden. Und auch für Typ-2-Diabetes gibt es Hinweise, dass ein hoher Eiweißanteil der Nahrung mit einem gesteigerten Risiko verbunden ist[140]. Allerdings müssen diese Ergebnisse erst in Interventionsstudien, die eine echte Ursache-Wirkungs-Beziehung offenlegen, untermauert werden. Denn ein hoher Eiweißkonsum ist meist auch sehr fleischlastig. Und dies ist eindeutig ein Risikofaktor etwa für Darmkrebs sowie Diabetes. Fleisch und Wurst liefern jedoch auch andere Substanzen wie Häm-Eisen, Fette oder Salze, die eine Rolle bei der Krankheitsentstehung spielen können. Zudem ist ein hoher Fleischverzehr häufig auch mit einem insgesamt ungesunden Lebenswandel wie wenig Bewegung und Rauchen verbunden. Es ist also unklar, ob das Protein und seine Aminosäuren für die Krankheitsentstehung verantwortlich sind oder nicht eher andere Stoffe. Umgekehrt zeigten Studien, dass pflanzliches Protein aus Hülsenfrüchten, Vollkorn oder Nüssen eher günstige Effekte auf die Gesundheit hat. Pflanzen enthalten zudem auch immer Ballaststoffe und sekundäre Pflanzenstoffe wie Phenole, die ihrerseits das Krankheitsrisiko mindern.

WUNDERDIÄT KETO?

Von einer ketogenen Diät ist aus wissenschaftlicher Sicht wenig zu halten. Diese Diät besteht vor allem aus Fetthaltigem wie Sahne, Butter, Öl oder Nüssen. Einige Verfechter propagieren Kokosöl, der Rest soll aus eiweißhaltigen Lebensmitteln wie Fleisch, Fisch, Eiern oder Milchprodukten stammen. Dazu gibt es stärkearme Gemüse: Paprika, Champignons oder Spinat. Diese Diät wird im Internet und in Ratgebern etwa als Krebsdiät gehandelt. Die Idee dahinter: Ein Großteil der Tumorzellen bevorzugt Kohlenhydrate – genauer: Glukose – als Energielieferant, andere Treibstoffe wie Fett und Eiweiß können sie nicht oder nur mühselig anzapfen. Das können hingegen die Körperzellen. Die Leber baut bei Kohlenhydratmangel problemlos Fett und Eiweiße zu Ketonkörpern um, die überall im Körper zur Energieversorgung dienen. Daraus wurde die Theorie gebastelt, man könne Krebszellen »aushungern«, wenn man auf Zucker und andere Kohlenhydrate verzichte. Doch Laboruntersuchungen zeigen: Bei Glukosemangel wachsen Tumorzellen zwar kurzzeitig langsamer, dann jedoch schneller. Auch aus klinischen Studien fehlen Beweise, die eine Heilwirkung beim Menschen belegen. In einer Stellungnahme der Deutschen Krebsgesellschaft kommen die Mediziner zu dem Fazit, dass eine ketogene Diät weder eine direkte Wirkung auf Tumorwachstum und Metastasierung habe noch die Wirksamkeit der Therapien verbessere noch die Verträglichkeit der Chemotherapie steigere[141]. All dies wird aber von Verfechtern der Diät versprochen. Die Experten raten daher einhellig von einem solchen Kostregime ab.

Im Gegenteil kann eine ketogene Diät bei Krebs nämlich auch gefährlich sein. Denn: Die Patienten nehmen meist mit der Diät ab – vor allem wenn sie sie nicht unter engmaschiger Begleitung eines gut geschulten interdisziplinären Teams durchführen. Doch eine Gewichtsabnahme ist bei Krebspatienten unerwünscht. Denn bis zu 80 Prozent der Betroffenen sind sowieso schon mangelernährt, eine Folge der Therapien, die vielfach auch zu Übelkeit und Appetitmangel führen. Aber auch der Krebs selbst zehrt die Menschen aus. Tumorzellen sondern Zytokine ab, die zu einem Abbau an Muskelmasse führen. Der schlechte Allgemeinzustand vereitelt zudem Bewegung – ein Teufelskreis.

Eine Mangelernährung ist jedoch nicht nur mit einer miserablen Lebensqualität, sondern auch mit einer schlechteren Prognose verknüpft. Zahlreiche Studien zeigten, dass ein unterdurchschnittlicher Ernährungszustand Krankenhausaufenthalte verlängert, Chemotherapie und

Bestrahlung schlechter verträglich und Rezidive wahrscheinlicher macht sowie die Lebenszeit verkürzt. Genauer sinken mit jeden 5 Prozent Gewichtsverlust auch die Therapiewirkungen stetig. Und genau das ist fatal. Die Ernährung während der Krebstherapie sollte das Gewicht stabil halten und schmecken. Wenn ein untergewichtiger Krebspatient Lust auf Kuchen, Süßigkeiten oder auch Fertigprodukte und Fast Food hat, sollte er dies ohne Reue genießen. Hinzu kommt: Wegen des hohen Fettgehalts kann solch eine Diät kaum jemand durchhalten. Das haben auch Studien mit an Epilepsie erkrankten Kindern gezeigt: 30 bis 50 Prozent brechen die Keto-Diät trotz Behandlungserfolgen ab. Obendrein leiden die Patienten unter der eingeschränkten Nahrungsauswahl der Keto-Diät, sie verursacht zusätzlichen Stress und schränkt das Sozialleben ein – auch dies weiß man aus Epilepsie-Studien.

Für Gesunde gilt: Mit dieser Diät purzeln die Pfunde, allerdings so schnell, dass sich ein Jo-Jo-Effekt schnell einstellen wird. Zum Abnehmen wird jedoch eine langsame Gewichtsabnahme empfohlen, da diese besser gehalten werden kann. Auch bei Diabetes-Patienten zeigten sich Erfolge in kleineren Studien. Allerdings ist hier eine nicht so strenge Low-Carb-Ernährung besser geeignet. Dass eine solche Ernährung gegen Alzheimer und andere Leiden wie Allergien feit, wie im Internet vielfach versprochen wird, ist bislang nicht bewiesen. Da die Keto-Diät langfristig gefährlich ist, sollte sie immer nur unter ärztlicher Aufsicht praktiziert werden, denn Nierensteine, Nierenschäden und ein hoher Cholesterinspiegel können Folgen sein. Manche Experten warnen sogar davor, da die Diät Muskelverlust mit sich führen kann. Zudem birgt die Keto-Diät gesundheitliche Risiken für Menschen mit bereits bestehenden Nieren- oder Lebererkrankungen. Kranke, Schwangere, Untergewichtige und Menschen mit Herzerkrankungen oder Essstörungen sollten von der Keto-Diät ohnehin die Finger lassen. Der Arzt Friedrich Baumeister schreibt in seinem Buch *Ketogene Diät*: »Im Rahmen eines weiten Spektrums finden sich auf der einen Seite differenzierte Ernährungstherapien zur gezielten Behandlung von Erkrankungen, auf der anderen Seite des Spektrums ideologisch geprägte Ernährungskonzepte zur Verwirklichung von Lebensanschauungen. Von Letzterem muss die Ketogene Diät, wie sie hier dargestellt wird, auf das Schärfste abgegrenzt werden.«[142] Nach Dr. Atkins Unfalltod wurden bei ihm übrigens diverse Herzleiden diagnostiziert, die allerdings – so meinte jedenfalls sein Hausarzt – nicht auf seine Diät zurückzuführen seien.

FAZIT

Low Carb eignet sich für Menschen zum Abnehmen, denen es nicht schwer fällt, auf Brot, Gebäck, Nudeln oder Kartoffeln zu verzichten. Ob das Gewicht gehalten werden kann und ob auf lange Sicht ein Gesundheitsvorteil besteht, ist nicht bewiesen.

STEINZEITKOST ODER PALÄO-DIÄT

Cashewkekse mit Guacamole, Hirschsteak mit Kohlrabipüree, Mangocarpaccio – das sind nicht etwa die neuesten Kreationen von Starkoch Jamie Oliver, sondern Rezepte für moderne Jäger und Sammler. Die Anhänger der so genannten Steinzeitdiät (engl. *paleolithic diet*) propagieren eine Ernährungsweise, die hauptsächlich auf magerem Fleisch, Fisch, Obst, Gemüse und Nüssen basiert. Vieles wird roh verzehrt. Milch, Getreide und Hülsenfrüchte, Errungenschaften aus dem Neolithikum, aus Viehzucht und Ackerbau also, werden dagegen als die größten Fehler der Menschheit abgelehnt. Die Begründung: *Homo sapiens* hat die meiste Zeit seiner Existenz als Jäger und Sammler verbracht – nämlich von 2,5 Millionen bis rund 8000 Jahre v. Chr. Seine Gene seien daher an die fleischlastige Steinzeitkost optimal angepasst. Heutige Nahrung, reich an Brot, Nudeln, Reis und Zucker sei dagegen verantwortlich für Diabetes, Übergewicht, Herz-Kreislaufstörungen, Allergien und Depressionen. Seit 30 Jahren kursiert diese Theorie in der Fachliteratur. Als Diät erfährt sie seit einigen Jahren auch unter Laien großes Interesse. Rund drei Millionen US-Amerikaner sollen diesem Regime anhängen, das erheblich davon abweicht, was heute von echten Ernährungsexperten als gesund betrachtet wird. In den USA gibt es sogar eine Zertifizierung für Steinzeit-Fertignahrung.

Wissenschaftlich betrachtet entbehrt die Steinzeit-Theorie jeglicher Grundlage. Denn: Man weiß gar nicht so genau, was unsere Vorfahren im Paläolithikum gegessen haben.[143] Forscher können lediglich aus Hinweisen rekonstruieren, wie der Speiseplan der Hominiden ausgesehen haben könnte. Hinweise liefern etwa Werkzeuge, die zur Verarbeitung von Nahrung verwendet wurden. Auch Schnittspuren auf Knochen, verkohlte Pflanzensamen oder mikroskopische Pflanzenreste an prähistorischen Fundstätten sagen etwas über die Ernährung aus. Pfeilspitzen und Mahlsteine sind Indizien dafür, ob die betreffenden Menschen auf Jagd gingen und Getreide verzehrten. Auch der Aufbau des Kauapparats sowie Abnutzungsspuren und Ablagerungen auf Zähnen werden zurate gezogen. Letztlich gibt die so genannte Isotopen-Analyse etwa an Knochenfunden Aufschluss über Ernährungsgewohnheiten. Und diese Funde besagen, dass je nach Zeit und Region die Ernährung der Frühmenschen sehr unterschiedlich war und auch Kohlenhydrate eine große Rolle spielten.

Tatsächlich bestand die Nahrung der ersten teilweise aufrecht gehenden Homininen-Arten, die vor 2 bis 4,5 Millionen Jahren Afrika besiedelten, wohl hauptsächlich aus Nüssen, Knollen und Gräsern. Bei diesen Homininen hat man aber auch schon Schnittspuren auf Knochen aufgespürt. Sie nutzten also im Gegensatz zu Menschenaffen Fleisch, in welchem Umfang ist bislang unklar. Durch einen Klimawandel vor 2 bis 3 Millionen Jahren entstanden dann zahlreiche neue Homininen-Arten, einerseits mit einem extrem stark ausgebildeten Kauapparat, andere hatten jedoch einen recht zierlichen Kiefer. Letztere könnten mehr Fleisch als ihre Zeitgenossen gegessen haben, das leichter zu kauen ist.

Der vor 1,9 Millionen Jahren auftretende *Homo erectus* unterschied sich dann deutlich von den vorigen Arten: Sein Körperbau war an den aufrechten Gang und an schnelles Laufen angepasst. Das war die Voraussetzung, um Großwild zu jagen. Zudem verfügte er über ein doppelt so großes Gehirn wie die ersten Homininen. Dabei ist umstritten, welche Supernahrung den Homo erectus so erfolgreich machte. Viele Anthropologen sehen Fleisch als Treibstoff für diese Veränderungen. Schließlich liefern Steaks, Innereien, Hirn und Knochenmark wertvolles Eiweiß und damit auch ein Plus an Energie, das für das exorbitante Gehirnwachstum und den Kalorienverbrauch unabdinglich war. Und Hinweise auf Fleischverzehr gibt es aus dieser Zeit en masse.

Andere Forscher meinen dagegen, dass kohlenhydratreiche Pflanzen wie Erdmandeln, Lilienwurzeln oder Palmrinde für das Gehirnwachstum zumindest mitverantwortlich waren. Die Bedeutung der Kohlenhydrate für die menschliche Evolution wurde laut dieser Fraktion bislang unterschätzt. Damit stärkereiche Pflanzen nahrhaft sind, müssen sie jedoch gekocht werden. Sowohl gegartes Wurzelgemüse als auch Fleisch liefern mehr Kalorien als die rohen Varianten. Wann genau der Mensch das Feuer aktiv und in großem Umfang nutzte, ist nicht belegt. Sicher ist aber, dass der Peking-Mensch vor 500 000 Jahren Feuer beherrschte. Richard Wrangham, Anthropologe an der Harvard University, datiert das Kochen sogar auf die Zeit vor 1,8 Millionen Jahren. Dass Steinzeit-Kost größtenteils roh sein muss, wie einige Verfechter das verlangen, kommt also möglicherweise der prähistorischen Realität wenig nahe.

In Europa entwickelte sich aus den Homininen-Arten derweil der Neandertaler (*Homo neanderthalensis*), in Afrika der *Homo sapiens*. Der wanderte laut neuesten Daten vor etwa 180 000 Jahren in den Nahen Osten und nach Europa aus. Die Nahrung des Neandertalers bestand tatsächlich überwiegend aus Fleisch von Großtieren wie Hirschen und Bären. Beide Menschenformen vermischten sich, gleichsam wurde der Neandertaler vor rund 40 000 Jahren schließlich verdrängt. Ob das auf seine Ernährungsweise zurückzuführen ist, ist bislang auch unklar.

Getreide stand hingegen wohl auch schon lange vor der neolithischen Revolution auf dem Speiseplan unserer Vormenschen. Ein italienisches Forscherteam entdeckte in 30 000 Jahre alten europäischen Fundstätten Kornreste in Mahlsteinen und schlussfolgerte, dass die dort ansässigen

Hominen eine Art Mehl herstellten. Auch die Anthropologin Amanda Henry fand an rund 40 000 Jahre alten fossilen Zähnen und an Steinwerkzeugen von Neandertalern Getreidereste. Weitere Belege aus dem Vorderen Orient zeigen, dass auch dort Wildgräser und Hülsenfrüchte weit vor dem Beginn des Ackerbaus genutzt wurden. Der Blick in die Steinzeit macht also deutlich, dass der Anteil an verzehrtem Fleisch und Pflanzen stark variierte.

Zudem kam es durchaus zu genetischen Anpassungen beim Übergang vom Jäger und Sammler zum sesshaften Menschen. So war die Milchzuckerverträglichkeit, die sich bei Menschen mit Viehhaltung herausbildete, von hohem Selektionsvorteil, sonst wäre sie nicht weitervererbt worden. Es gibt verschiedene Theorien, woraus die bessere Fitness der Milchtrinker bestand. In Gegenden, in denen die UV-Strahlung nicht ausreichend war, um genügend Vitamin D für eine gute Knochengesundheit zu bilden, könnte das zusätzliche Kalzium aus der Milch hilfreich gewesen sein. Andererseits könnte Milch eine weitere Flüssigkeitsquelle gewesen sein, die weniger kontaminiert und zudem in Wüstengegenden leichter verfügbar war als Wasser.

Was ist noch bekannt aus unserer weit entfernten Vergangenheit? Der heutige *Homo sapiens* verfügt über ganze zwölf Amylase-Gene, während die Frühmenschen nur über eines verfügten. Amylase im Speichel des Menschen hilft dem Körper, Stärke aufzuspalten, wie sie gebündelt in Getreide vorkommt. Sogar im Genom von Hunden, die den Menschen schon seit mehr als 30 000 Jahren begleiten, findet sich eine Angleichung an pflanzliche Kost. Er hat sich in der langen Zeit als Beschützer des Menschen an die Nahrung angepasst, die er gefüttert bekommen hat. Im Vergleich zum Wolf kann der Hund darum besser Stärke verdauen. Seit 2013 weiß man, dass die dafür zuständige Amylase beim Hund in 28-mal höheren Dosen in der Bauchspeicheldrüse gebildet wird als beim Wolf. Auch sind die domestizierten Tiere dazu in der Lage, Maltose in Glukose zu verwandeln und vermehrt Glukose im Darm zu resorbieren. Hunde brauchen zudem Faserstoffe für eine gute Verdauung und weniger Eiweiß als ihre Vorfahren. Und auch andere Gene des Menschen wie das NAT2-Gen, zuständig für Entgiftungsprozesse, veränderten sich im Neolithikum. Vermutlich weil Bauern mit anderen Giftstoffen, etwa Schimmelpilzen in Getreide, umgehen mussten, war diese Anpassung im Stoffwechsel von Vorteil.

Als weiteres Argument für die Urkost führen die Verfechter an, dass die frühen Hominiden moderne Krankheiten wie Herzleiden oder Krebs gar nicht kannten. Doch auch dieses Argument entkräften Wissenschaftler: Die Steinzeitmenschen hatten eine Lebenserwartung von ungefähr 25 Jahren. Sie wurden von Infektionen, Hunger oder Raubtieren dahingerafft. Derweil gibt es Funde von Gefäßverkalkungen bei verschiedenen 4000 Jahre alten Mumien aus Ägypten, Peru sowie Alaska, wie eine Lancet-Studie 2013 belegte[144]. Die Veranlagung war also auch schon bei den Vormenschen in die Gene geschrieben. Auch wiesen Archäologen in Südafrika in einem 1,7 Millionen Jahre alten Knochen ein Krebsleiden nach. Ob die Steinzeitmenschen tatsächlich so häufig wie heutige Menschen an Volksleiden erkrankt wären, hätten sie länger gelebt, ist jedoch fraglich. Fakt ist: Sie haben sich bei vergleichbarer Energiezufuhr viel mehr bewegt. Mehr als 1200 Kilokalorien sollen die Jäger und Sammler täglich allein bei ihrer Nahrungsbeschaffung verbrannt haben. Heute verbraucht ein Büroarbeiter im Schnitt 300 Kilokalorien zusätzlich zu dem Energieumsatz, den der Körper in Ruhe verbraucht.

DAS SAGEN EXPERTEN

Langfristig halten die wenigsten Experten die Steinzeit-Diät für gesund, schließlich führt man sich damit Unmengen an Eiweiß zu: Teils sollten es mindestens 35 Prozent sein, als gesund gelten laut DGE wie bereits beschrieben rund 15 Prozent. Und gemäß Beobachtungsstudien erhöht ein Übermaß an Schnitzel und Co. das Risiko für diverse Krankheiten wie Diabetes oder Darmkrebs. Ein sehr hoher Seefischverzehr kann hingegen zu einer Schwermetallbelastung führen. Wer lange Milch ausspart, könnte sich zudem einen Kalziummangel und damit weiche Knochen einhandeln. Auch Jodmangel kommt wegen des Verzichts auf Milch und Jodsalz bei

Frauen vor, die sich länger als ein Jahr an einen vermeintlich paläolithischen Speiseplan halten, haben schwedische Wissenschaftler im Jahr 2017 herausgefunden[145].

Zudem unterscheiden sich heutige Lebensmittel deutlich von den prähistorischen. Die gezüchteten Pflanzen und Tiere haben ganz andere Nährstoffzusammensetzungen als ihre wilden Verwandten. Selbst reife Früchte schmeckten vor der züchterischen Veränderung durch den Menschen oft eher sauer und bitter. Andere Nahrungsmittel sind gar nicht mehr erhältlich: Das Mammut beispielsweise, dessen Fleisch sehr reich an Omega-3-Fettsäuren war, ist ausgestorben. Wer sich heute nach den Prinzipien der modernen Steinzeitkost ernährt, führt sich also keineswegs die gleichen Nährstoffe zu wie einer unserer Vorfahren. Unverständlich ist auch, warum etwa Hülsenfrüchte oder Getreide ausgespart werden. Die gelten nämlich vor allem in ihrer Vollkornvariante als ausgesprochen gesund. Nicht vergessen darf man, dass in der Steinzeit so manch einer am Genuss einer giftigen Beere oder durch verdorbenes Aasfleisch gestorben ist – fraglich, ob man dies als »gesunde Ernährung« bezeichnen kann. Die Ansichten der Steinzeit-Diätler basieren also vor allem auf Glauben an das Natürliche und Artgerechte, auf Pseudowissenschaft und nicht auf Wissenschaft.

DIE ÜBERHEBLICHE SEITE DER STEINZEITKÖSTLER

Obendrein ist die Steinzeitkost wenig ressourcenschonend und teuer, nicht nur wegen des teilweise hohen Fleischkonsums, sondern auch wegen der exotischen Früchte, die als Flugware aus Übersee zu uns transportiert werden. Steinzeitköstler kaufen auch keine eingeschweißten Aldi-Steaks, sondern lieben Wildgerichte, Bison-Schnitzel, Bachforellen oder Sushi. Die Steinzeitdiät ist damit wie das Clean Eating auch wieder nur einer gut situierten Gesellschaftsschicht möglich. Laut dem Soziologen Zeller fetischiere diese Ernährungsweise das Essen der oberen Mittelklasse und statte den Konsumenten mit Selbstkontrolle und Gourmetwissen aus. Wer sich nicht 100-prozentig auskennt, wird beispielsweise in

Facebook-Gruppen gedisst, und auf die »nichtwissenden Normalesser« wird verächtlich hinabgesehen. Begründer der Steinzeit-Ernährung ist der ehemalige Wissenschaftler Loren Cordain, der auch einige Bücher geschrieben hat. Er wäre also der Ernährungsapostel der Steinzeit-Gemeinde. Zeller hat beobachtet, dass es verschiedene Arten der Steinzeitdiät gibt, manche sind religiöser als andere[146]. Auf einigen Steinzeitblogs vermischen sich auch diverse andere Trends wie glutenfrei oder Low Carb, die gut zu der getreidefreien Kost passen. Es werden zudem auch Protein-Shakes verkauft, die Mahlzeiten ersetzen sollen. Fraglich, wie dies in die romantische Vorstellung der damaligen Welt passen soll.

Eine bekannte Steinzeit-Vertreterin, die Paläo-Ernährungsberaterin Amy Kubal, outete sich im Jahr 2014 als magersüchtig. Sie berichtet im Buch *The Gluten Lie*[147], dass ihr die restriktive Steinzeiternährung half, ihre Essstörung zu verbergen, dass sie nur noch 28 Kilogramm wog und niemand in der Community sie darauf ansprach. Sie ging schließlich zu einem Heilpraktiker, der ihr eine Entgiftungskur verschrieb, »A fucking cleanse!«, wie sie empört berichtet. Glücklicherweise wachte sie damit quasi aus ihrer Verblendung auf und ging schließlich zu einem Therapeuten, der auf Essstörungen spezialisiert war. Bei ihr begann die Geschichte mit einem positiven Test auf Glutensensitivität – dabei gibt es einen solchen Test gar nicht, es gibt lediglich Ausschlussdiagnosen. So strich sie die glutenhaltigen Getreidearten wie Weizen, Roggen, Gerste und Hafer von ihrem Speiseplan, später bildete sie sich ein, allergisch gegen Nüsse zu reagieren, dann Milch nicht zu vertragen, und so landete sie schließlich bei der Steinzeit-Diät. Ihrer Schätzung nach ist für etwa 60 bis 70 Prozent der Steinzeit-Fans die Ernährung eine Religion geworden. »Den Regeln zu folgen, ist wie ihr Gebot«[148], so Kubal. Ihre Gedanken drehten sich nur noch um das Essen und sie brächten schließlich sogar in Restaurants ihre eigenen Speisen mit.

DER »ARTGERECHTE« LEBENSSTIL

Wie der Veganismus und das Clean Eating wird die Steinzeit-Diät auch als Lebensstil verstanden. Allerdings hängen vor allem Männer dieser Bewegung an. Blogger bieten nicht nur Ernährungsregeln, sondern auch Tipps, wie man gesund schläft, oder warum Spielen so wichtig für den Menschen ist. Fitness und Sport, vor allem das Intervalltraining, bei dem sich Kardio- mit Kraftübungen abwechseln, sind ebenso ein fundamentaler Bestandteil der Steinzeitkost-Bewegung. So liest man etwa auf dem Blog des Bestsellerautors Nico Richter[149]: »Wir empfehlen dir Sportarten, die sich wieder an dem orientieren, wofür der Mensch gemacht ist. Trainiere mit deinem eigenen Körpergewicht, versuche, möglichst viel Zeit barfuß zu verbringen und bewege dich so oft du kannst und so variantenreich wie möglich.« Auch Eisbäder und selbst gemachte Naturkosmetik gehören zum Programm des modernen Caveman. Manche Steinzeitköstler gehen auch regelmäßig zu Blutspenden, was von der Idee stammt, dass die Vormenschen oft von Bären oder Säbelzahntigern verwundet wurden und Blutverluste daher üblich waren. Einige Blogger vertreten technik- und medizinfeindliche Ansichten. Sie lehnen nicht nur Schuhe, Kleidung oder Stühle ab, sondern auch Impfungen oder Zahnarztbesuche. Zeller hat herausgefunden, dass viele Autoren und Blogger sogar darin übereinstimmen, dass ihr Paläo-Lifestyle etwas Quasireligiöses hat. Manche integrieren auch spirituelle Praktiken wie Gebete in den Lebensstil.

FAZIT

Die Ernährung der Steinzeitmenschen war je nach Region und Zeit sehr unterschiedlich. Auch Kohlenhydrate standen teilweise in größeren Mengen auf dem Speiseplan. Zudem hat sich der Mensch genetisch sehr wohl an eine Ernährung mit Milch und Getreide im Laufe der 10 000 Jahre Sesshaftigkeit angepasst. Die Verzichtdiät ist langfristig wohl eher nicht gesund.

GLUTENFREI UND WEIZENFREI

Wenn man Mehl mit Wasser verrührt, erhält man einen hervorragenden Bastelkitt. Das verdankt das Gemisch einem Eiweißbestandteil aus Weizen – dem Gluten. Und weil es nicht nur als Klebstoff-Ersatz taugt, sondern vor allem für elastische Teige sorgt, heißt Gluten auch Klebereiweiß. Zudem bindet es Kohlendioxid und sorgt dafür, dass sowohl ein Hefe- als auch ein Sauerteig aufgeht. Doch seit geraumer Zeit wird dieser Stoff verteufelt, der vor allem im Weizen, aber auch in anderen Getreidesorten wie Dinkel, Roggen, Grünkern, Gerste und Hafer steckt. Gluten gilt geradezu als Gift, Weizen als ausgemachte Sünde. So warnt etwa der US-Kardiologe William Davis in seinem Buch *Weizenwampe – Warum Weizen dick und krank macht*[150], dass das allseits beliebte Getreide auch in seiner Vollkornvariante zu Übergewicht, Rheuma, Asthma, Multipler Sklerose und Schizophrenie führe. Er selbst bezeichnet sich auf seiner Homepage als »Health Crusader«, als Kreuzritter für die Gesundheit. Neurologe David Perlmutter, ebenfalls aus den USA, sieht glutenhaltige Lebensmittel gar als die größte Bedrohung für die menschliche Gesundheit[151]. O-Ton: »Gluten ist der Tabak dieser Generation.« Und auch die bloggenden Hemsley-Schwestern schreiben auf ihrer Homepage, dass Gluten Mikrovilli im Dünndarm abrasiere und dadurch Partikel aus dem Essen in den Blutstrom gelangen würden, genannt: Leaky-gut-Syndrom.[152] Dies wiederum würde zu Dyslexie, Autismus, Epilepsie oder Herzkrankheiten führen. Tatsächlich haben einige Menschen, etwa solche mit chronisch entzündlichen Darmerkrankungen, ein Leaky-gut-Syndrom oder eine erhöhte Darmpermeabilität. Bei ihnen gelangen auch größere Bakterienbestandteile vom Darm in den Blutkreislauf, die normalerweise nicht durch die Schicht können. Diese alarmieren das Immunsystem und verursachen über Zytokine verschiedene Entzündungsprozesse außerhalb des Darms, beispielsweise in den Gelenken. Dass Gluten zu Autismus oder Epilepsie führt, ist jedoch schlichtweg Humbug. Bei Gesunden ist die Darmschleimhaut sehr funktionstüchtig und kann auch nicht durch Alltagsstress oder »falsche« Nahrungsbestandteile wie Gluten durchlässig werden und zu diversen Krankheiten führen.

Dennoch folgt rund ein Drittel der Amerikaner diesen Warnungen und versucht, entsprechende Produkte zu meiden oder zu reduzieren. In Deutschland ist es immerhin jeder Zehnte. Doch profitieren all diese Menschen tatsächlich von einer weizenfreien Diät? Nein, meinen Experten. Nur ein paar wenigen würde diese Ernährungsform nützen, nämlich Menschen mit Weizenunverträglichkeiten wie Zöliakie und Weizenallergie. Und das sind zusammen genommen etwa 1 Prozent in der deutschen Gesamtbevölkerung. In dieser Zahl ist bereits eine Dunkelziffer eingerechnet, denn Mediziner gehen davon aus, dass viele Erkrankungsfälle gar nicht diagnostiziert werden. Ob es so etwas wie eine »Weizensensitivität« gibt, ist indes in der Wissenschaft umstritten. Und falls ja, rechnen Experten auch nur mit weiteren 1,5 Prozent. Zudem wird gerätselt, welche Stoffe im Weizen (Gluten scheint es nämlich eher nicht zu sein) denn nun für die beschriebenen Symptome wie Magen-Darm-Probleme, bleierne Müdigkeit oder Konzentrationsschwäche verantwortlich sind.

Dieses wissenschaftliche Vakuum dient nun geradezu als Brandbeschleuniger für die abstrusen Theorien und das daraus resultierende Gluten-Bashing. »Hier in Los Angeles ist Gluten vergleichbar mit Satanismus«, sagte einmal der US-Comedian Jimmy Kimmel[153] in einer seiner Shows. Im Zuge der Weizenverachtung kommt oft nur noch Nahrung auf den Tisch, die bio, allergikerfreundlich und frei von Konservierungsmitteln, Gentechnik, Transfetten und Erdnüssen ist. Gluten ist das Tabu und Glutenfrei das Totem dieser Ernährungssekte, meint der Soziologe Zeller[154]. Denn nicht nur Menschen mit Zöliakie oder anderen Allergien wird diese Ernährungsweise als gesund verkauft, sondern auch eigentlich rundum gesunden Menschen, die vielleicht einfach nur Hautprobleme haben oder die manchmal ein Magengrummeln plagt. Glutenfrei steht für Anhänger auch nicht nur für Gesundheit, sondern für Wohlbefinden, Ganzheitlichkeit und Zufriedenheit. Von Promis wird dieser Hype angeheizt. »Ihr solltet alle einmal eine Woche auf Gluten verzichten«, forderte die Sängerin Miley Cyrus, die an Zöliakie erkrankt ist, ihre Fans auf. »Die Haut wird viel schöner, ihr fühlt euch besser und seid glücklicher.«[155] So bekommt glutenfrei auch etwas Authentisches, denn Miley Cyrus kann die Wirkungen ja belegen. Die ehemalige, US-amerikanische TV-Moderatorin Elisabeth Hasselbeck schrieb in ihrem Buch *The G-free Diet*[156], dass glutenfreie Nahrung sie vor Krankheit, Depression und einer kaputten Beziehung gerettet hätte. Laut Zeller kann man hier das »glutenfrei« mit »Jesus« ersetzen. Gluten bekomme so etwas geradezu Transzendentales.

Ungeschält ist Weizen eigentlich ein Wunderkorn, das den Menschen seit mehr als 40 000 Jahren nährt. In ihm tummeln sich nicht nur gesunde Ballaststoffe und sekundäre Pflanzenstoffe. Auch Vitamine und Mineralstoffe sind in dem Getreide in großen Mengen zu finden. Wenn man nun dieses Grundnahrungsmittel streicht, ist das wenig sinnvoll. Denn das kann langfristig negative Folgen haben – darauf verweisen Wissenschaftler in einem Positionspapier der Deutschen Gesellschaft für Allergologie und klinische Immunologie (DGAKI), das im August 2018 erschienen ist[157]. So zeigen diverse Studien, dass B-Vitamine, Vitamin D, Kalzium, Magnesium und Eisen in einer glutenfreien Ernährung zu kurz kommen können. Zudem wird eine höhere Fettzufuhr mit mehr herzschädigenden Transfettsäuren beobachtet. Auch Zucker und Salz stehen häufiger auf dem Speiseplan.

Der Grund: Eine glutenfreie Diät ist eine Herausforderung, man muss viel mehr kochen, auch weil in vielen verarbeiteten Lebensmitteln Gluten als Zusatzstoff beigemischt wird, und das ist heutzutage auf Dauer schwierig. Darum greifen die Betroffenen auf Speziallebensmittel wie glutenfreies Gebäck, Mais-Pasta oder Fertiggerichte zurück. Doch die werden mit allerhand Hilfsmitteln wie Stärke, Polysacchariden sowie Emulgatoren aufgepeppt. Fett, Zucker und Salz verleihen Geschmack. Die oft überteuerten Produkte haben also eine höhere Energiedichte, kurz: Sie sind kalorienreicher. »Anstatt abzunehmen, nehmen Übergewichtige durch eine glutenfreie Kost sogar zu«, sagt Benjamin Lebwohl, Wissenschaftler an der New Yorker Columbia University. Und nicht nur das. Der US-Forscher hat im Jahr 2017 die Ernährungstagebücher und Krankenakten von rund 110 000 Probanden verglichen. Das Ergebnis: Wer Weizen mied, nahm auch weniger Ballaststoffe zu sich und hatte dadurch ein um 15 Prozent erhöhtes Risiko, einen Herzinfarkt zu erleiden. Auch die Wahrscheinlichkeit, an Diabetes zu erkranken, steigt laut Lebwohl[158].

Zudem haben Weizenverächter mehr Schwermetalle wie Arsen und Quecksilber im Blut schwimmen. Der Grund: Reis und Reiswaffeln werden von glutensensitiven Menschen häufiger verzehrt, zudem kommt offenbar im Zuge der vermeintlich gesünderen Ernährung mehr Seefisch auf den Tisch. Gefährlich ist dies laut dem Bundesinstitut für Risikobewertung (BfR) nicht, trotzdem sollte der Speiseplan besser abwechslungsreich sein[159]. So sind etwa Hirse, Buchweizen und Quinoa glutenfreie und nährstoffreiche Getreidesorten. Ballaststoffe stecken auch in Hülsenfrüchten, Gemüse, Obst und Nüssen. Ein weiterer Grund, warum Ärzte glutenfreie Ernährung kritisch sehen: Wer sich ständig mit seinem Essen beschäftigt, Einladungen ausschlägt und keine Restaurants mehr besucht, läuft auch Gefahr, an einer Essstörung namens Orthorexia nervosa (s. Seite 193 ff.) zu erkranken.

Die neueste Mode in Sachen Weizenunverträglichkeit ist die so genannte FODMAP-Diät. Laut der Wissenschaftlerin Jessica Biesiekierski von der Leuven-Universität in Belgien kommt anstatt Gluten eine Reihe von Zuckern, so genannte FODMAPs[160], als Übeltäter infrage. Sie werden nicht vom Dünndarm resorbiert und gelangen so in den Dickdarm, wo sie fermentiert werden. Dabei binden sie Wasser, und es entstehen Gase, was Durchfall und Blähungen zur Folge hat. FODMAPs sind allerdings nicht nur im Weizen, sondern auch in Obst, Gemüse, Süßstoffen und Milchprodukten enthalten. Ob eine FODMAP-arme Diät eine Weizensensitivität tatsächlich lindert, ist jedoch bislang ungeklärt. Nur wenn die Weizenunverträglichkeit mit einem Reizdarmsyndrom einhergeht, kann diese Therapie eine Option sein. Und auch dann nur unter ärztlicher Anleitung, schließlich liefert diese Ernährung praktisch keine Ballaststoffe und ist daher für eine langfristige Ernährungsweise ungeeignet.

FAZIT

Der Verzicht auf Gluten oder andere Stoffe, die im Zusammenhang mit einer Weizensensitivität diskutiert werden, ist für die meisten Menschen alles andere als gesund. Die Theorie fußt auf Fake-Science par excellence.

FASTEN UND DETOX

Dass unsere Vorfahren, egal ob Steinzeitmensch oder Ackerbauer und Viehzüchter, nicht täglich einen vollgedeckten Tisch hatten, ist sicher. Unfreiwilliges Hungern war also gang und gäbe. Und später verzichtete der *Homo sapiens* immer wieder phasenweise und aus diversen Gründen freiwillig auf Nahrung: Die Spartaner, Perser, griechischen Philosophen und später auch die Christen, Juden und Moslems kannten und kennen heute noch Fastenzeiten. Religiöser Eifer fand im Abendland bis ins 19. Jahrhundert hinein in asketischer Enthaltsamkeit ihren Ausdruck, denn Fasten galt im Christentum als Tugend, Essen als niedrige Handlung, die den Menschen dem Tier annähert. Das Ziel des Fastens war die Erreichung eines engelsgleichen Zustands.[161] Fastende Frauen waren im Mittelalter darum als Heilige anerkannt, sie entledigten sich dadurch ihres sündhaften Körpers und reinigten ihre Seele, denn durch die Enthaltsamkeit wandte sich die Fastende von der Natur ab und dem Göttlichen zu. Nicht wenige Darbende starben dabei, so etwa Katharina von Siena, die sich lediglich von Kräutern ernährt haben soll und nur 33 Jahre alt wurde. Als *Anorexia mirabilis* wird dieses spirituelle Fasten bezeichnet. Im Zuge der Säkularisierung wurden die fastenden Mädchen der Geisteskrankheit und Hysterie bezichtigt. Erst später erkannte man die psychiatrische Störung *Anorexia nervosa* (Magersucht). Extrem waren auch die im Eremitentum lebenden Mönche, die sich ganz aus der Gesellschaft zurückzogen – und diese Lebensform gehört zu den ältesten Formen gottgeweihten Lebens. Nicht nur im Christentum gab es Einsiedler, auch im Hinduismus spielten diese Eigenbrötler eine wichtige Rolle. Auch heute noch gibt es rund 80 Eremiten in Deutschland, die in der Einsamkeit Gott suchen.[162] Aktuell gibt es dazu zwar keine Ernährungsstudien. Daniel Kofahl, Ernährungssoziologe am APEG – Büro für Agrarpolitik und Ernährungskultur, zitiert jedoch frühere Belege: »Neben dem häufigen ständigen Verzicht auf Fleisch und Wein beschränkten manche sich auf trockene oder rohe Nahrung. Andere aßen für kurze oder lange Zeit überhaupt nichts, manchmal mit der Ausnahme der heiligen Kommunion.«[163]

Viele Gläubige praktizieren zwar heute noch Fastengebote. Doch zunehmend erfahren Hungerkuren auch in zutiefst säkularen Kreisen einen Hype. So erschien kürzlich eine Ausgabe des Magazins *Spiegel Wissen*, in der es auf über 100 Seiten ausschließlich um das Fasten ging[164]. Wer etwas auf sich hält, bucht im Frühjahr eine mehrwöchige Heilfastenkur, setzt sich einzelne Verzichttage alle paar Monate (periodisches Fasten) oder praktiziert eines der verschiedenen Systeme des Intervallfastens. Dabei wird zum Beispiel entweder täglich abwechselnd gedarbt und gefuttert (Alternate Day Fasting), fünf Tage normal gegessen und zwei Tage sehr kalorienreduziert gespeist (5/2-Fasten) oder an einem Tag 16 Stunden Verzicht geübt und an 8 Stunden Nahrung zugeführt (16/8-Fasten). Meist sollen solche Prozeduren beim Abnehmen oder Gewichthalten helfen. Für manche Abnehmwillige scheinen diese Methoden auch besser zu funktionieren als normale Reduktionskost. Doch womöglich tun sich die Fasten-Anhänger auch darüber hinaus etwas Gutes. Das glauben zumindest einige Wissenschaftler, allen voran Valter Longo, Gerontologe an der University of Southern California. Er und viele andere untersuchen seit einigen Jahren, was im Stoffwechsel passiert, wenn über mehrere Stunden oder Tage keine Nährstoffe mehr zugeführt werden. Nahrungsverzicht führte in Tierstudien und kleinen Humanstudien zu Gewichtsverlust, senkte die Cholesterin- und Blutzuckerwerte, programmierte das Immunsystem neu, schützte vor Depressionen sowie Demenz und könnte sogar die Verträglichkeit von Chemotherapeutika verbessern[165]. Endgültige Beweise fehlen hier jedoch noch. Gar nicht belegt ist hingegen, dass Fasten auch gegen Bluthochdruck, Herzkrankheiten, Rheuma, Alzheimer, Depressionen oder Krebs feit, wie das teilweise behauptet wird.

Auffallend ist, dass in den neuen Fastenformen religiöse und medizinische Motive ineinander fließen. »Diese Verbindung von Körperlichkeit und Spiritualität entfaltet – wie beim Pilgern – eine enorme Attraktivität«, sagte die Theologin Isolde Karle gegenüber dem *SPIEGEL*[166]. Für einige spielen zwar gesundheitliche Aspekte eine Rolle, andere schätzen dagegen vor allem das einmalige Fasten in der Fastenzeit, um aus dem Alltag auszubrechen, und erhoffen sich Bewusstwerdung und Erkenntnisgewinn. Zugleich fühlt man sich mit anderen Fastenden verbunden. »Diese Kombination von Individualität und Sozialität spricht uns, die wir heute stark als Individuen gefordert sind, sehr an«, so Karle. Zudem führen Fastengebote wie das Intervallfasten zu alltagsstrukturierenden Ritualen. Askese bedeutet heute aber auch, aktiv und eigenverantwortlich auf Wahl- und Entscheidungsfreiheit nicht nur bei der Nahrung, sondern auch im Konsumverhalten wie Medien oder Plastikverbrauch zu verzichten und damit einer Welt zu entgehen, die als fremdbestimmt und überfordernd wahrgenommen wird. Das Fasten wird so zu einem Symbol für das einfache Leben. »Nutritive Askese kommt ebenso als eine potentiell potente Kulturpraktik ins Spiel, um in den komplexen Wirrungen der modernen Essgesellschaft einen gewissen Zustand der Ruhe und Selbstbestimmung zu erreichen und dadurch eine Form der Gelassenheit zu entwickeln«, so der Soziologe Daniel Kofahl[167]. Darum boomt diese christliche Frömmigkeitspraxis in einer Zeit, in der die Verbindung zu den traditionellen Religionen zunehmend verloren geht.

Dennoch stecken laut der Grazer Soziologin Isabelle Jonveaux hinter den nichtreligiösen Fastengebräuchen immer noch religiöse Ideen. »Das moderne Fasten bezweckt nicht mehr unbedingt Gott zu suchen, oder Buße für Gott zu tun, sondern in erster Linie, sich selbst zu suchen, und Buße für seinen Körper zu tun«, so Jonveaux[168]. Sie hat bei einer Fastenwoche in Österreich beobachtet, dass das Fasten heute immer noch als totale Reinigung des Körpers, der Seele und des Geistes funktioniert. Denn der Körper sei durch ungesunde Nahrung und Missbrauch von Genussmitteln, aber auch durch Umweltgifte unrein, daher müsse er von alten Giftstoffen befreit werden. Um dies zu erreichen, müssen die Teilnehmer einer Fastenkur auch immer viel Wasser oder Brühe trinken. Zudem muss der Darm vor dem Fasten mittels einer Spülung gereinigt werden. Wasser gilt als rein, es spielt auch in vielen religiösen Reinigungsritualen eine Rolle. Durch das Fasten wird schließlich der Kopf befreit, wie Teilnehmer von Fastenwochen berichten. Der Körper wird also als ein Gewicht für die Seele angesehen, wie Platon schon sagte.

Beim religiösen Fasten soll zudem ein Überzustand von Ekstase oder Erwachen erreicht werden, wie es etwa das Ziel der religiösen Mystikerinnen war. Das Gleiche gilt für das nichtreligiöse Fasten. »Bei der Fastenwoche in Österreich hatten fast alle Teilnehmerinnen entweder eine Entscheidung zu treffen oder waren in einer Lebenskrise und suchten also Antworten zu ihren existentiellen Fragen durch das Fasten«, berichtet Jonveaux. Fasten werde von den Veranstaltern auch oft als spirituelle Übung, als Fokussierung auf das Wesentliche propagiert. Dies ähnle dem Trancezustand wie in der religiösen Mystik. »Das ›Erwachen‹ des Fastens bezweckt also, in tieferer Kommunion mit sich selbst und mit der Natur zu sein«, erklärt die Soziologin. Tatsächlich wird bei freiwilligem Nahrungsmangel vermehrt Serotonin im Gehirn freigesetzt. Die Kurenden fühlen sich deswegen oft unbeschwert und euphorisch.

Auch bei den ganzen Detox-/Entgiftungs- oder Basen-Kuren geht es um die Reinigung des Körpers. Mittels verschiedener Detox-Produkte soll der Körper entschlacken, entgiften und entsäuern. Schwermetalle sollen gebunden und aus dem Körper ausgeleitet werden. Wer sich ausgelaugt, energielos und öfter mal schlapp fühlt, könne mit grünen oder schwarzen (mit Aktivkohle angereicherten) Smoothies, Säften (Juicing), Tees oder bestimmten Nahrungsergänzungsmitteln etwa aus Algen oder anderen Superfoods Schlacken und Gifte aus dem Körper manövrieren. Die versprochenen Wirkungen: Ballast wird abgeworfen und die Akkus werden neu aufgeladen. Die Haut wird glatt, Unwohlsein verschwindet. Der Körper wird durch einen »Cleanse« getauften Vorgang gereinigt. Die Saft-Kur Classic Cleanse der Firma Bergblut ist etwa für Menschen eignet, »die noch ganz am Anfang stehen sowie für alle, die zu klaren Strukturen sowie zu einer bewussten Ernährung zurückkehren möchten«.[169] 60 Euro aufwärts kostet das Ganze. Bei so genannten Detox-Partys oder Kater-frei-Partys mit Smoothies und Kokoswasser kann man Spaß ganz ohne Reue haben. Oder es werden Aktivkohle-Smoothies zum Entgiften empfohlen, auch gegen Kater soll die dunkle Pampe helfen. Unerwähnt bleibt meist, dass schwarze Smoothies die Wirkung von Medikamenten herabsetzen, Verstopfung verursachen können, zudem binden Kohlepartikel bestimmte Nährstoffe, die so nicht vom Körper aufgenommen werden können[170]. Absurd wird es, wenn Aktivkohle Croissants beigemischt wird, wie in einer Londoner Bäckerei geschehen, um diesen ein gesundes, weil entgiftendes Image zu verleihen. Und auch in grünen Smoothies können je nach verwendeter Wildpflanze auch unerwünschte Stoffe stecken. Wer selbst zubereitete Smoothies lange stehen lässt, riskiert das Wachstum krankmachender Keime.

Unerwähnt bleibt natürlich auch, dass das Geschwafel von Schlacken und Giften in unserem Körper jeglicher wissenschaftlicher Grundlage entbehrt. Denn, nein, es gibt keine Schlacken im Darm. Schlacken entstehen in der Erzverhüttung oder bei industriellen Verbrennungsprozessen. Dennoch glauben viele Menschen, der Darm sei eine Art Güllefass, das man regelmäßig reinigen müsse. Durch ungesunde Ernährung oder Umweltgifte sollen sich gummiartige, zähfeste Beläge an der Darmwand ansammeln. Dabei gibt es im Darm keine Ablagerungen, nur bei krankhaften Veränderungen der Darmwand, so genannten Divertikeln. Das Konzept der Entschlackung hat viele Väter. Die Anhänger gehen davon aus, dass in der heutigen Zeit aufgrund der Umweltbelastungen und des hohen Anteils tierischer Produkte in unserer Ernährung die Darmfunktion der meisten Menschen stark gestört ist.

Das Konzept der Schlacken findet man auch bei den Verfechtern der basischen Ernährung und des Basen-Fastens. Sie glauben, dass Säuren aus der Nahrung nicht komplett ausgeschieden werden und darum als saure Stoffwechselschlacken im Bindegewebe eingelagert werden und dieses so geradezu »verklebt«. »Das Bindegewebe ist unsere größte Schlackendeponie!«, warnt etwa das Zentrum für Gesundheit«[171]. Die Folge: unerklärliche Müdigkeit, Rheuma, Diabetes, Immunschwäche oder sogar Krebs. Bis zu 70 Prozent der Europäer seien davon betroffen, so die Schätzungen der selbst ernannten Experten. Es gibt neben den Foodbloggern, die fast alle die Theorie der Basenernährung vertreten, zahlreiche Heilpraktiker, die diesen Unsinn weiter nähren. So finden sich etwa in einem Spezial »Fasten & Entschlacken« der Zeitschrift *LandIDEE* auf 130 Seiten scheinbar seriöse Informationen über die Basen-Vital-Kur, das Intervallfasten, das Ölziehen oder heimisches Superfood[172]. Auch die Verfechter der Trennkost meinen, dass der gleichzeitige Verzehr von Eiweiß und Kohlenhydraten unter anderem zu Schlacken führe. Daher werden 80 Prozent Basenbildner und 20 Prozent Säurebildner empfohlen. Wissenschaftlich sind diese Behauptungen, die auf Theorien von vor über 100 Jahren basieren, jedoch nicht zu untermauern. So lassen sich etwaige durch Schlacken im Bindegewebe entstandene Schäden nicht messen. Auch Proteine und Kohlenhydrate sind gemeinsam sehr wohl verdaulich[173]. Viele Tabellen zur spezifischen Wirkung bestimmter Nahrungsmittel in den Laienpublikationen widersprechen sich zudem, mal wird etwa Zucker als Säurebildner bezeichnet, mal als neutral. Auch Vollkornprodukte lehnen manche selbst ernannte Experten ab, andere setzen nur Weißmehlprodukte auf den Index. Dass eine Übersäuerung zu gravierenden Krankheiten wie Krebs führt, ist derzeit nicht belegbar. Lediglich der Knochengesundheit könnte eine hohe Säurebelastung nicht gut tun. Und auch das Risiko einer Harnsteinbildung steigt[174].

Tatsächlich wird der Säure-Basen-Haushalt des Menschen und wie dieser durch Nahrung beeinflusst wird, immer noch beforscht. Und so weiß man: Der Säure-Basen-Haushalt der meisten Menschen funktioniert sehr gut. Der pH-Wert des Blutes liegt zwischen 7,35 und 7,45. Verschiedene Puffersysteme sorgen dafür, dass überschüssige Säuren, die bei der Verdauung entstehen, unschädlich gemacht werden. Die meisten organischen Säuren aus Obst und Gemüse werden im Stoffwechsel vollständig zerlegt, wobei basische Mineralien frei werden. Dagegen entstehen Säuren beim Abbau von schwefel- und phosphorhaltigen Verbindungen, wie sie in Fleisch und Milchprodukten, Getreide (auch Vollkorngetreide), Hülsenfrüchten, Nüssen, Schmelzkäse oder Soft-Drinks vorkommen. Die so genannte potenzielle renale Säurelast (PRAL) ist dann hoch.

Milchprodukte dagegen haben eher eine weniger starke Wirkung, eine ovo-lakto-vegetarische Diät ist darum – man staune – basenbildend. Eine Ernährung mit viel Fleisch und sehr wenig Gemüse und Obst ist dagegen säurebildend und kann zu einer »milden Azidose« führen, die vor allem bei Kindern zu instabilen Knochen und später Osteoporose führen kann. Auch bei Senioren wird der Knochen durch viele Säurebildner beeinträchtigt und das Frakturrisiko steigt, denn die Puffersysteme, vor allem die Ausscheidung über die Niere, funktionieren im Alter nicht mehr so gut. Eine echte und akute Übersäuerung kann tatsächlich zu lebensbedrohlichen Zuständen führen. Allerdings wird solch eine Azidose nicht durch die derzeit üblichen Ernährungsformen mit viel Fleisch und Getreide ausgelöst, sondern ist meist Folge einer Erkrankung wie Niereninsuffizienz oder Diabetes mellitus. Das Fazit der Wissenschaft[175]: Eine vegetarische Ernährung mit Milch und Eiern ist die beste Methode, den Knochen zu stärken. Gleichzeitig ist eine solche Ernährung auch gesund für das Herz, für den Zuckerstoffwechsel und feit womöglich auch gegen bestimmte Krebsarten.

Dieser wissenschaftlichen Theorie widerspricht jedoch das Basenfasten. Diese Schonkost setzt vor allem auf Gemüse und Obst, denn nicht nur Fleisch und hoch verarbeitete Lebensmittel, sondern auch Getreide und Milchprodukte stehen nicht auf dem Speiseplan. Sicherlich nimmt man damit ab. Und das ist für eine Zeit nicht schädlich, auf Dauer drohen jedoch Mangelzustände. Auch bestimmte Basenpulver oder »basenfördernde« Nahrungsergänzungsmittel braucht es in Langzeitdiäten nicht.

Gerne wird ja auch das Heilfasten als Entschlackungskur empfohlen. Hier kann es jedoch durch das Umschalten auf den Hungerstoffwechsel tatsächlich zu einer Azidose (einer so genannten Ketoazidose) kommen.

Auch die Harnsäurekonzentration im Blut steigt an und so kann das Heilfasten schon mal zu einem Gichtanfall oder zu Gallensteinen führen. Darum wird bei den meisten Fastenkuren die Einnahme von Basenpulver empfohlen, am besten ist es jedoch, man fastet unter ärztlicher Anleitung. Bei bestimmten Beschwerden kann das Fasten bei diversen Krankheiten Wunder wirken. Denn: Fasten regt möglicherweise die Fähigkeit der Zellen an, winzige geschädigte Zellorgane zu entsorgen. Funktioniert der Aufräumdienst nicht akkurat, führt das zu Krankheiten wie Parkinson, Diabetes, Herzkrankheiten oder Krebs. Koch Anthony Warner hält die Entschlackungstheorie jedoch für gefährlich, da es auch kranke Menschen dazu bringen könnte, schulmedizinische Therapien abzubrechen.

Es gibt also keine Stoffwechsel- oder Darmschlacken. Aber was ist mit den ganzen Giften wie etwa Schwermetallen und Antibiotika in der Nahrung oder Feinstaub und Strahlung, die vor allem die Stadtbewohner täglich umgeben und vor denen immer wieder gewarnt wird? Immerhin fast jeder vierte Deutsche sieht laut dem Bundesinstitut für Risikobewertung (BfR) in Kontaminanten aus Lebensmitteln wie etwa Schwermetallen ein hohes oder sehr hohes gesundheitliches Risiko[176]. 40 Prozent glauben zudem, dass die Qualität der Lebensmittel abnimmt. Doch auch hier kann man sich den Griff zu Smoothie, Acai-Beere, Flohsamenschalen oder Kräutertablette sparen. Dass bestimmte Lebensmittel die Ausscheidung schädlicher Stoffe fördern, ist nicht belegt, es gibt keine einzige Studie dazu. Handelsübliche Tees dürfen darum nicht mehr mit dem Zusatz »detox« beworben werden, da dies eine nicht bewiesene gesundheitsbezogene Werbung darstelle.

FAZIT

Der Körper kann sich sehr gut selbst entgiften, er braucht also keine Detox-, Entgiftungs- oder Entschlackungskuren. Fastenkuren unter ärztlicher Anleitung sind dennoch zum Innehalten geeignet. Bei manchen akuten Krankheiten wie Rheuma sind sie auch erfolgreich. Ob regelmäßiges, jährliches Fasten oder auch das Intervallfasten gegen die üblichen Volksleiden feit, ist noch nicht ausreichend bewiesen.

ZUCKERFREI

Zucker ist derzeit der »Bad Guy« unter den Nährstoffen, so wie es vor 20 Jahren das Fett war. In Bestsellern wird Zucker als Krankmacher und Droge betitelt. Den Anstoß gab Robert Lustig, Wissenschaftler an der University of California, mit seinem Artikel »The toxic truth about sugar« im Fachmagazin *Nature*[177]. Der Pädiater glaubt, dass ein hoher Zuckerkonsum zu Übergewicht, Bluthochdruck und Diabetes führt und sogar süchtig machen kann. Klar ist, dass zu viel Zucker ungesund ist, auch wenn die Zucker- und Softdrink-Industrie das für unbewiesen hält und damit ihre Produkte verharmlost[178]. Wie immer macht die Dosis das Gift. Und es finden sich mittlerweile einfach zu viele Zuckerarten in verarbeiteten Lebensmitteln. Der Grund: Süßes schmeckt besser, schließlich sind wir genetisch darauf getrimmt, dass der Verzehr von Süßem uns wertvolle Kohlenhydrate liefert und darum unser Überleben gesichert hat – in einer Welt, in der Essbares Mangelware war. Zudem ist Zucker eine billige Zutat.

Die Folge eines Zuckerkonsums, der mehr als 10 Prozent der täglichen Energiemenge liefert: Übergewicht. Der Mechanismus dahinter: Zucker bringt die Regelkreise des Energiehaushaltes durcheinander. Zum einen treibt der im Haushaltszucker enthaltene Traubenzucker, Glukose, den Insulinspiegel kurzfristig stark in die Höhe. Als Folge davon fällt der Glukosewert im Blut steil ab, was bereits kurz nach einer Mahlzeit Hungergefühle signalisiert. Wer einen Süßzahn hat, nimmt dadurch automatisch zu viele Kalorien auf[179].

Einigkeit herrscht vor allem beim Thema Softdrinks. Drei im Jahr 2012 erschienene Studien haben hier Fakten geschaffen. So hat etwa Lu Qi, Mediziner an der Harvard School of Public Health, an mehr als 30 000 Erwachsenen herausgefunden, dass sich eine genetische Veranlagung für Übergewicht besonders deutlich auswirkt, wenn Menschen regelmäßig gezuckerte Getränke konsumieren[180]. Die beiden anderen Studien zeigten zudem, dass ein Verzicht auf solche Getränke vor einer übermäßigen Ansammlung von Fettpolstern schützt. Gesichert ist, dass die gewichtstreibende Wirkung von zuckergesüßten Getränken einerseits durch den bloßen Kalorienüberschuss zustandekommt[181,182]. Dabei wird vermutet, dass der Körper flüssige Kalorien nicht als solche in seine Energiebilanz einrechnet. Allerdings lässt sich der Effekt von Zucker auf das Körpergewicht nicht allein durch das Kalorienplus erklären. Einige Wissenschaftler wie Robert Lustig sehen darum vor allem die Fruktose als Übeltäter an, die in Softdrinks genauso wie normalem Kristallzucker etwa zur Hälfte vorkommt. Abgesehen von ihrem Kaloriengehalt treibt Fruktose die Leber zur Neubildung von Fett an, was schließlich zu einer so genannten Insulinresistenz führt. Dabei hören die Antennenmoleküle der Zellen nicht mehr auf das Signal des Hormons Insulin, das den Zucker aus dem Blut in die Zellen schaffen soll. Die Folge sind ständig erhöhte Blutzucker- und Insulinwerte, eine Vorstufe des Diabetes. Sogar laut DGE führt ein Übermaß an Softdrinks daher nicht nur zu Übergewicht, sondern auch sehr wahrscheinlich zu Diabetes[183].

Das übermäßig gebildete Fett wird schließlich auch in der Leber selbst abgelagert. Dadurch entsteht eine nichtalkoholische Fettleber, die wiederum Diabetes und Herzkrankheiten Vorschub leistet. Zudem werden vermehrt Gallensäuren gebildet, was das Gichtrisiko zumindest bei Männern erhöht. Fruktose soll auch die Entstehung des metabolischen Syndroms fördern. Weitere Studien zeigten, dass mit hohem Zuckerkonsum Blutdruck und Blutfette ansteigen – und das unabhängig vom Körpergewicht. Mit einer täglichen Softdrinkmenge von zwei Getränken à 0,2 Liter steigt zudem das Risiko, einen Schlaganfall zu erleiden. So weit die Fakten.

Nicht verständlich ist dagegen die Zuckerphobie, die sich auf der anderen Seite breit macht. Zucker ist Gift, Zucker ist eine Droge, es wirkt im Gehirn wie Heroin und Kokain, wir sind alle Zucker-Junkies! Dabei sind beim Menschen Suchterscheinungen durch dauernd hohen Zuckerkonsum bislang nicht nachgewiesen. Es verstreicht dennoch kein Elternabend in der

Kita ohne die Diskussion, ob man Kindern ein Nutellabrot als Zwischen-
mahlzeit mitgeben darf. Auf manch einem Pausenhof patrouillieren Lehrer, um die Brotzeit der Kleinen auf ihren Süßgehalt abzuklopfen. Es ver-
geht kein Gespräch über Marmeladen- oder Kuchenrezepte, bei dem nicht
die Vor- und Nachteile von Kokosblütenzucker, Ahornsirup oder Agavendicksaft erörtert werden. Bei fast allen aktuellen Ernährungstrends ist
Zuckerverzicht angesagt. Ob Zucker oder nicht wird zur Weltanschauung.
Das hat auch die Kolumnistin Ildiko von Kürthy bemerkt. Sie schrieb in
der *Brigitte*: »Tatsächlich bin ich bei schicken Abendessen mittlerweile oft
die Einzige, die ihren warmen Schokoladenkuchen mit flüssigem Kern
überhaupt anrührt, wobei ich mir zunehmend vorkomme, als würde ich
eine Ladung Giftmüll verspeisen. [...] Wir üben uns in der Kunst des Weg-
lassens. Glutenfrei. Laktosefrei. Zuckerfrei. ›Kleinteiliger Alltagsfunda-
mentalismus‹ ist dafür ein wunderbarer Begriff, der bedauerlicherweise
nicht von mir stammt.«[184] Immerhin jeder zweite Deutsche findet laut
einer Umfrage des Marktforschungsinstituts Yougov die Label »ohne
Zuckerzusatz« oder »zuckerfrei« gut[185].

Zucker ist also das Tabu, zuckerfrei das Totem. Der Guru der Zucker-Abs-
tinenzler ist Robert Lustig. Es gibt zahlreiche Kochbücher, Ratgeber und
Blogs, die einem in das »zuckerfreie« Leben helfen. In 30 Tagen zuckerfrei,
das klingt wie ein Entzugsprogramm. Das Stichwort #sugarfree verbreitet
sich in den sozialen Medien. Das, so die Verheißung, mache jung, schön
und gesund. Wer keinen Zucker isst, soll nicht nur abnehmen, er soll auch
weniger Falten und einen strahlenden Teint haben, seinen Geschmackssinn schulen und sich besser konzentrieren können. Ein entsprechender
Ratgeber verspricht ein »cleanes Lifestyle-Lebensgefühl mit unzähligen
Feel-Good-and-Be-Happy-Momenten«. Und auch hier gibt es Bekehrungsgeschichten: »Es war ein neues Leben«, resümierte die Moderatorin
Anastasia Zampounidis, zehn Jahre nach ihrer Umstellung auf zuckerfreie Kost. Vorher sei sie eine Abhängige gewesen[186].

Natürlich ist es immer gut, wenn man versucht, weniger Zucker zu essen. Schließlich hat der Zucker außer Kohlenhydrate keinerlei Nährstoffe, ein Apfel, der auch 15 Gramm Zucker liefert, hat immerhin noch Ballaststoffe, Vitamine und sekundäre Pflanzenstoffe im Gepäck. Problematisch wird es jedoch, wenn man eine Ideologie daraus macht, wenn das eine Extrem in das andere Extrem umschlägt. Wenn man auf die Mütter herabsieht, deren Kinder noch Süßigkeiten essen, oder wenn man die Kollegen verachtet, die sich einen Löffel Zucker in ihren Espresso schaufeln.

FAZIT

Ich bin der Meinung, in Marmelade gehört nun einmal Zucker, das schmeckt am besten, hält am längsten und so haben es uns doch unsere Omas beigebracht. Und warum soll man Kokosblütenzucker kaufen, der irgendwo in Südostasien unter dubiosen Bedingungen gewonnen wurde, 10 000 Kilometer hierher auf einem Frachter transportiert wurde und der auch noch das Zehnfache kostet? Und wenn ich einen Kuchen backe, dann muss der nicht gesund sein. Ich will da weder Agavendicksaft drin haben noch Grünkohl oder eine Omega-3-fettreiche Margarine! Außerdem: Natürlich ist ein tägliches Nutella-Brot auf den ersten Blick ungeeignet für eine gesunde Kinderernährung. Aber entscheidend ist doch, was das Kind sonst so tagsüber isst und ob es sich viel bewegt. Gerade bei den Kindern ist Gelassenheit wesentlich wichtiger, als die ständige Kontrolle ihres Speiseplans.

LAKTOSEFREI ODER OHNE MILCH

»Milch macht Krebs« – so lautet ein Schlachtruf veganer Aktivisten. Auch viele gemäßigtere Zeitgenossen hegen eine ablehnende Haltung gegenüber Milch und Milchprodukten. Sogar Hausärzte raten mittlerweile bei

Erkältungen, doch mal Milch wegen seiner »verschleimenden« Wirkung wegzulassen. Zudem soll Milch zu Übergewicht, Diabetes und Übersäuerung führen, obendrein neurodegenerative Leiden, Herzkrankheiten und Allergien befeuern. Auch Nierensteine, Arthritis, entzündliche Darmerkrankungen und Akne sollen auf das Konto von Milchvöllerei gehen.

Galt Milch nicht einmal als Muntermacher, als Knochenstärkungsmittel, als naturreines Produkt von Almkühen? Oder zumindest als ein nicht wegzudenkendes Grundnahrungsmittel, dem Europäer über 8000 Jahre vertraut haben? Ja, doch das ist Vergangenheit, Milch hat heute den Nimbus eines weißen Gifts. Betrachtet man sich allerdings die wissenschaftlichen Fakten, bleibt nicht mehr viel vom schlechten Image. Allerdings war auch das frühere, das gute Image maßlos übertrieben – ein PR-Konstrukt der Milchindustrie.

Zwar ist sicher, dass Kinder von Milch in den empfohlenen Mengen profitieren, ihr Knochenbau wird robuster. Doch Milchgenuss im Erwachsenenalter schützt nicht vor Osteoporose und Knochenbrüchen[187]. Grund für diese Annahme war, dass Milch ein hervorragender Kalziumlieferant ist, und das Mineral braucht das Skelett für seine Festigkeit. Doch die Knochendichte hängt auch von anderen Lebensmittelinhaltsstoffen ab. Vitamin D verhindert etwa den Kalziumabbau aus den Knochen. Zudem spielen auch Erbanlagen eine Rolle und ob frau sich in jungen Jahren bewegt. Das sind die Fakten. Dennoch kommen aus dem Internet erstaunliche Berichte, dass Milchkonsum Osteoporose sogar fördere. Die Foodbloggerin Ella Woodward warnt deswegen vor der Verwendung von Milch. Milch führe nämlich dazu, dass Kalzium aus dem Knochen verloren gehe und zwar durch eine Übersäuerung unseres Körpers. Das ist natürlich blanker Unsinn.

Auch so gut wie alle anderen Anschuldigungen entbehren wissenschaftlicher Fakten, wie eine Analyse des Max-Rubner-Instituts (MRI) aus dem Jahr 2014 zeigt[188]. Das Krebsrisiko wird etwa mit dem Konsum von zwei bis drei Milchportionen pro Tag – dazu zählen auch Milchprodukte und Käse –, wie sie die meisten Fachgesellschaften empfehlen, nicht erhöht. Es gibt lediglich Hinweise, dass mehr als 1 Liter Milch pro Tag das

Wachstum von Prostatakrebszellen anfacht. Dagegen ist ein normaler Milchkonsum sogar in geringem Maße gegen Magen-, Darm- und Brustkrebs wirksam. Jedoch ließ sich die Gefahr für die Brust nur durch den Konsum fermentierter Milchprodukte wie Joghurt abmildern.

WARUM SOLL MILCH DENN SCHÄDLICH SEIN?

Wie kommen die Milchgegner also dazu, Milch pauschal als krebsfördernd zu bezeichnen? Schuld daran trägt zum einen ein Wachstumshormon namens IGF-1, das natürlicherweise in großen Mengen in der Kuhmilch steckt. Und epidemiologische Studien zeigten: Wer lang anhaltend viel IGF-1 im Blut hat, erkrankt eher an Krebs. Doch der IGF-1-Spiegel hängt mit der körpereigenen Produktion und Regulation zusammen. Diese wird vermutlich bereits in der Kindheit geprägt. Das Wachstumshormon aus der Milch wird dagegen größtenteils im Darm zerlegt und beeinflusst den Blutwert kaum.

Neben dem IGF-1 gibt es einen neuen Bösewicht: so genannte Micro-RNA. Diese kleinen Erbgutfragmente können Gene regulieren. Rund 245 verschiedene solcher Minipartikel tummeln sich in der Kuhmilch. Sie sollen laut Forschern wie Bodo Melnik von der Universität Osnabrück aus der Nahrung durch die Darmwand ins Blut gelangen, wo sie – über Speziesgrenzen hinweg – bioaktiv sind. Melnik glaubt, dass Kuh-Micro-RNA nicht nur für Krebs, sondern auch für Akne, Übergewicht und Diabetes verantwortlich ist. So stoße Micro-RNA etwa in der Bauchspeicheldrüse Signalwege an, die das Diabetesrisiko erhöhen[189]. Allerdings stammen diese Funde bislang nur aus Tierversuchen. Zudem wird derzeit heftig debattiert, ob die Minimoleküle in nennenswerten Mengen im Blut ankommen. Und obendrein ist unklar, ob diese nicht vielleicht sogar positive Wirkungen haben. Die Forschung steht hier also noch am Anfang, endgültige Schlüsse lassen sich daraus nicht ziehen.

Ein weiterer möglicher Krankmacher in der Milch könnte die D-Galaktose sein, glauben Forscher um Karl Michaëlsson von der Uppsala University. Im Tierversuch entfacht sie Entzündungen und schwächt die Abwehr.

In einer Studie des Forschers aus dem Jahr 2014 ging ein hoher Milchkonsum auch mit hohen Entzündungswerten im Blut, häufigeren Knochenbrüchen und verkürzter Lebenszeit einher. In Milchprodukten findet sich wiederum deutlich weniger Galaktose. Joghurt-Fans litten indes auch weniger unter Frakturen und lebten länger in der Studie, an der mehr als 100 000 Probanden teilnahmen. Von Milch in Maßen rät Michaëlsson jedoch auch nicht ab[190].

Besieht man sich weitere epidemiologische Studien, so ist das Risiko für Herz-Kreislauf-Erkrankungen durch den Verzehr von Milch und Milchprodukten nicht erhöht. Dagegen sinkt das Diabetesrisiko. Allerdings auch wieder nur, wenn die Teilnehmer gern Käse, Kefir und Joghurt verzehrten. Vermutlich schützen Milchprodukte vor Diabetes, weil Vitamin K, ein Schutzfaktor, bei der Fermentation entsteht[191].

Auch dick macht Milch wohl eher nicht. Im Gegenteil: Interventionsstudien zeigten, dass Milch während einer Reduktionsdiät beim Aufbau von Muskelmasse hilft, während Fettmasse abgebaut wird. Für Kinder scheint Milch als Ersatz für Softdrinks ein wirksamer Schutz vor Übergewicht zu sein. Ob zu viel Milch bei Jugendlichen die Pickel sprießen lässt, ist derzeit noch zu wenig erforscht. Es könnte jedoch auch einen Unterschied machen, wie Milch hergestellt und behandelt wurde. Schließlich gibt es rohe, pasteurisierte, homogenisierte, fettarme, ESL- und H-Milch. In Rohmilch finden sich mehr gutartige Mikroben, die Fettbestandteile und Eiweiße sind physikalisch-chemisch betrachtet deutlich anders beschaffen als in pasteurisierten und homogenisierten Produkten. Klar ist nur, dass Bauernhofkinder durch Rohmilchkonsum früh im Leben eine bessere Immunantwort aufbauen und deswegen vor Allergien und Asthma geschützt sind. Allerdings raten die meisten Experten von Rohmilch wegen möglicher pathogener Keime ab.

JA, EVOLUTIONSBIOLOGISCH IST MILCH UNVERTRÄGLICH

Wer Milchzucker nicht verträgt, also auf den Cappuccino mit Bauchschmerzen und Durchfall reagiert, ist naturgemäß nicht gut auf Milch zu sprechen. Rund 15 bis 20 Prozent der Deutschen leiden unter einer Lakto-seintoleranz, während rund 5 Prozent Symptome haben. Kleine Mengen Laktose werden gut vertragen und führen auch nicht zu schweren Krankheiten. Lange gereifte Käsesorten sind von Natur aus laktosefrei, alternativ gibt es laktosefreie Produkte. Dennoch trägt vermutlich auch das Unwohlsein nach dem Konsum eines Latte macchiato dazu bei, dass Milch so ein schlechtes Image genießt. Milch nicht zu vertragen, ist jedoch der Normalzustand in der Menschheitsgeschichte. Mediziner warnen darum davor, die Unverträglichkeit zu pathologisieren.

Dennoch machen zahlreiche Menschen eine Ideologie aus ihrer echten oder vermeintlichen Unverträglichkeit. In den Bürokühlschränken stapeln sich daher von der Mandelmilch über Reis- und Hafermilch auch vegane Käsesorten. Ein *Spiegel*-Leser schrieb im Forum der Zeitschrift: »In unseren Büros ist diese Erscheinung mittlerweile auch angekommen. Eine der (2) Kaffeemaschinen hat jetzt laktosefreie Milch für den Latte, Cappo und wer weiß was noch alles für Milchdingsbums... Und? Vor der Maschine mit laktosefreier Milch wird mittlerweile Schlange gestanden, weil ja ›plötzlich‹ fast alle eine Laktoseunverträglichkeit haben. Das macht die Industrie schon geschickt: So Modedinge rausposaunen, dann die Produkte zu gepfefferten Preisen auf den Markt bringen. Vielleicht gibts beim Mineralwasser bald ›Mineralfreies Mineralwasser‹ wegen ›Mineral-unverträglichkeiten‹.«[192]

FAZIT

Milch ist vor allem in seiner fermentierten Form als Joghurt, Kefir oder Käse ein gesundes Lebensmittel. Natürlich gilt hier wie immer: Die Dosis macht das Gift. Erwachsene müssen aber keine Milch trinken oder Milchprodukte essen, um Krankheiten wie Osteoporose vorzubeugen.

WIR LEBEN IN EINER WELT VOLLER UNVERTRÄGLICHKEITEN

Gefühlt nehmen Unverträglichkeiten aller Art zu. Nicht nur in Gesprächen mit Freunden und Kollegen erfährt man davon, auch Ärzte sehen mehr Patienten in der Praxis, die darüber klagen, dass sie dies und jenes nicht vertragen. Nach dem Essen rumore es im Magen, man werde von Blähungen und Aufstoßen geplagt. Andere bekommen Hautausschläge oder gar Gelenkschmerzen. Die Fakten dazu: Rund 5 Prozent der erwachsenen Bevölkerung leiden unter einer echten Nahrungsmittelallergie etwa auf Nüsse, Obst- und Gemüsesorten oder Soja[193], während nichtallergische Unverträglichkeiten wie die Laktoseintoleranz oder die Fruktosemalabsorption schwer zu beziffern sind, da diese überhaupt nur bei einem bestimmten Ernährungsverhalten zutage treten. Ob Nahrungsmittelunverträglichkeiten insgesamt medizinisch nachvollziehbar zunehmen, ist darum auch nicht eindeutig zu sagen. Es gibt zu wenig robuste Studien, um einen Zeittrend abzulesen. So spielt auch bei der Fruktosemalabsorption der moderne Ernährungsstil eine Rolle. Symptome wie Bauchschmerzen oder Blähungen stellen sich nämlich nur ein, wenn ein Defekt in einem Transportprotein der Darmschleimhaut vorliegt und gleichzeitig mehr als 25 Gramm Fruktose etwa in Form von fruktosereichem Sirup, Säften oder Smoothies konsumiert werden. Bei schätzungsweise 30 Prozent der Menschen soll ein solcher Proteindefekt vorliegen.[194]

Oft haben die Betroffenen gleichzeitig eine Sorbitolintoleranz, zu der es aber wenig Fakten gibt: Sorbitol wird generell schlecht vom Darm ins Blut aufgenommen. Der Zuckeralkohol steckt in zahlreichen Früchten und Fertigprodukten und ist in den Zutatenlisten als Lebensmittelzusatzstoff E 420 deklariert. Unter einer so genannten Salizylat-Intoleranz leiden hingegen 2 bis 3,5 Prozent der Menschen[195]. Salizylsäure steckt in Schmerzmitteln, Nahrungsmitteln wie Trockenobst und Zusatzstoffen, etwa Benzoesäure und Farbstoffe. Des Weiteren gibt es so genannte Pseudoallergien auf Schwefel und Sulfite oder auf natürliche Aromastoffe, die in Tomaten, Obst, Gewürzen und Wein vorkommen. Rund 1 Prozent der Deutschen ist davon betroffen.[196]

Umstritten ist neben der Weizensensitivität auch die Histaminintoleranz. Einige Experten bezweifeln, ob es diese Gesundheitsstörung überhaupt gibt. Schließlich ist die Diagnose schwierig und es fehlen darum auch belastbare Zahlen, die einen Trend belegen könnten. Nichtsdestotrotz geben mehrere Ärzte an, dass 1 bis 3 Prozent der deutschen Bevölkerung betroffen seien, 80 Prozent davon Frauen mittleren Alters. Die Theorie: Durch einen Mangel oder durch die reduzierte Aktivität des Enzyms Diaminoxidase werde Histamin aus der Nahrung (Rotwein, Parmesan, Salami) nicht schnell genug abgebaut. Histamin, das auch bei allergischen Reaktionen in großen Mengen ausgeschüttet wird, führt zu Ödemen, laufender Nase oder Migräne.[197]

Manch ein Mediziner spottet jedoch schon ob der immer mehr werdenden Unverträglichkeiten. So schrieb etwa Peter Stiefelhagen in der Fachzeitschrift *Gastro-News*: »Die Liste der kulinarischen Übeltäter wird immer länger, ja es gibt kaum noch irgendetwas, was nicht bei irgendjemandem irgendwelche Beschwerden hervorrufen kann – und zwar auf allergischem oder toxischem oder psychologischem Weg. So folgt dem Genuss die Reue auf dem Fuß. Nur natürliches Leitungswasser scheint noch unbedenklich zu sein. Und auch das Dogma, eine vegane, vegetarische oder vollwertige Kost sei das am besten verträgliche, ist ins Wanken geraten, nachdem man gesehen hat, dass Menschen, die sich so ernähren, nicht unbedingt älter werden, sondern nur so aussehen. Doch was tun? Gar nichts essen ist auch keine Lösung, da dies langfristig die Lebenserwartung senkt.«[198]

ROHKOST

Rohköstler essen praktisch ihre ganze Nahrung ungekocht (70 bis 100 Prozent), lediglich das Erhitzen auf 40 Grad ist »erlaubt«[199]. Auch andere Verarbeitungsschritte wie etwa das Ausmahlen von Getreide sind verpönt. Die Basis für diese Ernährungsweise hat bereits der griechische Philosoph Pythagoras (570–510 v. Chr.) gelegt. Er sah in ungekochter, vegetarischer Nahrung ein »Hilfsmittel für den Menschen, um körperliche Gesundheit und Schärfe des Geistes zu erlangen«. In den 1920er- und

1930er-Jahren wurde Rohkost in Kliniken auch erfolgreich gegen diverse Krankheiten wie Rheuma oder auch gegen Hauterkrankungen eingesetzt. Als Dauerernährung rieten die damaligen Verfechter jedoch von reiner Rohkost ab. Anders bei den heutigen Rohkost-Anhängern. Sie behaupten, dass 50 Prozent der Krankheiten geheilt werden, weil Rohkost die »natürliche« oder »ursprünglichste« Nahrung des Menschen sei und den »Energiefluss befreit«. Es könnten damit Leben gerettet werden. Doch das Kochen von Nahrung spielt schon sehr lange in der Menschheitsgeschichte eine Rolle, sicherlich schon 500 000 Jahre, wenn nicht sogar 1,8 Millionen Jahre.

Auch in der modernen Rohkost-Bewegung werden hauptsächlich Obst, Gemüse, Nüsse und Samen verspeist. Einige Strömungen der Rohkost verzichten zudem auf Getreide, andere auf Milch und Fleisch (vegane Rohkost). So gibt es die Urkost (nach Franz Konz), die viel Wert auf Wildkräuter legt, oder die Instinctotherapie (nach Guy-Claude Burger), bei der praktisch alles in rohem Zustand erlaubt ist, nur soll man die Nahrungsauswahl instinktiv treffen, also wonach einem gerade der Sinn steht. Da Pflanzen aber die Hauptnahrungsquelle aller Rohkostformen sind, sind die Anhänger mit einigen Nährstoffen besser versorgt, etwa mit den Vitaminen A, C und E. Ernährungsexperten halten diese Diät jedoch nicht für eine langfristig geeignete Kost, da es umgekehrt häufig zu einem Mangel an Vitamin B12, Vitamin D, Kalzium und Eisen sowie Proteinen kommt. Die Folgen: Untergewicht, Wachstumsstörungen und Osteoporose. Aufgrund des niedrigen Gewichts frieren diese Menschen ständig. Bei Frauen bleibt häufig die Menstruation aus. Den Genuss von rohem Fleisch halten Ernährungswissenschaftler auch aus hygienischen Gründen für bedenklich. Laut dem Ernährungswissenschaftler Edmund Semler bestätige sich die Erfahrung, »dass nur wenige Menschen in unseren Breitengraden mit reiner Rohkost gut zurechtkommen«.[200]

Dennoch sind auch die Rohköstler davon überzeugt, dass sie auf dem richtigen Weg sind, sie wischen alle Argumente weg, die nicht in ihre Ideologie des Essens passen. Die Regelblutung der Frau halten sie etwa für einen Entgiftungsmechanismus, der überhaupt nur vorkomme, wenn man sich unnatürlich ernähre, hat Semler beobachtet. Dass Kochen bestimmte Gesundstoffe wie Carotinoide in Tomaten oder Karotten erst verfügbar macht oder dass bestimmte pathogene Keime abgetötet werden, wird geflissentlich ignoriert. Gekochte Speisen gelten als Gift, als »totes Essen«, vor allem weil Enzyme durch Hitze denaturiert werden. Das ist sogar richtig, das Gleiche geschieht mit den Proteinen jedoch auch im Magen. Dort denaturiert die Magensäure die Proteine aus der Nahrung, weil der Körper das Eiweiß dann besser abbauen kann. Der Vorgang ist also ein völlig natürlicher Prozess. Auch soll der Anstieg der weißen Blutkörperchen nach dem Essen, die so genannte Verdauungsleukozytose, ein Zeichen für eine Entzündung im Körper als Reaktion auf gekochte Nahrung sein. Tatsächlich gibt es einen solchen Anstieg, dieser gilt jedoch ebenso als normal und ist auch nach dem Verzehr roher Kost zu beobachten. Weiter gelten den Rohkost-Fundis die etwa beim Braten oder Backen gebildeten Maillard-Produkte als toxisch, eine Behauptung, die derzeit nicht bewiesen ist. In der PR-Dokumentation »Simply Raw: Reversing Diabetes in 30 Days« werden Patienten vorgestellt, die sich einer Rohkostkur mit frisch gepresstem Gemüsesaft im Tree of Life Rejuvenation Center wegen diverser Krankheiten unterziehen[201]. Leiter der Klinik ist Dr. Sir Gabriel Cousens, der sich selbst als »Doctor of Divinity« bezeichnet. Er behauptet unter anderem, dass der Mensch dauerhaft nur von frisch gepresstem Saft leben könne[202], was natürlich Unsinn ist und gefährlich.

In einer weiteren Dokumentation erhält man Einblicke in das Leben diverser Rohköstler. Hier wird auch klar, wie fanatisch die Anhänger sind und wie überzeugt, dass die Rohkost ihr Leben retten werde. Auch Kinder erhalten vom ersten Tag an nichts Gekochtes. Sie bekommen dafür mit Superfoods angereicherte Salate und Nahrungsergänzungsmittel. Manche praktizieren auch Urintherapien und reinigen ihren Darm mit Kaffee. Auch in der Giessener Rohkoststudie wurde die Schulmedizin meist abgelehnt[203]. Die Forscher erklären dies damit, dass die Überzeugungen von Rohköstlern auf der weltanschaulichen Grundlage des »Naturismus«

gründen. »Dabei geht es im Gegensatz zur Naturwissenschaft nicht um Erkenntnisse, sondern um Bekenntnisse (zu bestimmten Werten)«, so schreibt Edmund Semler. »Diese oftmals stark emotional verteidigte Weltanschauung basiert auf dem Grundgefühl der Ehrfurcht vor der Natur und dem Leben. Die unberührte Natur wird als das Höchste, weil Ursprüngliche und Vollkommene angesehen. Alles Unnatürliche wird vehement abgelehnt.« Die Zeitschrift der roh-veganen Bewegung *Wurzel* bestätigt dies. So sollen laut der Winter-Ausgabe 2018 etwa Depressionen mit Vitalkost besiegt werden. Die Zeitschrift zeigt auch, dass esoterische Sichtweisen hier eine Heimat finden. So kommen in dem Heft Muril und der Weltenbaum »Yax Cheel Cab« zu Wort[204]. Auf einem anderen Cover ist Derek, der Druide zu sehen.

Auch Prominente hypen die Rohkost. So hat vor einigen Jahren der ehemalige VfB-Torhüter Timo Hildebrand einen Rohkost-Versuch gestartet. Derzeit widmet er sich dem Yoga, hat aber auch seine Ernährung auf vegan umgestellt[205]. Auch Hollywood-Stars wie Natalie Portman sollen sich roh ernähren. Kochbücher kommen auch sehr hipp daher. So gibt es etwa *Salat Samurai*[206] von der »Foodpunkerin« Terry Hope Romero oder *Everyday Raw Detox*[207], das zeigen soll, dass Detox-Ernährung kein Verzicht, sondern Reduktion auf das Wesentliche sei. Bestseller-Autoren und Köche wie Boris Lauser wären die Gurus dieser stark ideologisierten Ernährungsweisen.

FAZIT

Die DGE empfiehlt, die Hälfte der täglichen Obst- und Gemüsezufuhr roh zu essen, die andere gekocht. Denn rohe Pflanzenkost ist natürlich gesund. Bei ungegarten tierischen Produkten ist jedoch Vorsicht geboten, da diese auch Krankheitserreger enthalten können. In jedem

Fall gibt es keinen Grund, auf Gekochtes zu verzichten. Die Glaubenssätze der Rohköstler sind teils ziemlich abstrus.

MAKROBIOTIK

Der Begriff Makrobiotik stammt bereits aus der Antike und bedeutet »langes Leben«, das durch einfache Ernährungsweisen zu erreichen sei. Der deutsche Arzt Christoph Wilhelm Hufeland (1762–1836) übernahm den Begriff und brachte im Jahr 1796 ein Buch heraus mit dem Namen *Makrobiotik – oder die Kunst, das menschliche Leben zu verlängern.*[208] Von ihm stammt die Devise »Vorbeugen ist besser als heilen.« und er war der Meinung, dass alles in Maßen genossen der Gesundheit diene. Klingt plausibel?

Diese heutige Makrobiotik hat jedoch wenig mit der Langlebigkeitstheorie von Hufeland zu tun. Heute wird unter Makrobiotik eine auf dem Yin/Yang-Prinzip beruhende Diät verstanden, die im 20. Jahrhundert aus Japan über die USA nach Europa gekommen ist. Makrobioten sind genau genommen Veganer, die jedoch teilweise Fisch und in einer besonderen Form auch Eier und Geflügel essen. Sie lehnen allerdings obendrein Nachtschattengewächse wie Kartoffeln, Tomaten und Auberginen ab, da diese Gifte enthielten. Auch Kaffee, Zucker und Kakao sind nicht erlaubt. Trinken soll man wenig, und wenn dann vor allem Bancha-Tee, ein halbfermentierter Schwarztee. Eine wichtige Rolle haben Vollkornreis und Gemüse, aber auch Sojaprodukte wie Miso, Sojasauce oder Tofu sowie Algen sind Teil der Ernährung. Es wird praktisch alles gekocht gegessen, Brot steht selten auf dem Speiseplan. Tiefkühlkost, Konserven oder die Verwendung der Mikrowelle werden abgelehnt.

Die Theorie wurde bereits im 19. Jahrhundert von einem japanischen Militärarzt namens Sagen Ishizuka entwickelt[209]. Er besann sich auf traditionelle und regionale Ernährungsweisen und wendete sich damit gegen den damaligen Zeitgeist, der sich seiner Empfindung nach zu sehr am Westen und an den Naturwissenschaften orientierte. Der Naturphilosoph

George Oshawa, der als Jugendlicher an Tuberkulose litt und durch die Diät geheilt wurde, war später der wichtigste Vertreter der Makrobiotik. Einige Schüler von Oshawa gingen schließlich in die USA und verbreiteten dort die japanische Ernährungslehre. Oshawa berief sich vor allem auf den Zen-Buddhismus und meinte, dass Zen-Mönche so lange leben würden, da sie sich seit über Tausend Jahren vegetarisch und von viel Vollkornreis ernährt hätten[210]. Aber Zen-Buddhisten sagen, die Makrobiotik hätte nichts mit Buddhismus zu tun, weil jemand, der einer strengen Diät folge, sich dieser versklave und das sei nicht »Zen«. Bei der Ernährung ginge es auch weniger darum, was gegessen werde, als vielmehr darum, mit welchem Gemütszustand eine Speise zubereitet werde. Deshalb dürfen in Zen-Klöstern auch nur diejenigen Mönche kochen, die den reinsten und ausgeglichensten Geisteszustand erreicht hätten[211]. Zudem aßen die Zen-Mönche wie die restliche japanische Bevölkerung bis ins 17. Jahrhundert hinein Reis, der so in einem Mörser bearbeitet war, dass dieser nicht vollständig poliert, aber auch nicht mehr vollwertig war. Der Vorteil: Er musste nicht so lange kochen wie brauner Reis, was angesichts der damals knappen Energie ein wichtiges Argument war. Zudem lieferte der bearbeitete Reis B-Vitamine und beugte so Mangelerkrankungen vor. Erst ab Ende des 17. Jahrhunderts konnte man weißen Reis, wie wir ihn heute kennen, herstellen. Und dieser verdrängte nach und nach die gesündere Variante[212]. Übrigens gilt dies für alle Getreidesorten. Schon in der Steinzeit wurden Getreidekörner vermahlen und die Schalen entsorgt. Das Argument, dass Vollkorn gesünder sei, weil der Mensch dieses schon immer gegessen habe, ist daher fragwürdig. Wiederum ein Schüler von Oshawa, Michio Kushi, sorgte dafür, dass auch in den 1980er-Jahren noch einige Menschen der Makrobiotik anhingen. Kushi forderte seine Jünger dazu auf, schulmedizinische Heilmethoden abzulehnen, da diese »gewaltsam« und »künstlich« seien.

SCHÜTZT DIE MAKROBIOTIK VOR KREBS?

Die Makrobiotik basiert auf einer Weltanschauung, die die Natur in Yin und Yang einteilt. Wer makrobiotisch isst, wählt seine Nahrung so aus, dass die beiden Pole stets im Gleichgewicht sind. So ist Getreide oder Salziges eher Yang-betont, während Algen und Süßes Yin sind. Eine Mahlzeit soll immer aus verschiedenen Lebensmitteln und Zubereitungsarten bestehen. Wer danach lebt, dem wird seelische und geistige Ausgeglichenheit, Frieden, Glück, Gesundheit und ein langes Leben versprochen. Denn die Makrobiotik könne allen Krankheiten einschließlich Krebs vorbeugen und sie heilen. Oft wird als erste Stufe eine reine Getreidekost empfohlen.

Von Ernährungsexperten wird dieses Kostregime jedoch kritisch gesehen[213]. Vor allem Kinder sollte die praktisch vegane und sehr fettarme Ernährung nicht empfohlen werden. Studien belegten, dass bei einer makrobiotischen Diät Eisen, Vitamin B2 und B12 zu kurz kommen. Außerdem führt der geringe Gehalt an Proteinen, Vitamin A, Vitamin D, Folat und Kalzium teils zu rachitischen Symptomen und verzögerter körperlicher und geistiger Entwicklung bei Kindern. Gesunde Erwachsene brauchen ein gutes Ernährungswissen mit sorgfältiger Lebensmittelauswahl. Dann kann die makrobiotische Kost laut der DGE eine vollwertige Ernährung sein, die den Nährstoffbedarf deckt. Warum etwa Nachtschattengewächse mit Tabus belegt sind, ist jedoch aus wissenschaftlicher Sicht unverständlich. Richtig ist, dass in Nachtschattengewächsen wie Kartoffeln, Tomaten oder Auberginen Solanine vorkommen. In Kartoffeln sind diese giftig, darum muss man Kartoffeln kochen. Die in Tomaten und Auberginen vorkommenden Solanine sind dagegen schwach und daher ungefährlich. Zudem werden ihnen auch gesundheitsförderliche Wirkungen nachgesagt[214].

Es gibt jedoch bis dato keine Studien, die belegen, dass die Makrobiotik Krankheiten, allen voran Krebs, heilt und für ein langes Leben sorgt. Im Gegenteil: Gerade bei Tumorerkrankungen sind Mangeldiäten problematisch, denn je schlechter der Körper mit Nährstoffen versorgt ist, desto schneller verlieren die Patienten an Gewicht und das verschlechtert im Allgemeinen die Prognose und damit die Überlebenswahrscheinlichkeit.

Zudem kann den Patienten die Lebensqualität verloren gehen, wenn zu den ganzen körperlichen Leiden, die etwa eine Chemotherapie mit sich bringt, auch noch der Verzicht auf ihre Lieblingsspeisen kommt[215].

KRIMINELLER MAKROBIOTIK-GURU

Wie alle Alternativdiäten hat auch die Makrobiotik prominente Anhänger, die als Multiplikatoren dienen, weil Fans häufig ihren Idolen nacheifern. Die Sängerin Madonna hat sich etwa von einer Privatköchin lange Jahre streng makrobiotisch bekochen lassen. Auch die Schauspielerin Gwyneth Paltrow soll eine Zeit diese japanische Gesundkost verfolgt haben – es gibt Gerüchte, dass dies der Trennungsgrund von ihrem Ehemann Chris Martin gewesen sein soll. Eine abgewandelte Form der Makrobiotik wird seit einigen Jahren von dem Selfmademan Mario Pianesi in Italien vertreten. Er hat die Ma-Pi-Diät entwickelt, diese ist eine Mischform der Makrobiotik und der mediterranen Ernährung, zu der er und andere Wissenschaftler auch Studien veröffentlicht haben. Pianesi avancierte zu einem wahren und modernen Makrobiotik-Guru. Die von ihm entwickelte Diät besteht zu 70 Prozent aus Kohlenhydraten, zu 18 Prozent aus Fett und zu 12 Prozent aus Proteinen. Die Ma-Pi-Diät wurde in wissenschaftlichen Studien als Diät für Diabetiker getestet und für erfolgversprechend befunden[216]. Allerdings: Pianesi sitzt seit März 2018 in Haft, da er sein Imperium, zu dem nicht nur makrobiotische Zentren, sondern auch Läden und Restaurants zählten, wie eine Sekte führte, einschließlich Bandenkriminalität, Sklaverei, Hunger und erzwungenem Sex. Derzeit steht er vor Gericht. Eine völlig abgemagerte Frau erstattete bereits im Jahr 2014 Anzeige, im Zuge der Ermittlungen wurden weitere Opfer von Pianesi ausfindig gemacht. Der Makrobiotik-Guru wird obendrein angeklagt, seine Ex-Frau durch die Mangelernährung zu Tode gebracht zu haben[217]. Pianesi soll Ärzte als »Mörder« bezeichnet haben, um zu verhindern, dass seine Patienten bei anderen Ärzten ihr Heil suchen.

FAZIT

Die Makrobiotik ist in ihrer lockeren Form, die etwa auch Fisch beinhaltet, eine gesunde Ernährung. Dennoch ist sie eigentlich keine Ernährung, die zu unserem Kulturkreis passt, und ist darum auf Dauer schwierig durchzuhalten. Gefährlich wird es, wenn sie als Krebsdiät propagiert wird und dann Mangelzustände entstehen oder wichtige Therapien abgebrochen werden.

ANTHROPOSOPHISCHE ERNÄHRUNG

Der Österreicher Rudolf Steiner (1861–1925), der Begründer der Anthroposophie hatte auch Ernährungsregeln parat. Bei diesem »ganzheitlichen Konzept« ist zwar nichts verboten, allerdings sollten Fleisch, Fisch und Eier nur selten gegessen werden. Und die Nahrungsmittel sollten vorzugsweise aus biologischer Landwirtschaft stammen[218]. Die anthroposophische Ernährung ist eine Art ovo-lakto-vegetabile Kost. Die Grundlage bildet Getreide, das nach Steiner das Geistige fördere. Auch Obst und Gemüse stehen reichlich auf dem Speiseplan. Fleisch gilt als verpönt, da es den Menschen an materielle, irdische Dinge binde und seinen freien Entscheidungswillen untergrabe. Zudem solle Fleisch beschwerend und ermüdend wirken und Aggressivität fördern. Auch Nachtschattengewächse, vor allem Kartoffeln, seien ungünstig, da diese Denkprozesse störten. Schließlich wachsen sie unter der Erde und machen darum »dumpf«. Kieselsäure hingegen ist ein wichtiger Bestandteil des anthroposophischen Ernährungsmodells. Sie soll das Bindegewebe stärken sowie Haltungsschäden, brüchigen Fingernägeln und Haaren vorbeugen. Teils wird der Nährstoff mittels Nahrungsergänzungsmitteln wie Silicea zugeführt. Milch wird teilweise als Rohmilch (Vorzugsmilch) getrunken.

Diese Ernährung gilt in Forschungskreisen als relativ ausgewogen, sie ist vitamin-, mineralstoff- und ballaststoffreich. Die Reduktion des Fleischkonsums ist günstig, da dadurch auch weniger tierische Fette aufgenommen werden. Auch gibt es Studien, die zeigen, dass Kinder aus anthroposophischen Familien seltener an Allergien erkranken. Möglicherweise liegt dies am Rohmilchkonsum. Auch auf Bauernhöfen, wo Kinder mit Rohmilch aufwachsen, gibt es seltener allergische Erkrankungen und Asthma. Experten raten jedoch von Rohmilch ab, da diese schädliche Keime beinhalten könnte. Und auch bei der anthroposophischen Ernährungsweise kann in Extremfällen ein Mangel an Vitamin B12, D sowie an Eisen, Jod und Omega-3-Fettsäuren vorkommen.

FAZIT

Eine gesunde Ernährung, die aber auf esoterischen Grundsätzen beruht.

AYURVEDA

Laut der DGE war der Ayurveda über Jahrtausende hinweg die einzige medizinische Tradition Indiens, noch heute werden etwa 80 Prozent der indischen Bevölkerung mit ayurvedischen Arzneien und Kuren behandelt[219]. Die ayurvedische Philosophie geht davon aus, dass Menschen mit einer bestimmten Konstitution geboren werden, die »Prakriti« genannt wird. Diese Konstitution wird durch die fünf Elemente bestimmt und sie ändert sich im Laufe des Lebens nicht. Sie wird jedoch ständig von verschiedenen Faktoren beeinflusst, wie Tag und Nacht, saisonalen Veränderungen, Ernährung, Lebensstil, Entscheidungen und vieles mehr. Ayurveda lehrt, dass drei Qualitäten, genannt Doshas, die wichtigsten Merkmale der Prakriti bilden. Diese Doshas werden Vata, Pitta und Kapha genannt und wirken auf die Körperfunktionen. Die Anhänger der ayurvedischen Medizin glauben, dass jeder Mensch eine individuelle, »maßgeschneiderte« Balance der drei Doshas hat. Viele Faktoren können

Ungleichgewicht verursachen, einschließlich einer schlechten Ernährung, zu viel oder zu wenig körperlicher oder geistiger Anstrengung, Chemikalien oder Keime. Auch von Schlacken und Giftstoffen im Körper ist die Rede. Der Ayurveda soll die aus dem Ungleichgewicht hervorgegangenen Leiden heilen oder sogar vorbeugen. Neben Ernährungsempfehlungen finden sich auch Ölmassagen und Kräuteranwendungen. Die Ernährungsempfehlungen sind zwar je nach Dosha-Typ stets individuell angepasst, allerdings gibt es einige allgemeine Regeln, etwa, dass man nur bei Hunger essen und alles frisch kochen soll. Insgesamt besteht der Ayurveda gerade für den Vata-Typ fast nur aus erhitzten Speisen. Alkohol und Fleisch sind für alle tabu. Die DGE kommt zu dem Fazit: »Eine überwiegend lakto-vegetabile Ernährung nach ayurvedischen Grundsätzen kann als Dauerkost empfohlen werden, wenn täglich auch genügend rohes, frisches Obst und Gemüse verzehrt wird. Positiv zu bemerken ist, dass die ayurvedische Ernährungslehre keine Dogmen aufstellt, sondern lediglich Anregungen und Orientierungshilfen gibt, um wieder ein Gespür für die individuellen Ernährungsbedürfnisse zu entwickeln.«[220]

Nicht so positiv bewertet Anthony Warner diese indische Ernährungsweise[221]: »Dieser Glauben hat dafür gesorgt, dass die Teilung zwischen arm und reich bestehen blieb. Denn der Ayurveda teilt jedem Menschen einen Platz im Universum zu und sich davon zu entfernen, galt als krankmachend.« Es sei offensichtlich, wie gut dieses System dazu diente, die Armen zu unterdrücken und die Elite unbehelligt zu lassen. Außerdem seien diese Denkweisen wie auch die der Traditionellen Chinesischen Medizin (TCM) in Zeiten entstanden, als man den Körper nicht verstand. »Warum sollten sie also helfen, Krankheiten vorzubeugen?«, so Warner. Alte Texte würden von Gesundheitsaposteln gerne zitiert, weil sie allem eine mythische Qualität gäben. Und das werde von modernen Gesellschaften, in denen es an Spiritualität fehle, gerne aufgenommen. Insgesamt hält er die Ernährungsweise für die Anhänger der Diät nicht für gefährlich, da diese keine starken Einschränkungen mit sich brächte. Dennoch: »Die Vertreter esoterischer Ernährungsweisen machen keinen

Unterschied zwischen Evidenz-basierter Medizin und Big Pharma.« Und das schade sehr wohl, und zwar der Glaubwürdigkeit der Wissenschaft.

Die Religionswissenschaftlerin Anne Koch hat ayurvedische Kochbücher in deutscher Sprache aus den Jahren 1990 bis 2005 studiert. Ihr zufolge seien diese Kochbücher nur deswegen so attraktiv, da sie Gesundheit, Ernährung, Spiritualität und Individualität vereinen. Auch der Aspekt der Ganzheitlichkeit und der kosmologischen Integration würde die Leser ansprechen. Koch ist überzeugt, dass der Erfolg dieser Ernährungsweise auch daher rührt, dass es in Deutschland an christlicher Diätetik fehle.[222] Da also hierzulande die Religionen keine Vorschriften mehr machen, wenden sich die Menschen anderen spirituellen Heilslehren zu.

FAZIT

Der Ayurveda deckt mit seinen an »Typen« angepassten Ernährungsregeln das Bedürfnis der Menschen ab, als Individuum wahrgenommen zu werden. Die Diäten sind nicht stark einschränkend, was immer gut ist, allerdings kommt bei einigen Ayurveda-Formen zu wenig rohes Obst und Gemüse auf den Teller.

BIO-AFICIONADOS UND LOCAL FOOD

Der Bio-Anbau geht wie teils auch die vegetarische Ernährung auf die Lebensreformbewegung (s. Seite 26–27) zurück. Deren Anhänger lehnten die zunehmende Urbanisierung und Industrialisierung ab, da diese für viele Menschen Armut und Hunger zur Folge hatte. Ihre Rückkehr zu einer natürlichen Lebensweise beschränkte sich nicht nur auf den Verzicht von Fleisch und Rauschmitteln, sie erdachten auch ein Landwirtschaftssystem, das sie »natürlicher Landbau« nannten und mit dem sie sich selbst versorgten. Hier wurde auf künstlichen Mineraldünger und damals aufkommende Pflanzenschutzmittel verzichtet[223].

Parallel dazu propagierten auch Rudolf Steiner und andere Anthroposophen die so genannte »biologisch-dynamische Wirtschaftsweise«, die heute noch auf Demeter-Betrieben verfolgt wird und die von esoterischen Sichtweisen nur so strotzt. Den mineralischen Dünger betrachtete Steiner beispielsweise als wertlos, in Gründüngung und Mist sollten dagegen kosmische Kräfte walten. Durch den Mist wirke obendrein die Seele der Tiere, von dem dieser stamme. Die so erzeugten Lebensmittel seien durch diese Astralenergie wertvoller und gesünder als konventionell erzeugte Produkte. Gerne wird auch der Begriff der »Feinstofflichkeit« für Präparate aus Mist, Heilpflanzen und Mineralien verwendet, dadurch wird laut dem Demeter-Verband »die Bodenfruchtbarkeit in der biologisch-dynamischen Landwirtschaft nachhaltig gefördert und das charakteristische Aroma der Lebensmittel voll entwickelt«.[224] Deswegen fand die Wirtschaftsweise auch bei NS-Größen wie Rudolf Hess, der ein Anhänger der Esoterik war, Anklang. Später gab es »biodynamische Heilpflanzenversuche« in Konzentrationslagern. Auch Heinrich Himmler stand der Bewegung nahe. Steiner selbst hatte rassistische und antisemitische Ansichten, von denen sich aber die heutigen Anthroposophen zu distanzieren versuchen[225].

Zwar wurden die Ideen des aus der Lebensreform entstandenen biologischen Landbaus nach den Weltkriegen weiterentwickelt, an Bedeutung gewann das alternative Landwirtschaftssystem aber erst in den 1970er- und 1980er-Jahren mit der Umweltbewegung und ersten Naturkostläden in den Großstädten. Trotzdem wurden damals die Bio-Pioniere noch als »Spinner« bezeichnet, wie etwa der Gründer der Bäckerei Hofpfisterei. Seit der Einführung eines EU-weiten Siegels ist der Bio-Landbau jedoch in der Mitte der Gesellschaft angekommen. Dennoch machen Bio-Produkte lediglich 5 Prozent des gesamten Lebensmittelumsatzes in Deutschland aus[226]. In der Schweiz sind es immerhin 9 Prozent[227]. Biokonsum findet man vor allem bei Familien sowie mittleren und älteren Altersgruppen, während andere Alternativdiäten eher von jüngeren Menschen verfolgt werden.

Laut einer Umfrage der Gesellschaft für Konsumforschung (GfK) aus dem Jahr 2014 werden ökologisch erzeugte Produkte vor allem gekauft, weil sie weniger Farb- und Aromastoffe sowie Geschmacksverstärker enthalten[228]. Das ist auch richtig: Lediglich 50 Zusatzstoffe sind in biologisch erzeugten Lebensmitteln zugelassen, in konventionellen Produkten sind es rund 330. Jeder zweite Bio-Konsument glaubt jedoch obendrein, dass er seinem Körper etwas Gutes damit tue und findet, dass die Produkte besser schmecken. Konsumenten greifen auch zu den Bio-Produkten, weil dieser Landbau weniger Ressourcen verbrauche und für faire Arbeitsbedingungen stehe. Insgesamt ist die Öko-Ideologie jedoch auf dem Rückzug und es spielen anstatt der Umweltmotive zunehmend Gesundheit und Naturbelassenheit eine Rolle beim Kauf von Bio-Lebensmitteln[229]. Trotzdem sprechen sich auch heute noch einige Nichtbiokäufer vor allem wegen der vermeintlichen grün-alternativen Ideologie gegen den Biolandbau aus und meiden diese Produkte. Karl-Michael Brunner, Soziologe an der Universität Wien, spricht von einer Entstigmatisierung, Entideologisierung und Normalisierung des Bio-Konsums[230]. Im Sinne der Moralisierung der Bio-Produkte ist dadurch aber wenig gewonnen. Schließlich wird nur das eine Dogma, »Umwelt«, durch ein anderes, »Gesundheit«, ausgetauscht. Es gehen also altruistische Ziele verloren, während hedonistische und egoistische hinzukommen. Ein nachhaltiger Lebensstil ist heute häufig auch mit dem Drang zur Selbstoptimierung mittels gesunder Ernährung und Fitness verbunden[231]. Studien der Universität Jena haben belegt, dass auch das Streben nach Leistungsfähigkeit als Motiv für den Kauf von Lebensmitteln fungiert. Manche Befragte glauben, dass Bio-Lebensmittel die »richtigen« Stoffe für die physische Fitness liefern. Auch bei diesen Interviews wird deutlich, dass »die Beschäftigung mit der Ernährung zur schicksalhaften Erlösung wird und diesem Verständnis von Ernährung wird eine elementare Bedeutung zugesprochen«.[232]

Leider gibt es also auch unter den Bio-Aficionados religiös und ideologisch anmutende Tendenzen. Auch hier gibt es Gläubige, die Bio-Lebensmittel als Paradiesfrüchte ansehen, während konventionell Hergestelltes Teufelszeug sei. Und wer dann doch mal ein Tabu-Lebensmittel isst, fühlt sich von den darin enthaltenen Pestiziden wie Glyphosat vergiftet und muss sich reinigen. Manche Bio-Läden variieren laut der Soziologin Jill Dubisch in ihrer Reinheit[233]. Wer auch Fleisch, Zucker und Kaffee oder Nahrungsergänzungsmittel verkauft, ist nicht so rein wie vegetarische oder vegane Läden.

GESÜNDER, SCHMACKHAFTER, UMWELT- UND TIERFREUNDLICHER?

Doch wie ist es nun um die Vorteile des Bio-Landbaus bestellt? Sind Bio-Lebensmittel gesünder und leistungssteigernd, schmackhafter und umweltfreundlicher? Tatsache ist, dass in Bio-Betrieben weniger Nitrat in die Böden ausgewaschen wird und damit Gewässer geschützt werden, dass die Böden durch Fruchtfolge fruchtbarer sind und dass weniger Klimagase durch die reduzierte Verwendung von Pflanzenschutzmitteln entstehen. Dass Ökolandbau eindeutig Vorteile für die Umwelt bringt, haben viele Studien bewiesen[234]. Der Anbau von Bio-Gemüse bedeutet beispielsweise eine CO_2-Einsparung von 10 bis 35 Prozent gegenüber konventionellen Produkten, die Milchproduktion verbraucht 10 bis 21 Prozent weniger und die Brotproduktion sogar 25 Prozent weniger. Und die Artenvielfalt ist auf Öko-Äckern größer. Auch fairer Handel kommt indirekt der Natur zugute, schließlich sind höhere Einkommen Voraussetzung für nachhaltigen Ackerbau, zudem fordern viele Fairtrade-Zertifizierer automatisch Umweltauflagen. Dennoch ist ein Vergleich beider Anbausysteme mit Vorsicht zu betrachten. Schließlich gibt es etwa konventionelle Betriebe, die nachhaltig arbeiten, etwa mit Zwischenfruchtanbau. Wenn konventionelle Produkte regional und saisonal eingekauft werden, können sie auch häufig mit ihren Bio-Kollegen mithalten. Und andererseits gibt es innerhalb der Bio-Branche fragwürdige Praktiken. Bio-Obst und

-Gemüse, das aus Südspanien stammt, frisst dort etwa genauso die kümmerlichen Wasservorräte auf wie auf anderen Plantagen. Und wie im konventionellen Landbau werden teils giftige Pflanzenschutzmittel wie Kupferpräparate verwendet. Auch in der Tierhaltung sind manche Betriebe nicht so klimafreundlich, da sie weniger effizient arbeiten. Dennoch haben Bio-Produkte insgesamt eine bessere Ökobilanz.[235]

Wie steht es um die Tierrichtlinien bei Bio-Lebensmitteln? Tiere werden artgerechter gefüttert und gehalten. Rinder, Schweine und Hühner haben von Gesetzes wegen mehr Platz und mehr Auslaufmöglichkeiten. Die bio-dynamische Betriebsweise liefert in dieser Hinsicht keine weiteren Vorteile. Natürlich sind auch Bio-Tierhalter nicht perfekt und es gibt so manche Krankheit im Bio-Stall, die mit Tierwohl wenig zu tun hat. Die Anbindehaltung von Kühen ist etwa auf kleineren Bio-Höfen noch erlaubt. Auch sonst ist in der Presse immer mal wieder von »artgerechter« Tierhaltung auf Biohöfen zu lesen, die absolut nichts mit Artgerechtigkeit zu tun hat. Dennoch geht es dem Gros der artgerecht gehaltenen Tiere besser als in Legebatterie und Schweinehochhaus. Bio-Konsum kann jedoch auch zu modernem Ablasshandel werden, kritisiert Kathrin Hartmann, Autorin des Buches *Die Grüne Lüge. Weltrettung als profitables Geschäftsmodell*[236]. Und zwar für diejenigen, die ihr Einkaufsverhalten als ausreichendes Engagement für die Umwelt betrachten: »Ein Investment-Banker, der im Bioladen einkauft, richtet, auch wenn er mit dem Fahrrad statt dem SUV zu seinem Bioladen fährt, die Welt viel mehr zugrunde, als die Hartz IV-Empfängerin, die bei KIK einkauft«, so Hartmann[237]. Nicht vergessen darf man auch, dass der ökologischste Konsum »weniger Konsum« ist. Vor allem wer weniger Fleisch isst, tut der Umwelt einen Gefallen – egal ob bio oder konventionell.

Nicht bewiesen ist jedoch, dass die Lebensmittel allesamt gesünder sind. Der Vitamin- und Antioxidanziengehalt von Gemüse und Obst hängt etwa von Sorte und Klima ab. Zudem ist umstritten, inwiefern Antioxidanzien dem Körper helfen, gesund zu bleiben. Sicher ist jedoch, dass Bio-

Fleisch und -Milch mehr Omega-3-Fettsäuren liefern. Schließlich erhalten Tiere in Bio-Betrieben mehr Grünfutter als in konventionellen Betrieben. Ob diese Mengen ausreichen, um Öko-Lebensmittel als gesünder zu bewerten, ist jedoch umstritten. Schließlich gibt es auch andere Quellen für Omega-3-Fettsäuren. Weiter gibt es die Behauptung, dass Kühe mit Hörnern, wie sie etwa auf Demeter-Betrieben gehalten werden, eine besser verträgliche Milch liefern. Dies ist ebenfalls nicht belegt. In Sachen Schadstoffbelastung sind die Fakten auch nicht eindeutig. Laut Stiftung Warentest sind zwar deutlich weniger Pestizide in Bio-Produkten enthalten, andere Schadstoffe wie Schwermetalle, Schimmelpilzgifte oder Mineralölrückstände sind jedoch regelmäßig auch in Bio-Produkten zu finden[238].

Auch geschmacklich gibt es keine messbaren Unterschiede. Hier sind ebenfalls Sorte und Klima entscheidend. Richtig ist jedoch, dass Bio-Obst und Gemüse teils einen niedrigeren Wassergehalt hat und dies kann die Geschmackstoffe intensiver wahrnehmbar werden lassen. Auch werden andere Rassen in der Tierproduktion, etwa Duroc, Schwäbisch Hällisches Schwein oder Buntes Bentheimer Schwein, verwendet, deren Fleisch teils als aromatischer beschrieben wird. Das Fleisch von Zweinutzungshühnern gilt ebenfalls als intensiver.

UND TÄGLICH GRÜSST ROUSSEAU

Gerade in der Bio-Branche regiert die Vorstellung, dass alles Natürliche wie von Rousseau postuliert »gut« sei, während das Unnatürliche, also Künstliche »böse« sei. Inka Bormann, Erziehungswissenschaftlerin an der FU Berlin schreibt: »›Zurück zur Natur‹ hält sich dogmatisch an ökologische Überzeugungen. Biokonsum symbolisiert die Teilhabe an und die Erfüllung der natürlichen Ordnung, die etwa durch Idealisierung von Rohkost, früher Kindheit und ›Urvölkern‹ identifiziert wird. Während diese paradiesische Ordnung als beste für alle und als für alle erreichbar vorgestellt wird, fungiert der Biokonsum zugleich als Mittel moralischer Polarisierung und Distinktion. Denn ökologische Notwendigkeit und moralische Richtigkeit verschmelzen zu einer alternativlosen Handlungsorientierung. Diese wird von einer Minderheit, zu der man sich zugehörig fühlt, praktiziert, womit man sich von allen anderen moralisch abhebt.«[239] Man ist in seinem Paradiesgärtlein also abgeschottet von der Naturzerstörung oder von Skandalen wie der BSE-Krise. Der Umgang mit Unsicherheiten bezüglich der Lebensmittelproduktion wird laut dem Soziologen Lorenz zum »Fundamentalismus als dogmatische Festlegung von Gewissheit«[240]. Zudem: Bio-Lebensmittel sind nur etwas für Besserverdiener und darum eine ebenso elitäre Veranstaltung wie Paläo oder Superfood. Die Nachfrage nach Bio-Lebensmitteln hängt in hohem Maße von der sozialen Schicht ab. Vor allem eine höhere Bildung spielt eine Rolle, aber auch das Einkommen, so belegt das Ökobarometer 2017 des Landwirtschaftsministeriums (BMEL)[241].

Ähnliches gilt für die Slow-Food-Bewegung, die sich ursprünglich für die handwerkliche Erzeugung von Lebensmitteln aus alten Sorten und den »guten Geschmack« stark machte, sich aber zunehmend auch bei Öko-Themen wie der Gentechnik positioniert, die unter Bio-Anhängern das Feindbild schlechthin ist. Slow Food vertreibt seine Produkte auch mit dem Versprechen, dass diese »natürlich« und »hergestellt wie in alten Zeiten« seien. Der Slow-Food-Gründer Mario Petrini, aber auch der britische Buchautor Nigel Slater könnten als Gurus der Slow Foodies und Bio-Jünger gelten. Slater hat je zwei Bände mit 600 Seiten über Obst und Gemüsesorten, deren Anbau und dazu passende Rezepte geschrieben. Sein Schreibstil ist erzählerisch und nostalgisch, er beschwört damit die Sehnsucht nach den Geschmäckern und Gerüchen der Kindheit herauf: die heile Welt, der heimische Garten als letztes Rückzugsgebiet in einer digitalen Welt.

Das Pendant dazu ist die Nose-to-Tail-Bewegung mit seinem Anführer Fergus Henderson. Diese spornt die Menschen an, wieder mehr Innereien und andere verwertbare Teile der Tiere zu essen, also das ganze Tier zu nutzen. Von Umweltbewegungen wird dies begrüßt, da man einen Beitrag zur grassierenden Lebensmittelverschwendung leiste. Interessanterweise sind Slater und Henderson Briten, ebenso wie die Foodbloggerinnen Hemsley und Hemsley sowie Ella Woodward. Alle schwören auch auf Produkte in Bio-Qualität. Henderson macht das zwar nicht explizit, dennoch wird seine Küche vor allem von Bio-Köchen rezipiert und es sind Bio-Höfe, die vermehrt in Vergessenheit geratene Teile von Nutztieren wie Schweineohren und Ochsenzungen oder Kalbshirn anbieten.

All diese Bewegungen speisen sich also aus der Vorstellung, dass früher alles besser war, dass das Paradies herrschte. Doch ob der nostalgischen Gefühle wird vergessen, dass Obst und Gemüse, wie wir es heute kaufen können, durch Züchtung, also durch menschliche Manipulation zu dem geworden ist, was es ist: nämlich süß, weniger bitter und damit schmackhafter. Nicht nur konventionelle, auch viele Bio-Gemüsesorten entstanden, indem man das Erbgut der Elternpflanzen mit Chemikalien oder Strahlen behandelte und dann den besten Nachwuchs weiter vermehrte. Die Natur hätte diese Pflanzen nicht von allein hervorgebracht. Eine wilde Karotte beispielsweise war extrem bitter. Obst war oft so sauer, dass man es nur mithilfe von Zucker zu einem Kompott verarbeiten und damit essbar machen konnte. Überhaupt wurde vor 100 Jahren, als unsere Omas und Uromas geboren wurden, viel mehr – oft stundenlang – gekocht, da dadurch krankmachende Keime wie Salmonellen unschädlich gemacht wurden.

Der bereits erwähnte Publizist Udo Pollmer war einst der Liebling der Ökoszene und hat sich zu einem der schärfsten Kritiker der Bio- und Vegan-Community gewandelt. In seinen Büchern *Wer hat das Rind zur Sau gemacht*[242] und *Don't go veggie*[243] rechnet er mit vielen Mythen ab, die sich um Bionahrung und Vegetarismus ranken. Leider wird er oft polemisch und übertreibt, was der Wahrheitsfindung nicht gerade dienlich ist. Dennoch sagt er auch wichtige Dinge, die sonst wenigen bekannt sind, etwa dass Bio-Lebensmittel eben nicht gesünder sind und von einigen Konsumenten eher als soziales Distinktionsmittel verwendet würden. So schreibt er in einem im Magazin *Focus* erschienenen Essay[244]: »Weil Biolebensmittel ohne chemische Pflanzenschutzmittel erzeugt werden, erscheinen sie in den Augen vieler Verbraucher als besonders sicher. Gegen alle Fakten glauben viele Menschen, Lebensmittel seien dann besonders gesund, wenn sie naturbelassen sind. Das Gegenteil ist der Fall. Historisch betrachtet machten erst Züchtung und Verarbeitung aus nährwertlosen Gräsern Brotgetreide und aus unverdaulichen Wildfrüchten schmackhaftes Obst. Ohne die modernen Methoden der Konservierung wurden in früheren Zeiten ganze Dörfer durch verdorbene Nahrungsmittel dahingerafft.« Wenn die vernünftigen Gründe fehlen, sich für Biolebensmittel zu entscheiden, bleibt, wie Pollmer sagt, die Abgrenzung das wohl wichtigste Element.

FAZIT

Bio-Lebensmittel kommen der Natur und den Tieren zugute, gesünder oder geschmackvoller sind diese Produkte jedoch nicht unbedingt. Nicht vergessen sollte man: Auch Bio-Lebensmittel sind kulturell geformte Produkte.

STILLEN – ERNÄHRUNG IN EINER SEHR SENSIBLEN ZEIT

Es verwundert wenig, dass der Naturfreund Rousseau ein Stillverfechter war[245]. Er maß Milch im Allgemeinen einen hohen symbolischen Wert bei. Sie stand für Unschuld und Sanftmut. Er sah Milch als die ideale Basis einer natürlichen Ernährung. Interessanterweise hielt er Milch jedoch für ein »pflanzliches« Lebensmittel, solange sie von Pflanzenfressern wie Kuh, Schaf oder Ziege stammte. Und pflanzliche Produkte seien für Frauen und Kinder das Bekömmlichste. Aber auch die Bindung zwischen Mutter und Kind werde durch das Stillen gestärkt. Muttermilch war für ihn das »natürlichste« Nahrungsmittel überhaupt. Zudem wandte er sich mit seiner Kritik gegen das damals herrschende Ammenwesen, eine Kritik, die eigentlich gegen die Adelsleute gerichtet war. Rousseau hatte durchaus eine patriarchalische Auffassung der Geschlechterrollen. Ihm missfiel das aktive und freizügige Leben der französischen adeligen Frauen, das eben auch nur möglich war, weil sich Ammen um den Nachwuchs kümmerten. Und letztlich war auch die hohe Kindersterblichkeit, die das Ammen-System zur Folge hatte, da Neugeborene kilometerweise in Kutschen transportiert wurden, ein von ihm vorgebrachtes Argument für das Selbststillen. Rousseau fürchtete nämlich, dass die hohe Kindersterblichkeit dazu führe, dass Frauen irgendwann keine Kinder mehr bekommen wollen, dass Frankreich quasi aussterbe.

100 Jahre später plädierte Émile Zola für eine neue, soziale Religion der Mutter und der Familie. »Auch die Fruchtbarkeit der französischen Mütter wird konstant mit der Fruchtbarkeit des Erdbodens gleichgesetzt und immer wieder im Medium der Milch zelebriert«[246], schreibt Christine Ott. Zwar sind die Ideen von Rousseau und Zola bezüglich des Stillens aus heutiger Sicht problematisch, trotzdem wirken ihre Ideen nach.

So betont etwa die im Jahr 1956 gegründete La Leche Liga, wie wichtig die ununterbrochene körperliche Nähe zwischen Mutter und Kind sei. Zugleich vermittelt sie laut Ott das Ideal der »sich selbst für die Familie aufopfernden Mutter« – und damit patriarchalische Ideen. Nicht zuletzt stillen viele Frauen heute, weil sie das Künstliche ablehnen und lieber das Naturprodukt wählen. Schließlich wird ihnen ständig, nicht nur von der La Leche Liga, sondern auch von Fachgesellschaften wie der Weltgesundheitsorganisation (WHO) eingetrichtert, dass Muttermilch das Superfood für Babys sei. So sei Muttermilch nicht nur das »natürlichste Nahrungsmittel« für den neugeborenen Homo sapiens, sondern feie auch gegen Allergien, Übergewicht und einen tumben Intelligenzquotienten. Zusätzlich sei die Mutter durch das Stillen gegen Brustkrebs geschützt, so informieren ebenso Hebammen, Gynäkologen und Kinderärzte. Doch das schlagendste Argument lautet: Eine sichere Bindung zwischen Mutter und Kind ist abhängig davon, ob die Mutter Brust oder Flasche gibt. Mit dem ständigen »breast is best« und den ebenso argumentierenden Gesundheitskampagnen werden aber keineswegs die nicht willigen Mütter animiert, sondern die willigen, aber nicht könnenden Mütter unter Druck gesetzt. Denn wer will nicht das Beste für sein Kind? So plagt die nichtstillenden Mütter die Sorge, dass ihr Kind durch Industrienahrung Schaden nehmen könnte, konkret: zu einem dicken, dummen Fratz werden könnte, der zugleich von ständigen Allergieattacken und Beziehungsunfähigkeit geplagt werde.

Tatsächlich zeigen Studien immer wieder, dass gestillte Kinder seltener an Infektionen im Kindesalter leiden,[247] weniger wiegen,[248] weniger Allergien entwickeln oder einen etwas höheren Intelligenzquotienten aufweisen.[249] Allerdings betonen Forscher immer wieder, dass vor allem Frauen mit einem mittleren bis hohen Bildungsstand und einem guten Einkommen stillen. Es ist also durchaus möglich, dass die bessere Gesundheit von Stillkindern nicht durch die Muttermilch vermittelt wird, sondern die günstigeren Lebensumstände. Übergewichtige Kinder finden sich beispielsweise häufiger in prekären Verhältnissen, dort wird auch eher geraucht und krankmachender Stress kommt häufiger vor. Studien, die sich mit den Folgen für die Intelligenz beschäftigten, zeigten etwa, dass Stillkinder auch häufiger vorgelesen bekamen und die Eltern besser auf die Bedürfnisse der Kinder in den ersten Lebensmonaten eingingen.[250]

Interessanterweise haben Forscher kürzlich gewarnt, dass das gebetsmühlenartige Insistieren in die Natürlichkeit der Muttermilch auch Nebenwirkungen zeitigen kann.[251] Mütter, die sich für die natürliche Nahrung anstatt für die künstliche entscheiden, sind auch häufiger skeptisch gegenüber Impfkampagnen, denn diese werden – so wird gefolgert – ebenso als »unnatürlich« angesehen. Die Idee des Natürlichen im Zusammenhang mit Muttermilch erweckt auch Assoziationen mit Reinheit, Gottheit und Harmlosigkeit. Muttermilch gilt als sicherer, gesünder und risikoärmer.

FAZIT

Stillen ist etwas Wunderbares – wenn es denn funktioniert. Wer nicht stillen kann oder möchte, sollte jedoch nicht mit Gesundheitsargumenten unter Druck gesetzt werden. Denn nicht nur die Muttermilch hält gesund, ein entspanntes Verhältnis zum Baby ist ebenso wichtig.

ZU OFT WIRD DIE MORALISCHE KEULE GESCHWUNGEN

Die Abgrenzung von »den anderen« begegnet uns in nahezu jeder Ernährungsansicht. Im Grunde ist nichts dagegen auszusetzen, dass sich Menschen mit ihrem Essen befassen und dass sie wissen wollen, wo es her kommt, wie es produziert wurde und was drin steckt. Es gibt gute Gründe, die industrielle Tierhaltung anzuprangern. Es gibt gute Gründe, Fertiglebensmittel zu reduzieren. Es gibt gute Gründe, biologisch und regional hergestellte Lebensmittel zu essen oder sich ein Beet anzulegen. Auch für Menschen mit echten Unverträglichkeiten ist die Verbreitung von veganen und »frei von«-Lebensmitteln und speziellen Restaurants zu begrüßen. Ebenso sind Food Trucks und hippe Markthallen eine willkommene Abwechslung zur tristen Frittenbude – und zudem ein wichtiger Schritt in Richtung Essen, das weniger in Plastik verpackt ist. Schwierig sind jedoch der Mitteilungsdrang und die moralische Keule, die bei den ganzen Ernährungstrends oft mitschwingen, weil andere Ernährungskonzepte als falsch abgetan werden. So gibt es etwa den Witz: »Woher weiß man, dass jemand Steinzeitköstler ist? Keine Angst, er wird dies schon mitteilen.« Und dieser Witz lässt sich natürlich auch mit Veganern oder Glutenfrei-Essern erzählen. Teils werden »Andersdenkende« von den Gesundessern offensiv angegriffen, teils geschehen Abwertungen und Abgrenzungen unbewusst. Ungut ist es jedoch, wenn Gesundesser andere bekehren wollen, wenn also der *Foodismus* zu einem *Foodamentalismus* wird. Die

Ernährungsapostel erheben einen Anspruch auf Wahrheit und sind für rationale Argumente nicht mehr zugänglich – genau wie das bei religiösen und politischen Ideologien der Fall ist. »Wer die eigene Moral nicht teilt, wird zum Fressfeind«,[252] sagt der Ernährungspsychologe Christoph Klotter treffend. Dennoch muss man auch hier sagen, dass dies nur einen Teil der Gesundesser betrifft und viele andere wiederum Ausnahmen zulassen, um nicht als Sonderling dazustehen oder ständige Familienstreits zu provozieren.

Eine kleine Minderheit vergällt also teils hehre Ziele. Viele Beispiele belegen diesen Glaubenskrieg. Laut dem US-Arzt Steven Bratman sehen Orthorektiker ihre normal essenden Mitmenschen nicht mehr als ebenbürtig an[253]. »All die bedauernswerten, verdorbenen Seelen im weiteren Umfeld, die Schokoladenkekse und Pommes frites in sich hineinstopften, waren für mich blosse Tiere. Sie hatten nichts anderes im Sinn, als ihre anfallsartig auftretende sinnliche Begierde zu befriedigen«, sagt Bratman, der selbst einst zu den Extremköstlern zählte. Auch aktuelle Studien zeigen, dass die Autoren von Gesundessenblogs gerne andere, etwa Freunde oder Familienmitglieder, für ihr Essverhalten kritisieren. Sie bezichtigen diese, »faul« und »undiszipliniert« zu sein[254]. Vor allem die Stigmatisierung von Übergewichtigen ist bei den Gesundköstlern im Netz weit verbreitet[255]. So werden Übergewichtige in Blogs etwa automatisch als »ungesund« bezeichnet. Übergewicht wird auch als selbst verschuldet angesehen, obwohl man heute weiß, dass Übergewicht immer viele Ursachen hat – auch Umwelt- und genetische Faktoren spielen mit –, die das Schlanksein erheblich erschweren, die der Betroffene aber nicht ändern kann. Eine Analyse, bei der Gesundheitszeitschriften mit Healthy-Foodblogs verglichen wurden, zeigte aber immerhin: In den Magazinen wurde fast ausschließlich ein hoch moralischer Diskurs geführt und Übergewichtige wurden zum Maßhalten aufgefordert – während in den Blogs wenigstens teilweise auch Genuss vermittelt wurde.[256]

Auch sich selbst gegenüber sind Blogger extrem kritisch und verzeihen sich nichts. Sie bezeichneten sich bei Fehltritten als »unglaublich faul«,

»verschwitzt und fett« oder als »Loser«. Ausbrüche wie Essattacken gingen mit großen Schuldgefühlen einher, es wurde von peinlichen Gefühlen berichtet und fehlender Willenskraft. Man hatte »gesündigt«. Als Entgiftungskur diente dann, viel Wasser zu trinken und Salat zu essen. Wenn Veganer einmal Ausnahmen machen (müssen), beschreiben sie das auch als »unerwünscht« und »beschämend«[257]. Sie fühlen sich schuldig bei Fehltritten.

Besonders ausgeprägt sind Anfeindungen von Vegetariern und Veganern gegenüber Normalessern. In einem veganen Forum liest man etwa, dass Nichtveganer »geistig limitiert« seien. Aber auch Vegetarier erheben sich über die Masse, indem sie etwa Fleischesser mit Konsumenten von Kinderpornografie auf eine Stufe stellen. Begriffe wie »Tiermörder« oder »Aasfresser« sind üblich, um Mischköstler zu diffamieren. Der österreichische Philosoph Helmut F. Kaplan spricht von »Massakern in den Schlachthöfen, dem alltäglichen Verrat des Menschen an den Tieren«, an dem sich die Fleischesser schuldig machten[258]. Es gibt Vegan-WGs, in denen Fleischesser Hausverbot haben. Öffentlich sind vor allem Tiermäster, Schlachtereien und Metzgereien im Visier der Tierschützer. So spielt sich etwa derzeit ein Kampf der Vegan-Aktivisten in Frankreich gegen die Fleischesser ab. Diese Aktivisten posieren mit toten Ferkeln vor Metzgereien; Schlachthöfe werden beschädigt. Im Sommer 2018 musste ein »Vegan-Festival« in Frankreich abgesagt werden, weil man Gegendemonstrationen von Bauern und Jägern und damit verbundene Ausschreitungen fürchtete. Eine französische Vegan-Aktivistin wurde Anfang 2018 zu sieben Monaten Haftstrafe auf Bewährung verurteilt, da sie über einen Metzger, der bei einer Terrorattacke starb, auf Facebook schrieb: »Sie sind schockiert, dass ein Mörder von einem Terroristen getötet wurde? Ich nicht. Ich habe null Mitleid mit ihm, hierin liegt Gerechtigkeit.«

Auf der anderen Seite machen Vegan-Gegner mobil. Sie belustigen sich etwa in einem Antiveganforum über Veganer, Rohköstler und Anthroposophen und sparen nicht an deftigen Anfeindungen. Auch der Publizist

Udo Pollmer hat in seinem Buch *Don't go Veggie* eine Polemik mit »75 Fakten zum vegetarischen Wahn« verfasst. Der sonst oft sehr trefflich argumentierende Publizist hat sich hier dazu verleiten lassen, nicht mehr nur sachlich zu kritisieren, sondern emotional – und das ist alles andere als zielführend. Vegetarier werden etwa pauschal als »Google-gebildete Gemüseelite« betitelt. Auch der Präsident der Deutschen Gesellschaft für Ernährung, Helmut Heseker, forderte in einem Interview, dass Eltern ihre Kinder nicht mit veganer Ernährung »malträtieren« sollten. Kürzlich musste der bekannte britische Food-Kritiker und Journalist William Sitwell seinen Sessel in der Chefredaktion einer Ernährungszeitschrift räumen, da er folgende E-Mail an eine Kollegin schrieb, die bei ihm eine Kolumne über veganes Essen bestellt hatte: »Wie wäre es denn mit einer Rubrik über das Töten von Veganern, einer nach dem anderen. Wege, sie zu fangen? Wie man sie richtig verhört? Ihre Verlogenheit aufdeckt? Sie mit Fleisch zwangsernährt? Sie zwingt, Steak zu essen und Rotwein zu trinken?« Danach herrschte ein Kulturkampf in den britischen Medien: Es wurde diskutiert, wie weit man bei der Beleidigung von Veganern gehen darf und wer in dem Streit auf der Seite der Gerechten steht. Es lässt sich also auf beiden Seiten eine ideologische Verhärtung der Fronten beobachten, die sich nicht mehr um Wahrheiten kümmert, sondern nur noch um Abwertung und Diffamierung der anderen Seite.

Wahre Glaubenskriege kann man sogar zwischen Veganern und Vegetariern beobachten und selbst zwischen ethisch motivierten und Gesundheitsveganern. Das erinnert dem Theologen Funkschmidt zufolge an religiöse Konfessionsstreitigkeiten und kann feindselige Züge annehmen. In manchen veganen Foren wird etwa Vegetarismus lediglich als eine unvollkommene Durchgangsform zur Vollendung in der Form des »perfekten Veganismus« angesehen. Zum perfekten Veganismus gehöre selbstverständlich, dass sich vegan auch auf die Kleidung einschließlich des Schuhwerks sowie Reinigungsmittel und Kosmetika bezieht. »Veganer sind stolz darauf, dass sie zu den (wenigen) Auserwählten gehören, denen es gelungen ist, ›perfekt vegan‹ zu leben, weshalb sie meinen, ein Recht darauf zu haben, auf alle anderen – einschließlich der Vegetarier – herab zu schauen«, so beklagt sich ein anoymer Forumsnutzer. Auch sei ihm in anderen Foren aufgefallen, dass Diskussionen über Risiken dieser Ernährungsweise ausgeschlossen werden, weil sie unerwünscht seien. Er spricht von einem »borniertem fundamentalistischen Veganismus«. Lisa Maria Kroßmann meinte auf ihrem Blog: »Alle Nicht-Veganer-innen sind Verbrecher-innen.« Also auch die Vegetarier. Der Eintrag wurde allerdings mittlerweile gelöscht.

Der vegane Aktivist Achim Stößer kämpft bisweilen mehr gegen Vegetarier als gegen Fleischesser. Er schreibt: »Nicht nur durch Leichenfressen, sondern auch durch den Konsum von Milch, Eiern und Honig wird Mord an Säugetieren, Vögeln bzw. Bienen in Auftrag gegeben.« Milch bezeichnet er als »weißes Blut« und auf seiner Facebook-Seite spart er nicht mit verstörenden Fotos aus der industriellen Tierhaltung. Das erinnert an Abtreibungsgegner, die sich mit Fotos von Embryos und Föten an den Eingang von Arztpraxen stellen, um Frauen von ihrem Vorhaben abzuhalten.

Generell finden sich häufig abwertende und ekelerregende Begriffe für Grundnahrungsmittel in der veganen Szene wie »Kuhdrüsensekret« für Milch oder »Hühnermenstruationsprodukt« für Eier. Es wird weiter behauptet, dass sich »Eiter in Milch« befände. Richtig ist, dass pathogene Keime in Milch und auch körpereigene Abwehrzellen der Kuh in die Milch gelangen können, etwa wenn eine Euterentzündung vorliegt. Allerdings wird durch das Pasteurisieren ein Großteil der Keime abgetötet und bei zu großer Keimzahl darf die Milch nicht in den Handel. Gern wird auch Christian Morgenstern zitiert: »Weh dem Menschen, wenn nur ein einziges Tier im Weltgericht sitzt.« Hier droht gewissermaßen eine Armee von Gerechten den Schuldigen. So manch extremem Veganer sind Tierrechte gar heiliger als Menschenrechte. Teils wird argumentiert, dass die Ausrottung der Menschheit besser für die Umwelt und die Tiere wäre.

Dennoch schauen Ethikveganer auf Gesundheitsveganer stärker herab als auf Ethikvegetarier, wie Funkschmidt beobachtet hat. Er nennt das »Horizontal Hostility«[259]. Denn die Gesundesser machten das aus egoistischen Gründen. Das heißt: Die richtige Lehre wiege schwerer als das richtige Verhalten, das ist laut Funkschmidt genauso wie bei anderen Weltanschauungsgemeinschaften. Daraus resultiert nicht nur Gewalt gegen Großbetriebe der Tierindustrie, sondern auch gegen Veganz-Läden, da diese die reine Lehre durch Kommerzialisierung korrumpiert hätten. Bei der veganen Gesellschaft liest man: »Auch unter angeblichen Veganern (die oftmals, wenn überhaupt, nur Veganköstler sind) gibt es Personen und Gruppierungen, die esoterischen Ernährungslehren [...] anhängen. Die Folge ist, dass sie Kleinkinder mit Mandelmilch ernähren, was selbstverständlich eine Mangelernährung ist, oder die B12-Supplementation als ›künstlich‹ oder ›synthetisch‹ ablehnen, was (wiederum gerade bei Kleinkindern) selbstverständlich schnell einen B12-Mangel nach sich zieht.«

Der Buchautor Attila Hildmann musste diese Feindseligkeiten am eigenen Leib erfahren. Militante Veganer durchsuchten Bilder von ihm und wenn sie etwa Lederschuhe fanden, dann nutzten sie dies als Anlass, einen Boykott gegen ihn aufzurufen, schließlich sei das Tierhaut. Die vegane Idee werde von Gesundköstlern wie Hildmann missbraucht, so der Vorwurf. »Wer die Tugend der veganen Ernährung nur als Lifestyle lebt, macht sich der Häresie schuldig«, schreibt die Trendforscherin Hanni Rützler[260]. Umgekehrt teilt jedoch auch Hildmann bisweilen gerne aus. Einer Redakteurin des *Tagesspiegels* drohte er nach einer Kritik seiner Berliner Imbissbude Gewalt an[261]. Dass die Stimmung innerhalb der Vegan-Gruppe sehr leicht kippen kann, zeigt auch der Fall der veganen US-Bloggerin Jordan Younger (»The Blonde Vegan«), die sich im Jahr 2014 als Orthorexie-Kranke outete. Als Medien den Veganismus für die Essstörung verantwortlich machten, waren die Reaktionen vehement: Manche Aktivisten warfen Younger vor, dass es ihr nie um vegane Interessen gegangen sei und dass sie die Essstörung nur erfunden habe, um ihre Fangemeinde zu vergrößern. Es folgten auch Morddrohungen[262].

Veganer argumentieren teilweise mit einer Selbstgerechtigkeit, wie man sie sonst nur von Abtreibungsgegnern kennt – auch gegen Bio-Fleisch: Auf der Facebook-Seite des Dokumentarfilms *Food Inc.* las man etwa, dass das Anpreisen von Bio-Fleisch dem gleichkäme, wenn man sagen würde, dass es okay wäre, sich Sklaven zu halten, solange diese gut aufgezogen werden. Andere meinten, dass man seine Kinder lieber zu Mitgefühl erziehen sollte, als sie mit Bio-Lebensmitteln zu füttern.

So gern Veganer selbst mit Worten schießen, sind sie ebenso wenig vor Beschuss gefeit. Vielen Veganern wird etwa von anderen Gesundessern wie Low Carblern, Clean Eatern oder Vollwertköstlern vorgeworfen, Tofu-schnitzel und vegane Currywurst seien mit ihren vielen Verfahrensschritten und Zusatzstoffen weit weg von einer »natürlichen« Ernährung. Die Promi-Köchin Sarah Wiener meinte etwa, dass Sojamilch so künstlich wie Cola sei und dass der Verzehr von veganen Chicken-Nuggets das Immunsystem schwäche, weil der Stoffwechsel viele Stoffe nicht als essbar erkenne und sich dagegen wehre[263]. Übersehen wird hierbei, dass die überwiegende Mehrheit der Veganer häufiger selbst kocht und sich deutlich seltener Fertigprodukte auftischt als der Normalkonsument. Tatsächlich werden Fleisch- und Milchersatzprodukte hauptsächlich von Menschen gegessen, die ihren Fleisch- und Milchkonsum reduzieren wollen, aber eigentlich Mischköstler sind.

Berichte über ideologische Auswüchse der Foodamentalisten gibt es auch aus der Anti-Gluten-Bewegung. Auch sie formt eine Community, mit der man sich austauschen und von den Zweiflern absetzen kann. Diese Abgrenzung provoziert erneut Gegenrede, hat der US-Soziologe Zeller beobachtet. Für Michael Pollan, ein bekannter Wissenschaftsjournalist, ist Brot nichts weniger als »ein Symbol für Ernährungstradition und Stabilität«. Er hat die Glutenfrei-Gemeinde angegriffen und sie als »soziale Seuche« bezeichnet. »Man beschimpft sich also gegenseitig als krank, gehirngewaschen, betrogen, dumm und der geheimen Absprache mit Unternehmen«, schreibt Zeller[264]. Die Gluten-Gegner bringen nämlich besonders gerne das Argument, dass Weizen hochgezüchtet sei und darum so viel Gluten enthalte. Gluten ist also der Stellvertreter für die böse Agrarindustrie. Tatsächlich gibt es keine messbar steigenden Gluten-gehalte im Weizen in den vergangenen 30 Jahren. Ignoriert wird auch oft, dass Dinkel noch mehr Gluten liefert. Dieser ist aber in der Anti-Gluten-gemeinde gerne gesehen, da er ein altes Getreide ist.

Ideologisch geht es auch in der Low-Carb- und Steinzeitszene zu. Auf dem Steinzeit-Blog healthy-soulfood wird etwa der scharfe Ton in den Face-book-Gruppen kritisiert. »Wir haben in verschiedenen Gruppendiskussio-nen unsere Rezepte und Artikel teilen wollen, da wir dachten, es sei zum Thema angebracht. Dabei wurden wir von den Administratoren regelrecht zurechtgewiesen oder sogar direkt aus den Gruppen verbannt. Uns ist es unverständlich, wieso ein solcher Mehrwert unterbunden wird. Wir fin-den es außerdem unmöglich, dass es immer wieder dazu kommt, dass Mitglieder aufgrund ihrer angeblichen Unwissenheit denunziert werden. Wir haben erlebt, dass der Umgangston unter den Mitgliedern mit der Zeit immer schärfer wurde. Dabei sollten wir gerade Paleo-Neulingen ermöglichen, leichter in das Thema einzusteigen, ohne gleich von bösen Kommentaren verschreckt zu werden. Muss es denn sein, wenn jemand sein leckeres paleotaugliches Abendessen postet, dass dieses komplett auseinandergenommen und kritisiert wird? Ernährung ist keine Religion. Sie soll Spaß machen und gesund sein.«[265]

Und es geht weiter: Ebenfalls Steinzeitköstler und Vegetarier liegen sich in den Haaren. So hat John Durant, einer der Paläo-Gurus, mehrere Seiten in seinem Buch *The Paleo Manifesto* einem Angriff auf die Feministin Carol Adams gewidmet, die Feminismus mit Vegetarismus verbindet. So schreibt Durant etwa: »Adams Fleisch-Hasser- und Männer-Hasser-Man-tra ›Esst Reis und habt Vertrauen in Frauen‹ soll die männliche Kultur des Fleisch-Essens unterminieren und damit die männliche Macht schwä-chen.«[266] Durant huldigt jedoch einer Zeit, in der eine vermeintlich klare Rollenverteilung herrschte, in der Männer auf die Jagd gingen und Frauen Beeren sammelten und ihre Männer für eine gute Beute mit Sex belohnten. Die Evolutionsbiologin Marlene Zuk schreibt in ihrem Buch *Paleofantasy*[267], dass dies eine Fantasie ist. Auch Frauen jagten Kleintiere und bewegten sich oft genauso weit weg von der Feuerstelle wie Männer. Auch sie brauchten also ein gut funktionierendes Orientierungsvermögen. Zudem war es die meiste Zeit vor allem an den Frauen, Essbares zu liefern, da das Jagen von großen Tieren oft nicht von Erfolg gekrönt war. Aktuelle Studien zeigen außerdem, dass für die Evolution des Menschen Kohlenhydrate etwa aus Wurzelgemüse weit wichtiger gewesen sein könnten als bislang angenommen. Zudem gibt es laut Zuk auch Naturvölker wie die Aborigines, bei denen Frauen auf die Jagd gingen, bevor sie Kinder bekamen, oder Melanesische Völker, deren Männer Yam-Wurzeln anpflanzen. »Es gibt keine Beweise, dass es in der Steinzeit eine feste Rollenverteilung gab«, sagt die Archäologin Amanda Henry.

In Low-Carb-Rezept-Foren oder Blogs werden interessanterweise vor allem Rezepte für Kuchen oder Brot gepostet. Diskutiert wird auch gerne, welche Zuckerersatzstoffe erlaubt sind. Das Thema Zuckerersatz oder die vielen Kuchen- und Brot-Rezepte gelten jedoch einigen Ultragläubigen als unerlaubte Ersatzbefriedigung – und das sei unvereinbar mit der reinen Lehre. Denn: Zucker sollte ganz gemieden werden, es gibt keine halben Sachen! Der Süßgeschmack durch Zuckerersatzstoffe ist in vielen Programmen tabu. Wer dumme Fragen zum Konzept stellt, wird schon mal runtergemacht. Einige Foren werden ganz für Neulinge gesperrt und sind nur für die echten Low-Carbler zugänglich.

Schlecht ergeht es ebenso Menschen, die es wagen, die Hohepriesterinnen des Clean Eating öffentlich zu kritisieren. So berichtete im August 2017 die Journalistin Bee Wilson im *Guardian* von einer Podiumsdiskussion mit der Food-Autorin Madelaine Shaw[268]. Diese verspricht in ihrem Rezeptbuch *Ready, steady, glow*[269] ihren Anhängerinnen nichts weniger als Schönheit. Als die Journalistin Shaw kritisierte, dass sie zwar auf Zucker verzichte, dafür aber Kokosblütenzucker verwende, sei sie vom Publikum und auf Twitter #youarewhatyoueat niedergemacht worden. Das Argument der Twitter-Gemeinde: Wilson sei älter und hässlicher als die Autorin und hätte darum zum Thema Ernährung nichts beizutragen. »Mir wurde klar, dass es nicht um das Detail ging, denn in zuckerfreien Rezepten sollte nun mal kein Zucker sein, sondern darum, dass wir überhaupt etwas anzweifelten.«

Anfeindungen gibt es nicht zuletzt unter Eltern, vor allem unter Müttern. Beim Stillen sind die Gräben oft tief, wenn sich eine Frau outet, sie wolle vor dem Ablauf der sechs Lebensmonate des Kindes abstillen. Ihr wird unterstellt, sie würde sich nicht genug anstrengen, wunde Brustwarzen hätten schließlich alle schon ohne Jammern durchgemacht und außerdem sei Abstillen zutiefst egoistisch. Das Kind werde psychischen Schaden nehmen, die Termine für den Psychiater könne man ja schon mal einplanen. Umgekehrt werden Frauen angegiftet, wenn sie öffentlich stillen – dann meist von älteren Semestern. In diesem Fall kann man es also niemandem recht machen. Weiter gehen die erbitterten Streits unter Eltern darüber, wann was als Beikost am gesündesten ist. Natürlich gilt Selbstgekochtes als der goldene Gral. Manche Eltern setzen ihre Kinder dann auch alsbald auf eine glutenfreie, laktosefreie oder vegane Diät. Sogar Babynahrung à la Fred Feuerstein soll es geben, dabei wird etwa Knochenbrühe anstatt Ersatzmilch empfohlen. Und wer solche Kinder später zum Geburtstag einlädt, wird mit verschwörerischer Miene darüber aufgeklärt, dass doch bitte alle Ernährungsregeln auch bei der Feier einzuhalten seien.

Frisch gebackene Eltern wandeln sich häufig auch von überzeugten Aldi-Einkäufern zu verbrämten Bio-Verfechtern und hyperventilieren, wenn andere Eltern nicht den gleichen Glauben verfolgen. Schließlich sind Bio-Lebensmittel frei von Schadstoffen, also »gut«, während sich in konventionellem Essen Gift-Cocktails finden (böse), die die Gehirnentwicklung der Kleinen stören und zu Krebs führen können. Das Gift in den Möhren stammt natürlich von MonSatan.

Veganerinnen, die ihre Kinder ebenso ernähren, müssen sich ebenfalls Anfeindungen gefallen lassen und Misshandlungsvorwürfe anhören. Was natürlich ebenso ideologisch verbrämt ist, denn auch Kinder können, wenn sich Eltern gut informieren oder sogar eine Ernährungsberatung hinzunehmen und Vitamin-B12-Tabletten verabreichen, vegan und gesund ernährt werden. Die BfR-Studie zur Motivation von Veganern zeigte[270], dass sich die Mehrheit der Veganer des Risikos einer unzureichenden Vitamin-Aufnahme über Tabletten bewusst ist. Aufgrund der Vorbehalte anderer Eltern sind Veganerinnen darum bei der Ernährung außer Haus oft zu Kompromissen bereit.

Bei einem Elternabend in der Kita irgendwo in Deutschland forderte eine Mutter, aus der Einrichtung müsse das weiße Gift entfernt werden. Dabei handelte es sich nicht um Rattengift oder Kokain, sondern um stinknormalen Zucker. Andere diskutieren verbittert darüber, wie oft man Kindern Fleisch vorsetzen sollte. Die Vernetzungsstelle Schulverpflegung Berlin berichtet von Konflikten zwischen Eltern. So wird Vegetariern gekontert, dass Schweinefleisch als Teil der deutschen Esskultur erhalten bleiben sollte. Die Vernetzungsstelle versucht derweil, die emotional diskutierten Themen zu versachlichen[271].

Wer gar ein dickes Kind hat, hat vollends verloren. Schon in der Schule sind mollige Kinder ungeliebte Kameraden und werden als Fettklops, Dickwanst oder fette Sau beschimpft. Mehr als die Hälfte der Kinder wird in der Schule von Gleichaltrigen gemobbt. Je mehr Pfunde auf den Rippen sitzen, desto häufiger werden Kinder Mobbing-Opfer. Übergewichtige erhalten auch weniger Unterstützung durch Eltern und Lehrer hinsichtlich höherer Bildungswege, vor allem Mädchen. Lehrer trauen dicken Kindern beispielsweise weniger zu und erwarten Verhaltensauffälligkeiten. Bei der Suche nach einem Ausbildungsplatz haben übergewichtige Jugendliche weniger Chancen. Auch kränkende Kommentare von Lehrern oder von den eigenen Eltern müssen sich die Kinder anhören. Weiter geht es beim Kinderarzt. Dort erhalten Kinder oftmals keine Unterstützung, sondern meist nur den gut gemeinten Ratschlag, doch endlich weniger zu futtern. Doch diese Aufforderung hilft wenig. Im Gegenteil: Ausgrenzung und Spott führen zu noch mehr psychischem Stress und das führt zu Frustessen – ein Teufelskreis.

KAPITEL 2

WIE KONNTE ES SO WEIT KOMMEN?

Am Ende des Tages stellen wir uns bewusst kritisch die Frage, wie es so weit kommen konnte. Wie ist es möglich, dass so viele unterschiedliche Ernährungsweisen populär sind, obwohl sie teilweise auf hahnebüchenen und völlig konträren Überlegungen basieren? Wie kann es sein, dass Menschen ohne ernährungswissenschaftlichen Hintergrund eine so große Fangemeinde um sich versammeln können? Wie kommt es, dass immer mehr Menschen meinen, bestimmte Nahrungsmittel wie Milch oder Brot seien nicht bekömmlich oder sogar giftig? Und warum haben diese Themen eine so große Wichtigkeit erlangt?

UNS FEHLEN RELIGION UND MORALISCHE AUTORITÄTEN

Tatsächlich sind die Gesellschaften in industrialisierten Nationen von einer zunehmenden Glaubensleere und damit einem Mangel an Ritualen und Gemeinschaft erfüllt. Denn die Religionen lieferten nicht nur Antworten auf viele transzendentale Fragen und unerklärliche Dinge, früher organisierte die Kirche auch Lebensbereiche, die nichts oder nur am Rande mit Religion zu tun hatten, wie Kolpingvereine, Wallfahrten und Bildungsaktivitäten. Sie dienten also auch als sozialer Kitt, um Bevölkerungsgruppen ein Gefühl des Zusammenhalts zu geben. 1960 war noch fast jeder Deutsche katholisch oder evangelisch, heute sind es nur etwas mehr als die Hälfte – konkret: es gibt derzeit rund 26 Prozent evangelische und 28 Prozent katholische Christen[272]. Und von diesen gehen immer weniger in die Kirche oder pflegen religiöse Praktiken wie Gebete oder Pilgerreisen. Noch weniger Gläubige findet man etwa unter den Vegetariern. Laut einer Studie der Universität Jena sind nur 23 Prozent evangelisch und 17 Prozent katholisch[273].

Die Aussagen von bestimmten Kirchenvertretern zu Themen wie Homosexualität oder Abtreibung missfallen vor allem jüngeren Menschen, weswegen sie sich zunehmend von der Kirche abwenden. Und auch die Missbrauchsskandale und deren nur unzureichende Aufarbeitung sind

Gründe, warum die Kirche nicht mehr als moralische Instanz infrage kommt. Obendrein werden immer weniger Deutsche gemäß einer christlichen Glaubenslehre erzogen[274]. »Zudem verharrt die Kirche in einer hierarchischen Kommunikationsstruktur des Senders und Empfängers«, so meint Rochus Winkler, Psychologe von concept m. »Der moderne Mensch ist jedoch aufgeklärt, gut informiert, kritisch und kommuniziert vor allem in sozialen Netzwerken ohne Hierarchien. Und hier halten die Kirchen nicht mit.«[275]

Aber auch andere moralische Autoritäten wie Intellektuelle, Wissenschaftler, Ärzte, Journalisten und Politiker genießen kein Vertrauen mehr und werden von ihren Sockeln gestoßen. An ihre Stelle treten Sportler, Schauspieler, Popstars, Internetmilliardäre, Köche oder selbst ernannte Gesundheitsgurus. Diese werden angebetet und vergöttert. Vor allem die Köche treten wahlweise als Propheten, Beichtväter, Sozialreformer, als Ratgeber im Kampf gegen das schlechte Gewissen oder als Welthungerexperten auf, wie Jens-Christian Rabe in der *Süddeutschen Zeitung* anmerkte[276]. »Es geht bei Nigel Slater & Co. um viel mehr als die Frage, wie man ein Ei technisch einwandfrei pochiert. Es geht ums große Ganze: das richtige Leben in einer falschen Welt.«

Denn das religiöse Bedürfnis ist da, der Wunsch nach Diskussionen über Ethik und Moral, der Wunsch nach Identität und Zugehörigkeit. Die Religion bot den Menschen zudem eine Möglichkeit, sich mit Heiligem oder Transzendentalem zu verbinden und ein Leben mit Sinn zu führen. Leid, Trauer und Krisen hat die Menschheit über Jahrhunderte mithilfe von Religion und Spiritualität überwunden. Religion bietet auch Theorien über die Natur des Menschen oder seinen Platz im Universum, über Leben und Tod also. Nun ist da nur noch diese Glaubensleere. Moralische Leitfiguren und gute Vorbilder fehlen. Und darum sind die Menschen auf der Suche nach etwas Bedeutsamem in ihrem Leben, nach einem höheren Zweck, der ihnen hilft, ihr Leben zu ordnen. Denn Glauben gibt Halt: Wer auch heute noch eine Religion ausübt, lebt insgesamt zufriedener, so zeigen Studien, daher suchen sich die Menschen einen Religionsersatz. Und dafür muss der Körper herhalten. Er muss nun die ganze Fracht tragen, die früher die Religion übernahm. Daher werden vor allem Ernährung, aber auch Sport zur Obsession. »Das Essen eignet sich jedoch noch besser«, ist Klotter der Meinung, »da man das Essen inkorporiert, in sich aufnimmt.« Zudem hatte Ernährung schon immer, etwa als Teil der Religion oder als soziales Distinktionsmittel zwischen arm und reich eine identitätsstiftende Funktion.

NAHRUNG STIFTET IDENTITÄT, ERLAUBT SELBSTDARSTELLUNG

Nahrung verleiht also Identität. Wie ist das zu verstehen? Die Soziologin Barlösius meint etwa, dass die Küche und die mit ihr verbundene Mahlzeit die Funktion hätten, »eine vergemeinschaftende kulturelle Identität auszubilden und zweitens soziale, politische und andere Abgrenzungsbestrebungen durchzusetzen – also die eigene von der fremden Identität distinktiv abzuheben«[277]. Über Nahrung wird also kommuniziert, es werden Botschaften darüber übermittelt, wer man ist und wie man wahrgenommen werden möchte. So dienten auch in den verschiedenen Weltreligionen Speisegebote wie Nahrungstabus dazu, sich von anderen religiösen Gemeinschaften abzugrenzen, um die eigene Glaubensgemeinschaft zu festigen. Egal ob katholisch, evangelisch, christlich-orthodox, Adventisten, jüdisch, muslimisch, hinduistisch und buddhistisch – jede religiöse Tradition beinhaltet Rituale, Zeremonien und Alltagspraktiken, die auch Essen und Trinken einschließen[278]. In der römisch-katholischen Kirche gibt es etwa das Freitagsopfer, an diesem Tag soll also auf Fleisch oder andere Genussmittel verzichtet werden. Auch das Fasten hat in der christlichen Kirche Tradition. Im Islam gibt es neben dem 30-tägigen Fasten (Ramadan) die Einteilung von erlaubten und verbotenen Lebensmitteln. So sind Schweinefleisch, Fleisch und Wurst von nichtgeschächteten Tieren oder Alkohol »haram«, während alle anderen nicht ausdrücklich verbotenen Lebensmittel »halal« sind.

Das Judentum kennt ebenfalls Speisegesetze (Kaschrut), die »koschere« und »treife« Lebensmittel trennt. So sind etwa Rinder, Schafe, Ziegen und Rehwild koscher, Schweine oder Hasen dagegen nicht. Rabbiner einer Kaschrut-Organisation können auch das Koscher-Siegel für Fertigprodukte vergeben. Fleisch und Milchprodukte dürfen obendrein nicht miteinander gemischt werden, also auch nicht auf den gleichen Küchenutensilien zubereitet oder angerichtet werden. In der Pessachwoche gibt es weitere strenge Vorschriften. So darf in dieser Zeit etwa nur ungesäuertes Brot (Matzot) gegessen werden.

Die Buddhisten lehnen Fleisch zwar nicht völlig ab, allerdings gibt es viele streng vegetarisch lebende Buddhisten, weil sie glauben, dass jedes fühlende Wesen einen Buddha in sich tragen könnte. Auch Zwiebelgewächse wie Knoblauch und Lauch sowie Ingwer gehören zu den verbotenen Lebensmitteln, da diese als anregend gelten und ungewollte, sexuelle Energien freisetzen könnten. Bei den Hinduisten darf der Koch einer niederen Kaste nicht das Essen für eine höhere Kaste zubereiten, da dieses dann nicht als rein gilt. Die Hinduisten essen großteils vegetarisch. Oft gibt es bei religiösen Speisevorschriften auch Regeln darüber, was bestimmte Leute an bestimmten Orten nicht essen sollten. Säkulare und selbst auferlegte Nahrungsverbote und -regeln wie glutenfrei oder Rohkost liefern darum auch einen gewissen Komfort, den Religionen traditionellerweise mit sich bringen.

JEDE KULTUR HAT IHRE NAHRUNGSSITTEN UND -GEBRÄUCHE

Nahrung war aber nicht nur religiös ein Mittel, um Grenzen zwischen Gruppen zu ziehen, sondern auch kulturell. Verschiedene Kulturen zeigen schließlich mithilfe von Sitten, Gebräuchen und Nahrungstabus ihre Zugehörigkeit. Katzen oder Hunde darf man hierzulande etwa nicht essen, das ist sogar gesetzlich verboten. Auch der Verzehr von Insekten ist (noch) mit Ekelgefühlen behaftet. Japaner essen zum Frühstück Misosuppe, die Schweden goutieren »Rotten Herring«, die Chilenen verspeisen

Seeigel, während viele andere Nationen angesichts dieser Speisen mit Übelkeit und Ablehnung reagieren. Und das ist kein physiologisch erklärbarer Mechanismus, wie er bei verdorbenen Speisen auftritt, um uns vor Vergiftung zu schützen. »Unsere Übereinstimmung in Essensfragen gehört zu dem, was unsere Existenz als kulturelle Gemeinschaft konstituiert«, schreibt Funkschmidt[279]. Sie drücken kulturelle Eigenarten aus, die eine Kultur von anderen unterscheidet. Nahrungsbeschränkungen können dazu dienen, bereits vorhandene Differenzen auszudrücken oder zu verstärken. Denn das Nahrungssystem entspricht einem Zeichensystem, auf dessen Grundlage Kommunikation möglich wird[280].

Nun haben sich unsere Ernährungsgewohnheiten jedoch radikal verändert. Es wird weniger selbst gekocht – deutsche Verbraucher verbringen nur fünf Stunden pro Woche mit Kochen, im internationalen Vergleich sind wir damit auf dem viertletzten Platz[281]. Was Ausgaben für das Essen angeht, sind wir knauserig. Dafür werden mehr industrielle Lebensmittel als früher verwendet oder es wird gleich außer Haus gegessen. Wer Hunger hat, muss nicht auf die nächste Mahlzeit warten, sondern kann die Zeit mit Snacks überbrücken. Marktforscher nennen das eine »Entrhythmisierung der Ernährung«. Früher wurde der Tag rundum die Mahlzeiten organisiert, sie waren feste Institutionen, heute wird eher zwischen Meeting und Fitnessstudio noch schnell ein Proteinriegel verzehrt. Nahrungsaufnahme ist kein Ritual mehr, sondern nur noch Notwendigkeit. In den USA essen 91 Prozent der Menschen täglich mindestens einen Snack[282], in Deutschland dürfte das nicht viel weniger sein. Vor allem das Frühstück und das Mittagessen werden dadurch zunehmend verdrängt, während das Abendessen noch häufig als echte Mahlzeit eingenommen wird. Am Wochenende stellen sich viele Deutsche gerne an den Herd und zelebrieren das Kochen und Essen[283]. Gründe für diese sich wandelnde Esskultur sind auch in der modernen Arbeitswelt zu finden: »Flexible Arbeitszeiten, extreme Mobilität und der Trend zum Single-Haushalt führen eben zwangsläufig zu Entchronologisierung, Auflösung gewachsener Mahlzeitenordnungen und steigendem Außer-Haus-Verzehr«, sagt Gunther Hirschfelder, Kulturwissenschaftler an der Universität Regensburg.

GIBT ES EINEN KOLLEKTIVEN SITTENVERFALL AM TISCH?

Durch veränderte Koch- und Essgewohnheiten gehen nach und nach kulturelles Wissen und Kompetenz in Sachen Ernährung verloren, auch wenn bei einigen Menschen, etwa den Foodies, das kulinarische Wissen sogar wächst. Trotzdem: Es sind wenige, die heute noch einen Gemüsegarten anlegen, einen Fisch ausnehmen, eine Hühnerbrühe zubereiten können oder wissen, welcher Kräutertee welche Wirkung hat. »Traditionelles Wissen über die Zubereitung und Wirkung bestimmter Speisen oder über die Vielfalt der regional angebauten Nahrungsmittel und deren traditionelle Verwendung gehen verloren«, schreibt die Ethnologin Luzi Finck[284]. Falsch wäre es jedoch, einen kollektiven Sittenverfall in Sachen Ernährung herbeizureden. »Ein entspannter Umgang etwa mit industriellen Lebensmitteln stellt keineswegs den Untergang der Ernährungskultur in Deutschland dar«, meint Daniel Kofahl, Ernährungssoziologe am Büro für Agrarpolitik und Ernährungskultur. »Gerade für Frauen und Mütter bedeutet dies sogar eine ungemeine Entlastung in einer hektischen Zeit, in der sie das kulinarische Anspruchsdenken in Deutschland lange Zeit unnötig unter Druck gesetzt hat.« Mütter, die nicht jeden Tag am Herd stehen, haben mehr Zeit für die Kinder, für Sport oder um ein gutes Buch zu lesen. »Bei der Nahrungsmittelwahl ist Gesundheit nicht per se und allzeit das höher zu wertende Gut«, meint auch Petra Kolip, Gesundheitswissenschaftlerin an der Universität Bielefeld.

SCHNAPS FÜR DEN MANN, SALAT FÜR DIE FRAU

Innerhalb von Gesellschaften gibt es auch Unterschiede zwischen dem, was Kinder (Milch und Brei) und Erwachsene (keine Milch, harte Nahrung) essen (sollten) oder zwischen den Geschlechtern. Gegrilltes Fleisch und Schnaps gilt nach wie vor als männlich, während der Salat mit der Weißweinschorle den Frauen vorbehalten ist. Männern werden laut der Soziologin Christina van Dyke ein Bärenhunger und ein guter Appetit zugestanden[285]. Frauen dagegen sollten doch bitte lieber keinen Hunger haben und weiblicher Appetit gilt gar als ganz gefährlich, nämlich für die schlanke Linie und die Gesundheit. Männern wird als Diät auch kein Fleischverzicht auferlegt, sie sollen ja energiegeladen, gestärkt und leistungsfähiger werden, während Diäten für Frauen meist pflanzlich und feinstofflich daherkommen. Auch hier verleiht das Essen eine bestimmte Identität. Dies wird besonders deutlich, wenn man von diesem *gender-food* abweicht, wie es etwa vegan essende Männer tun. Vegane Männer, die öffentlich auftreten, zeigen sich jedoch gleichzeitig gerne mit gestählten Körpern und erhöhter Fitness oder zumindest krassen Tattoos, sie bezeichnen ihren ganzen Lebensstil als »extrem«, sodass keine Zweifel ob ihrer Identität aufkommen kann.

ÜBER DIE NAHRUNG WERDEN HIERARCHIEN AUSGEDRÜCKT

In Europa haben laut dem Ernährungspsychologen Klotter die beiden griechischen Philosophen Pythagoras und Platon, die vor rund 2500 Jahren lebten, erheblich die Identitätsbildung durch ihre Vorstellungen von Leib und Seele beeinflusst[286]. Der Körper galt ihnen als Gefängnis der Seele. Wer aß, fütterte den Leib, wer sich in Enthaltsamkeit und Askese übte, fütterte die Seele und war damit ein guter Bürger. Der Körper galt in dieser Zeit aber noch nicht als Böse. Erst im Christentum wurde laut Klotter aus der Selbstbeherrschung (zu sehen etwa in der Fastenzeit oder an Freitagen, an denen kein Fleisch auf dem Tisch stand) der Kampf gegen den Teufel, der auch im Körper des Menschen sein Zuhause hat. Das Problem dabei: Der Mensch muss essen, sonst stirbt er, allerdings weiß jeder, wie schwer Mäßigung ist, da der Körper uns mit gut funktionierenden Belohnungssystemen ausgestattet hat, die bei Nahrungsaufnahme anspringen. Vor allem der Fleischkonsum war durch die platonisch-christliche Überhöhung der Seele und die Minderwertigkeit des Leibes stark mit Völlerei und Sünde assoziiert, das wird auch in biblischen und antiken Texten ersichtlich. »Bis heute fühlen sich darum Vegetarier als die Reinen, die Guten«, sagt Klotter.

Weil Mäßigung die Norm ist, wird der schlanke Körper angebetet. Jede zweite Frau zwischen 20 und 60 Jahren ist mit ihrem Gewicht unzufrieden und hat schon eine Diät gemacht. Das heißt jedoch umgekehrt, dass unsere Gesellschaft eine Ablehnung gegenüber übergewichtigen Menschen hegt. Und diese Normen und die damit einhergehenden Verachtungen hat die Gesundessenszene geradezu perfekt verinnerlicht. Konkret zur Sprache kommt dieser Wunsch jedoch immer seltener. Denn es ist mittlerweile offenbar sozial besser akzeptiert, wenn man sich zuckerfrei oder Low Carb ernähren will, als wenn man sagt, man wolle abnehmen. Egal welche der alternativen Ernährungsformen man sich ansieht, zwischen den Zeilen steckt der zentrale Wunsch nach Schlankheit. Magersein wird idealisiert und mit Gesundheit, Gutherzigkeit, Erlösung und ewigem Glück gleichgesetzt. Übergewichtige werden dagegen als »faul« und »dumm« abgekanzelt. Da es jedoch überproportional viele Übergewichtige in niedrigeren sozialen Schichten gibt, wird aus der Verachtung von Adipösen eine Verachtung des Proletariats.

Essen war auch früher schon eine Möglichkeit der Reichen, sich gegen den Pöbel abzugrenzen. Egal ob das Mammut am Feuer gebraten wurde, die alten Griechen bei ausgefeilten Tischhierarchien ihre Feste feierten oder die Europäer sich im Mittelalter an religiöse Nahrungsgebote hielten – Menschen haben Hierarchien über das Essverhalten ausgedrückt und Machtverhältnisse zementiert. »Bei den Wohlhabenden und Adligen war das Essen immer schon Teil ihrer Selbstdarstellung«, sagt der Ernährungspsychologe Klotter. »Sage mir, was du ißt, und ich sage dir, wer du bist«, beschrieb bereits der französische Schriftsteller und Gastronom Jean Anthelme Brillat-Savarin (1755–1826) die Möglichkeiten der Selbstinszenierung durch Essen. Früher ist das laut Klotter aber nur ein kleiner Teil der Gesellschaft gewesen, der sich das leisten konnte. Die anderen waren dagegen froh, dass sie überhaupt etwas zu essen hatten.

ÜBER DIE ESSENSAUSWAHL KANN MAN SICH INSZENIEREN

Nach den Weltkriegen dienten dann Parteien dazu, sich sozial und kulturell in der Gesellschaft zu verorten. Essen war eine reine Privatangelegenheit. »Durch die Achtundsechziger-Bewegung gewann dann die eigene Identität über die Sexualität an Kontur«, sagt Klotter weiter. Für sie war Sexualität und freie Liebe also eine Möglichkeit, sich von den »Spießern« abzugrenzen. Die Kleinfamilie galt als Keimzelle faschistischer Gesellschaftsstrukturen. »Heute, wo fast alles beim Sex erlaubt ist, hat das Essen die Sexualität als Freiheitsplattform abgelöst«, meint der Ernährungspsychologe[287]. Darum werden auch heute alternative Ernährungsweisen als Mittel zur sozialen Distanzierung, zur Identitätsfindung und zur Kommunikation genutzt. Ob Tofuburger, Dry-Aged-Steak oder Matcha-Tee – mittels Ernährung kann der Mensch einen Platz finden, an den er gehört. Allerdings sind es eben heute immer größere Teile der Bevölkerung und es gibt immer mehr Vielfalt in Sachen Alternativernährung – und das ermöglicht, Individualität auszudrücken. Denn der moderne Mensch möchte einzigartig sein, nicht als einer von vielen wahrgenommen werden. Darum werden die DGE-Empfehlungen, die für alle Menschen gelten sollen, als tröge empfunden. Dennoch schließen sich Individualität und Gemeinschaft nicht aus. Wer sich für einen Ernährungstrend entscheidet, findet in seiner Glaubensgemeinschaft ja neue Freunde und Unterstützung,

Heute wird Identität auch nicht mehr über die Geburt oder den Job festgelegt, sondern in der postindustriellen Zeit durch Ideologie oder Konsum – am besten beides. Man zeigt mit vegan, Paläo oder Low Carb seine Gesinnung und moralische Überzeugung. Lebensmittel sind mit moralischen Werten und Vorstellungen versehen. Man isst so, wie man wahrgenommen werden möchte, Ernährung ist DAS Mittel zur Ich-Inszenierung geworden, zum Lifestyle. So zeigt ein Bio-Konsument beispielsweise, dass ihm moralisches Handeln, Natürlichkeit und Echtheit wichtig sind. Wer auf tierische Produkte verzichtet, zeigt sich empathisch und altruistisch, engagiert und verantwortungsbewusst, wer glutenfrei oder Low Carb lebt, ist gesundheitsbewusst, wer sich wie Caveman nur von

Wurzeln und Steaks ernährt, zeigt Naturverbundenheit, Zivilisationskritik und Minimalismus. Clean Eater und Rohköstler kommunizieren über ihre Ernährungsweise, dass sie der Lebensmittelindustrie misstrauen. Besonders deutlich wird diese Einswerdung auch in der Sprache. Veganer sagen nicht: »Ich esse vegan.«, sondern: »Ich bin Veganer.« Auch bei Gluten-Verächtern kommt es immer häufiger vor, dass sie sagen: »Ich bin glutenfrei.« – zu finden sind solche Sprüche etwa auf T-Shirts: »*Sorry, I'm gluten-free.*« Die Autorin Pamela Druckerman schreibt: »Ich bin Low-Carb-Vegetarierin.«[288].

Allen alternativen Kostformen ist auch gemein, dass sich ihre Anhänger als coole Avantgarde verstehen. Wer Hafermilch anstatt Kuhmilch kauft, Kokosöl anstatt Rapsöl, rohe Bitterschokolade mit Kakaonibs anstatt Milka, der umgibt sich mit einer hippen Aura. Zudem sind die Foodamentalisten Kinder der Leistungsgesellschaft und haben das Dogma des Selbstmanagements verinnerlicht. »Mit allem, was wir tun oder essen, demonstrieren wir, wie sehr wir an uns arbeiten«, sagt Paula Irene-Villa von der LMU München[289]. »Das Leben wird zum Projekt, das nie fertig wird und immer verbessert werden muss.«

Auf der anderen Seite stehen Menschen wie Nusret Gökçe, der dem Fußballer Franck Ribéry ein Gold-Steak kredenzte und damit zum Foodpornstar wurde. Auch er festigt sein Image damit, dass er sich nicht um Veganer und Urköstler schert, sondern das Fleischessen geradezu grotesk machohaft zelebriert. Essen wird also immer mehr zum politischen, sozialen und psychologischen Identitätsmerkmal, zum Merkmal von Gemeinschaft und Weltsicht.

KOCHEN, POSTEN, ESSEN

So ist auch zu erklären, warum immer mehr Menschen ihr selbst gekochtes Essen aufwändig drapieren und fotografieren und es per WhatsApp, Instagram oder Snapchat teilen. Sie wollen sich selbst präsentieren und machen damit gleichsam ihre Gruppenzugehörigkeit und ihre soziale Schicht deutlich. Sie zeigen laut der Soziologin Barlösius, dass sie kulturelle Kenntnisse über »gutes Essen« haben und dass sie komplizierte Speisen zubereiten können[290]. Das Bild kommuniziert also den Geschmack und den Lebensstil des Fotografen. Darum wird auch niemand einen Müsliriegel oder eine Pasta mit Tomatensoße posten. Andererseits: Wer auf den »Gefällt mir«-Button drückt, zeigt, dass er die Botschaft verstanden hat und Mitglied des Clubs ist. Laut einer Umfrage des Meinungsforschungsinstituts YouGov aus dem Jahr 2016 haben 61 Prozent der Deutschen schon mal ihr Essen abgelichtet[291]. Mehr als die Hälfte (55 Prozent) machte ein Bild von selbst gekochten Speisen. 44 Prozent fotografierten Essen im Restaurant, das besonders gut aussah oder schmeckte. Jeder Dritte dokumentierte kulinarische Erlebnisse auf Reisen. Und jeder vierte Fotograf veröffentlichte das Bild in sozialen Netzwerken. Besonders beliebt im Internet sind dabei Hashtags wie #foodlove, #foodorgasm oder natürlich #foodporn. Die Kommunikation über das Essen verläuft heute also vielfach digital und nicht mehr so oft gemeinsam an einem gedeckten Tisch. Der YouGov-Umfrage zufolge finden viele Mitbürger das auch nervig, rund 40 Prozent sagten dies, während 43 Prozent der Befragten davon inspiriert werden. Mehr als die Hälfte der Befragten weiß, dass solche Fotos vor allem der Selbstdarstellung dienen. Möglicherweise hat das Ablichten von farbenfrohen und aufwendig angerichteten Speisen auch noch eine andere positive Wirkung: So haben US-Forscher im Jahr 2016 rausgefunden, dass vorab fotografierte Speisen sogar besser schmecken[292]. Laut der Studie wird das Essen als schmackhafter empfunden, umgekehrt schmeckt nicht fotografiertes Essen danach sogar schlechter. Die Erklärung der Forscher: Wer sich mit der Zubereitung und der optimalen Ablichtung der Mahlzeit ausgiebig auseinandersetzt, steigert auch die sinnliche Wahrnehmung und verlängert die Zeit bis zum Konsum. Dadurch würden Appetit und Vorfreude gesteigert. Ein weiterer Fund der Studie: Wenn das Essen nicht nur köstlich aussieht, sondern auch als gesund betitelt wird, wird es immer noch als gut bewertet, auch wenn das Essen selbst gar nicht wirklich schmeckte. Die Selbstdarstellung wird also wichtiger als der Geschmack. »Wir signalisieren damit, dass wir zum Club der Fitten gehören«, sagt Studienautorin Sean Coary von der Saint

Joseph's University in Philadelphia. »Restaurants sollten diese Gratis-Werbung verstärkt nutzen.« Schließlich stünde dieser Trend erst am Anfang.

ESSEN IST ZUM MULTIPROBLEMLÖSER GEWORDEN

Mit einer alternativen Ernährungsweise werden also mehrere Fliegen mit einer Klappe geschlagen: Konsum, Immanenz, spirituelle Praxis und ein Zugehörigkeitsgefühl werden vereint. Die Essgemeinschaft wird auch immer wichtiger, da die Menschen neben dem Ordnungssystem Religion zunehmend auch das Ordnungssystem Familie verlieren. Es gibt immer weniger Eheschließungen, dafür mehr Scheidungen, während immer weniger Kinder geboren werden. Nur noch wenige Menschen studieren, leben oder ziehen in ihrem Heimatort die Kinder groß, der moderne Mensch ist zunehmend entwurzelt. Eltern, Verwandte und Freunde sind oft nicht mehr in der Nähe. Ersatzfamilien finden sich dann je nach Ernährungsweise. Veganismus, Low Carb oder Rohkost schaffen zwar Gemeinschaft, trotzdem bleiben sie dabei sehr individuell, nur darum funktionieren sie. Doch nicht nur Gesundesser bringen mit der Wahl des Essens die eigenen Werte zum Ausdruck. Auch in allgemeinen Umfragen sagen Teilnehmer, dass Gesundheit, Emotion/Genuss, Tradition, Familie/Gemeinschaft die wichtigsten Werte seien, die mittels der Ernährungsweise ausgedrückt würden[293].

Gerade junge Menschen zeigen ihre Rebellion gegen die Eltern oder die Gesellschaft mit einer absonderlichen Ernährungsweise. Auch ihnen geht es darum, eine eigene Identität zu entwickeln und sich von ihren Eltern abzunabeln. So wird etwa der Jugendveganismus wie der Auszug aus dem Elternhaus als Statusübergang betrachtet. Darum finden sich die Gesundesser vor allem im Alter zwischen 20 und 30 Jahren, bei den *Twentysomethings*, der Generation Y. »Das geht mit der Nahrung sehr leicht. Man muss nicht einem Verein oder einer Partei beitreten, man muss nicht demonstrieren gehen, man kann einfach über den Konsum seine Rebellion ausleben«, meint der Marktforscher Winkler. »So kann man sich etwa gegen Lebensmittelskandale auflehnen, indem man alles im Bioladen kauft oder gleich auf alles Tierische verzichtet. Man ist dann quasi dagegen gewappnet, wenn in der Massentierhaltung Tiere gequält werden oder mal wieder Gammel- und Antibiotika-verseuchtes Fleisch im Supermarkt entdeckt wird.«[294] Es besteht also im Falle des Veganismus tatsächlich das Gefühl, dass man durch jede Ess-Entscheidung zu einer gerechteren Welt beiträgt. Man kann konkret etwas gegen die Unterdrückung der Tiere tun. Und das Übernehmen sozialer Verantwortung gemeinsam mit der Fähigkeit sich selbst zu organisieren, ist laut Jugendforschern auch dringend notwendig. Denn wir leben in Zeiten, in denen sich ein Wandel von geschlossenen und verbindlichen zu offenen und zu gestaltenden sozialen Systemen vollzogen hat. Erfolg im Leben hängt also von Leistungsfähigkeit und Flexibilität ab.

ES GIBT EINE FREIHEIT IM ESSEN

»Der Mensch ist, was er isst.« – auch der Philosoph Ludwig Feuerbach hat im 19. Jahrhundert die identitätsstiftende Wirkung des Essens erkannt. »Kaum ein anderer Satz bringt die philosophische Bedeutung der Ernährung für unsere Identität besser und pointierter zum Ausdruck«, ist der Moralethiker Harald Lemke überzeugt[295]. Tatsache ist jedoch, dass der Spruch, der aus dem Jahr 1850 stammt, derzeit inflationär genutzt wird, ohne zu wissen oder zu verstehen, was er eigentlich bedeutet. Oft wird er etwa verwendet, um zu erklären, wie sich die Ernährung auf unseren Körper auswirkt. So zeigt etwa der Dokumentarfilm *Du bist, was du isst* aus dem Jahr 2010, wie verschiedene Zivilisationskrankheiten mit der Ernährung zusammenhängen sollen. Der Mediziner und Heilpraktiker Dan Rogers sagt in dem Film etwa: »Würden Sie ein Gebäude, das 100 Jahre stehen soll, mit minderwertigen Baustoffen errichten? Dasselbe gilt für den Körper. Wie kann man erwarten, dass der Körper einem ein langes, gesundes und lebenswertes Leben schenkt, wenn man ihm die richtigen

Nahrungsbausteine vorenthält [...] Du bist, was du isst! Wenn man schlechtes Zeug isst, fühlt man sich schlecht.«[296]

Lemke erläutert jedoch, was seiner Meinung nach Feuerbach wirklich mit diesem Spruch gemeint hat, und zwar gibt es vier Dimensionen. Erstens: »Feuerbach attackiert (damit) die traditionelle platonisch-christliche Überhöhung der Seele gegenüber dem Körper, die zu einem dualistischen Menschenbild geführt hat.« Er sehe den Anfang der menschlichen Existenz in der Ernährung und die Nahrung als Anfang der Weisheit. Man müsse also zuerst satt sein, um Denken zu können. Als zweite Dimension führt Lemke eine leib- und naturphilosophische Dimension an. »Was auch immer wir essen, wir essen Natur«, schreibt Lemke. Feuerbach weise damit auch darauf hin, dass wir auf die Natur angewiesen sind, wir über die Nahrung eine Einheit mit der Natur bilden. Feuerbachs Zitat hatte jedoch auch eine ethisch-moralische Dimension. »Anstatt einer Freiheit vom Essen nachzuträumen, gilt es verstehen zu lernen, dass es eine Freiheit im Essen gibt«, so Lemke. Dass man also auswählen kann, was man essen möchte, es eine kulinarische Selbstbestimmung gibt. Dies mag heute nicht weiter erstaunlich anmuten, doch herrschte damals der Glauben, dass die Vernunft moralisch wertvoll sei, während das Essen ein tierhafter Trieb sei. Feuerbachs gastrosophische Freiheit stellte also diese traditionelle Polarisierung infrage. Auch hatten alle damals angesehenen Philosophen von Kant bis Hegel dem sinnlichen Genuss »alles Recht, allen Anteil an moralischer Gesetzgebung abgesprochen«. Feuerbach meinte jedoch, dass alle Menschen Essen als etwas Gutes und als Genuss erfahren können. Das könne sowohl trockenes Brot als auch die Trüffelpastete sein. Er schreibt also nicht vor, welche Speise vernünftiger ist. Lemke meint, dass der viel zitierte Satz besage, »dass wir wenigstens unser kulinarisches Leben moralisch gut leben, insofern wir gut essen«. Feuerbach verbindet dieses individuelle Glück jedoch mit einer Forderung, dass alle im Überfluss verfügbaren Lebensmittel mit anderen zu teilen seien. »Auf diese Weise ist es auch in einem gerechtigkeitstheoretischen Sinne möglich, moralisch gut zu essen und menschlich zu sein«, schreibt Lemke. Letztlich hatte Feuerbachs Ausspruch auch noch eine politisch-revolutionäre Dimension, denn er setzte seine Hoffnung in eine revolutionäre Verbesserung der Ernährungsverhältnisse. So propagierte er anstatt der Kartoffel, die er »die unpolitische Schwäche, die allgemeine Trägheit und die geistlose Untertänigkeit der Deutschen« verantwortlich machte, den Verzehr der Erbse. Er sagte: »Wollt ihr das Volk bessern, so gebt ihm […] bessere Speisen.« Die DGE hält das Feuerbach-Zitat für ein Mittel, um zum Ausdruck zu bringen, »dass Ernährung auch soziale, politische, ökonomische, psychologische und kulturelle Dimensionen hat«.[297] Und dass Gesundheit eben nicht der alleinige und glücklich machende Teil der Ernährung ist, wie viele Ernährungswissenschaftler sowie die Essjünger der neuen Heilslehren glauben machen wollen.

ES GIBT KEIN ESSEN OHNE EMOTION

Essen hat demgemäß auch noch eine psychologische Dimension, die häufig vergessen wird. Was wir gerne essen, wird auch durch das Elternhaus geprägt und verbindet uns so mit unserer Heimat und unseren Vorfahren. So wird bereits im Mutterleib über Geruch und Geschmack des Fruchtwassers das Baby auf die spätere Familienkost eingeschworen. Denn Aromastoffe aus Karotte, Knoblauch oder Steak finden sich im Fruchtwasser wieder. Der Geschmackssinn ist im siebten, der Geruch ab dem achten Schwangerschaftsmonat funktionstüchtig. Die Zeit im Mutterleib ist also für die Geschmacksprägung bedeutend. Sie hält bis einige Monate nach der Geburt an. Später nehmen gestillte Babys über die Muttermilch spezifische Aromen auf. So hat eine Studie ergeben, dass Mütter, die Vanilleextrakt mit der Nahrung zu sich nehmen, ausgiebiger stillten, weil die Säuglinge die süßliche Vanille in der Milch mochten. Auch wenn die Mutter Karottensaft trank, bevorzugten gestillte Babys einen Beikostbrei, der mit Karottensaft angerührt worden war. Und spätestens ab dem ersten Lebensjahr gewöhnen sich Kinder an das, was für alle auf dem Tisch steht. Hier spielt auch hinein, was man im Laufe seines Lebens für Erfahrungen im Zusammenhang mit Essen und Emotionen gemacht hat. Darum gehören auch nur zwei Drittel der Menschen zu den so genannten »Stresshun-

gerern«, ein Drittel sind im Gegenteil »Stressesser«. Vor allem übergewichtige Menschen und Frauen greifen bei Stress, Kummer und Enttäu-
schungen nach dem Schokokeks – »comfort eating« heißt das Fachwort.

WIR LEBEN IN EINER BUBBLE-WELT

Es fehlen also moralische Vorbilder, die Parteienlandschaft zerbröckelt
und auch die Sexualität eignet sich nicht mehr als Identitätsmerkmal.
Bleibt in einer fragmentierten Welt nur noch das Essen als feste Stütze,
das Identität stiftet, die Halt und Orientierung gibt. Denn die Wohl-
standsgesellschaft liefert zwar objektiven Reichtum, subjektiv wird dies
jedoch als überkomplex und überfordernd wahrgenommen. Die Globali-
sierung hat eben auch ihre Schattenseiten. Beispiel Ernährung: »Wir leben
im Überfluss, alles ist möglich, heute bayrisch, morgen Sushi, übermor-
gen orientalisch a la Yotam Ottolenghi«, erklärt Winkler. Ein Manager
kann Bier aus Dosen trinken, bei Aldi gibt es Spitzenweine versehen mit
vielen Parker-Punkten. To-go-Produkte symbolisieren diesen Überdruss
im Extrem. Man kann diese, wann immer man möchte, egal zu welcher
Tages- und Nachtzeit konsumieren, abgelöst von rigiden Essenszeiten.
Soziologen sprechen von der »Entritualisierung des Essens«. Aber nicht
nur das Essen ist eine wunderbare Welt der Auswahlmöglichkeiten und
Regellosigkeiten. Man kann Fahrrad oder Bahn fahren oder durch Carsha-
ring von A nach B kommen. Für die Kommunikation gibt es WhatsApp,
E-Mails, Facebook oder Twitter und Instagram. »Der Beruf überlappt mit
der Freizeit. Man muss immer und überall erreichbar sein«, sagt Winkler.
Es gibt ein riesiges Angebot an Freizeit- und Urlaubsgestaltung, zu jeder
Jahreszeit. Ob Yoga oder Wandern, Strand oder Helikopter-Skifahren –
alles ist möglich. Gleiches gilt für die Lebensformen, auch hier hat eine
Pluralisierung stattgefunden: Es gibt immer weniger »normale« Familien,
dafür viele Patchwork-Ehen, alleinerziehende Eltern, nichteheliche
Lebensgemeinschaften und Single-Haushalte. Man kann als Paar mit oder
ohne Trauschein zusammen leben oder vielleicht auch in getrennten

Wohnungen. Doch das Leben in dieser Vielfalt ist keineswegs einfacher: Partnerschaft und Erziehung werden als extrem anstrengend erlebt. Alles muss heutzutage verhandelt werden, etwa wer nach der Geburt des Kindes arbeitet. Es gibt kaum noch vorgeschriebene Rollen oder Lebensstile, man darf alles.

Wir leben also in einer Gesellschaft mit unendlichen Wahlmöglichkeiten, in einer »Bubble-Welt«. Noch nie in der Menschheitsgeschichte sind so viele Menschen abends satt ins Bett gegangen und noch nie war das Angebot an Nahrungsmitteln so groß. Das gesamte Lebensmittelangebot umfasst 170 000 Produkte. Es kam zu einer Pluralisierung von Esswelten. Eigentlich ein Schlaraffenland, wie die Trendforscherin Hanni Rützler es nennt. »Es wächst die Anzahl derer, die unfähig sind, die Wahlfreiheit mit Freude zu empfinden«, sagt sie[298]. Denn es fehlen damit Rituale und Stabilität, die der Mensch zu seiner Orientierung dringend braucht. Rituale haben etwa mit ihren vielen Wiederholungen und innerhalb ihres sozialen Kontextes eine positive Wirkung auf die Neurobiologie des Gehirns, sie machen psychisch stabil.

Der »besorgte Esser« reagiert auf diesen Verfall mit der Fixierung auf einzelne Inhaltsstoffe der Nahrung. Einige Menschen zählen noch Kalorien, Fett- oder Vitaminmengen, andere schon Kohlenhydrat-Punkte oder Zuckergehalte. Verloren in dieser Vielfalt versucht der Mensch nun, seine Identität in einer alternativen Ernährungsweise zu finden und sich von der Masse abzuheben. Er sucht in einem Ernährungstrend in einer Unverträglichkeit darum nach Abschottung, persönlicher Selbstverortung und lebensweltlicher Orientierung. Ein rigides System, das Nahrungsmittel in gut und böse einteilt, bringt Ordnung ins Leben, nimmt Entscheidungen ab. »Wenn man Regionales und Veganes kauft, ist das nicht nur ›nicht künstlich‹, sondern reduziert auch die Wahlfreiheit, schränkt die Einkaufsstätten ein. Das ist sehr entspannend«, meint Marktforscher Winkler. »Entscheidungs-Shortcuts« nennen Konsumforscher diese Form der Einkaufshilfe. Wer sich auf einen Ernährungstrend festlegt, reduziert auch die Informationsflut. Denn man liest nun nur noch den Blog, der zur eigenen Ernährungsweise passt, folgt nur noch bestimmten Twitter- oder Instagram-Accounts, ist nur noch in Facebook-Gruppen, in denen sich Gleichgesinnte tummeln.

Die moderne Welt ist weiterhin durch die Digitalisierung des Alltags geprägt. Ob Smartphone, Tablet oder Computer – wir befinden uns in einem hoch technisierten Zeitalter. Das hat viele bekannte Vorteile. Doch auch dieses Schlaraffenland hält seine Giftspeisen parat. Denn: Durch die Dominanz des Visuellen und die zunehmende Mediatisierung unserer Gesellschaft werde der direkte Realitätsbezug zusehends durch imaginäre Relationen ersetzt, meint Thomas Kleinspehn, Soziologe an der Carl von Ossietzky Universität in Oldenburg[299]. Dadurch schwindet die Berührung, die Authentizität und die erlebte Realität. Und dieses verlorene Gefühl erfahren wir durch Speisen. Orale Lust ist laut Kleinspehn ein »Ersatz für nicht anders erlebbare Realität« und Ausdruck eines Wunsches »nach Nähe«. Auch der große Koch René Redzepi, der das Sterne-Restaurant Noma in Kopenhagen führt, sagte in der *Süddeutschen Zeitung*, dass der digitale Wandel der Grund für das große Interesse an den Themen Kochen und Essen sei[300]. »Alles passiert heute auf dem Smartphone. Was bitte kannst du da noch anfassen?« Essen werde auf lange Sicht das Einzige sein, das Menschen mit der analogen Welt verbinde. »Haptik, Geschmack – die Leute sehnen sich nach dem Authentischen.« Diese große Bedeutung, die wir heute der Oralität beimessen, gibt es erst seit dem 17. Jahrhundert, als die Kirche im Zuge der Aufklärung an Bedeutung verlor.

UNSER ESSEN IN DEN SOZIALEN MEDIEN

Soziale Medien wie Blogs, Facebook-Gruppen, Instagram oder YouTube sind äußerst beliebte Plattformen, auf denen sich Menschen über Ernährung informieren und austauschen. So ist der Hashtag #food einer der 25 populärsten Hashtags auf Instagram. Durchschnittlich verbringen

US-Amerikaner rund 20 Minuten täglich auf der Bilderplattform, bei Jüngeren im Alter von 18 bis 29 Jahren sind es 30 Minuten[301]. Allein in Deutschland gibt es über 1000 Foodblogs[302]. Insgesamt ist die Möglichkeit, sich über gesunde Ernährung schlau zu machen, heute also wesentlich einfacher als früher. Dennoch steigt mit dieser Fülle an Ratschlägen und Erklärungen, die sich teilweise widersprechen, die Verwirrung und Orientierungslosigkeit. Auch das Verbraucherwissen hat keineswegs zugenommen (s. hierzu auch das Kapitel »Wir als Verbraucher sind verunsichert«). Zugenommen habe laut Eva-Maria Endres hingegen das Gefühl der Menschen, in ihren Entscheidungen über Ernährung beraten werden zu müssen[303]. Man vertraut also nicht mehr seinem Körper, was ihm gut tut und schmeckt, sondern erwartet einem Kleinkind gleich, dass selbst erwählte Autoritäten vorgeben, wie eine gesunde Ernährung auszusehen habe. Blogger sind die neuen moralischen Autoritäten. Megan Lynch, Gesundheitswissenschaftlerin an der University of Toronto, hat zwei Monate die Posts von 45 *healthy food blogs* analysiert, um zu sehen, wie diese über Ernährung aufklären und ob sie womöglich zu einem gefährlichen Essverhalten anstiften[304]. Sie fand heraus, dass vor allem junge Frauen sehr rigide Vorstellungen über Ernährung hatten. Fast alle Rezepte waren vegetarisch oder vegan, ballaststoffreich und enthielten sehr wenig Fett oder Zucker. Die Zutaten waren hauptsächlich biologisch und regional, während Fertigprodukte gemieden wurden. Auffällig war auch, dass die Portionsgrößen sehr klein waren. In einer weiteren Studie wurde deutlich, dass die Bloggerinnen fast alle ein problematisches Essverhalten oder Körperverhältnis an den Tag legten[305]. Eine Studie von Carmen Lefevre, Verhaltenspsychologin am University College London, aus dem Jahr 2017 machte noch besorgniserregendere Entdeckungen. So zeigen fast 50 Prozent der 16- bis 34-jährigen Follower Symptome einer Orthorexia Nervosa (s. Seite 193 ff.)[306]. In der Allgemeinbevölkerung sind es dagegen nur 1 bis 3 Prozent, die eine krankhafte Obsession für gesunde Ernährung an den Tag legen. Healthy-Food-Accounts auf Instagram propagieren auch selten eine ausgewogene Kost, sondern setzen vor allem auf den Verzicht von Tierischem, Weizen, Milch und Zucker. Beliebte

Gesund-Essen-Accounts sind etwa *thedelicious* von Sarah Gim, die in Los Angeles lebt und die neben ihren farbenfrohen Food-Bildern auch Bilder ihres gestählten und schlanken Körpers postet. Bei *rawveganblonde* gibt es nur vegane Rohkost mit niedrigem Fettgehalt, bei *nutritionstripped* bloggt McKel über glutenfreies Essen und grüne Smoothies und wer *iquitsugar* folgt, kann lernen, wie man schrittweise jeglichen Zucker aus den Rezepten verbannt. Auch können laut Lefevre diese Medien andere Gesundheitsprobleme verstärken wie Körperschemastörungen, Depression, ständiger Vergleich mit Gleichaltrigen oder Essstörungen wie Magersucht oder Bulimie. Wer zum Beispiel häufig Fitness-Blogs liest, erkrankt eher an Magersucht. Lefevre gibt zu bedenken, dass die Nutzung von sozialen Medien zum so genannten Echokammer-Effekt beiträgt. Dieser Effekt führt dazu, dass die Menschen in einer Filterblase stecken, die sie nur noch mit Informationen versorgt, die in ihre Vorstellungen passen oder diese verstärken. Dadurch, dass sie sich nur noch mit ähnlich denkenden Menschen und dazu passenden Informationen umgeben, die ihre Einstellungen und ihr Wertesystem verstärken, sind sie der Meinung, dass diese Einstellungen normal und weit verbreitet sind. Der Begriff der Filterblase stammt von dem Internetaktivisten Eli Pariser. Er sagte 2011 in der Zeitschrift *The Economist*: »Eine Welt, die aus dem Bekannten konstruiert ist, ist eine Welt, in der es nichts mehr zu lernen gibt [...] [weil] es eine unsichtbare Autopropaganda gibt, die uns mit unseren eigenen Ideen indoktriniert.«[307] Auf gesunde Ernährung gemünzt heißt das: Wer sich gesund ernähren will, sucht nach Influencern, Blogs und Facebook-Accounts, die zu den eigenen Vorstellungen etwa von einer veganen, glutenfreien oder Low-Carb-Ernährung passen. Hier werden jedoch immer die stets ins Weltbild passenden Ratschläge gegeben. Mit Informationen, die diese Ernährungsweisen skeptisch sehen und sie hinterfragen, kommt man so gar nicht in Berührung. Es kommt zur Erosion traditioneller Wissenshierarchien, da nun einem Blogger oder Instagramer eher geglaubt wird als einem Ernährungswissenschaftler.

Doch auch wenn Gesundheitsexperten die healthy food blogs von Laien kritisch sehen, gibt es doch auch positive Auswirkungen auf die

User. So war etwa die Gemeinschaft, die die von Lynch untersuchten Bloggercommunitys erlebten, allen sehr wichtig[308]. Sie hatten das Gefühl, in ihrem Lebensstil unterstützt zu werden. Teils fühlten sich die Blogger sogar anderen Bloggern näher als Freunden im echten Leben. Auch in der Veganer-Studie des BfR gaben die Befragten an, dass der Austausch über das Internet mit Gleichgesinnten eine zentrale Funktion habe und über die sachliche Information zur Ernährungsweise weit hinausgehe[309]. Sie diente der Selbstbestätigung und der moralischen Unterstützung. Schließlich erleben Veganer häufig Unverständnis und Anfeindungen des nicht veganen Mainstreams. Internetforen verstärken also das Gefühl der Zugehörigkeit und Gemeinschaft, das über extreme Ernährungsweisen vermittelt wird. Und auch weitere Studien belegen, dass vor allem bildgestützte Foren wie Instagram Gefühle von Einsamkeit und Isolation mindern. Textbasierte Foren wie Twitter hatten diese Wirkung nicht[310]. Auch die Blogger selbst haben Vorteile: Viele nutzen etwa die Accounts, um sich auszudrücken oder sich selbst darzustellen, etwa indem sie Ernährungstagebücher schreiben[311]. Das Schreiben der Blogs empfinden viele als Katharsis. Andere fühlen sich wichtig und gebraucht, da sie wiederum andere von ihren Ernährungsvorstellungen überzeugen können. Die sozialen Medien tragen also erheblich dazu bei, dass Ernährung so eine starke identitätsstiftende Rolle einnehmen konnte.

WIR ALS VERBRAUCHER SIND VERUNSICHERT

Interessant ist doch, dass 20-Jährigen Foodbloggerinnen und mit Sixpacks bestückten Buchautoren mit Dauergrinsen, die keinerlei Ausbildung in Sachen gesunde Ernährung genossen haben, heute mehr geglaubt wird als den Empfehlungen der Deutschen Gesellschaft für Ernährung (DGE). Das macht deutlich, wie stark Ernährungswissenschaftler und Mediziner an Macht verlieren, wenn es um Ernährung geht. Wie konnte das geschehen? Insgesamt ist die offizielle Ernährungskommunikation

fraglich und kann laut Eva-Maria Endres als »gescheitert« angesehen werden[312]. Denn viele Menschen essen eben nicht nach den DGE-Regeln. Wie
der neue Ernährungsreport 2019 gezeigt hat[313], geht der Gemüse- und
Obstverzehr trotz der Dauerbeschallung »Esst 5-mal am Tag Obst und
Gemüse!« seit Jahren zurück. Konkret: Der Anteil der Personen, die täglich Gemüse essen, ist von 76 Prozent im Jahr 2015 auf 71 Prozent im
Jahr 2018 gefallen. Das bedeutet umgekehrt, dass jeder Fünfte sogar oft
gar keine Frischkost am Tag isst. Hierzu passt auch die Tatsache, dass mit
34 Prozent keine andere Produktgruppe so oft im Hausmüll landet wie
Obst und Gemüse. »Es scheint ein kulturelles Pflichtgefühl zu bestehen,
Gemüse zwar einzukaufen, aber dann fehlt anscheinend doch die Lust, es
auch zu verzehren«, meint der Ernährungssoziologe Kofahl. Warum Menschen geflissentlich ignorieren, was obere Stellen ihnen als gesund ans
Herz legen, liegt an unserem Gehirn. Denn 80 Prozent der Ess-Entscheidungen sind emotional gesteuert, der bloggende Koch Anthony Warner
nennt diesen Teil des Gehirns, der uns blind durch den Alltag lotst, tref-
fenderweise das »Homer-Gehirn« (angelehnt an die TV-Serie *The Sim-
psons*)[314]. Und diese emotionalen Entscheidungen bezüglich Essen resultieren aus Erfahrung. Hat die Mutter Hühnerbrühe gekocht, wenn das
Kind krank war, dann wird sich bei diesem die Hühnersuppe auf ewig mit
dem Gefühl des Umsorgtseins verbinden. Wer als Kind mit Schokolade
getröstet wurde, wird auch als Erwachsener vor allem in Stresssituationen
gerne Schokolade essen.

Es hilft also nicht viel, die offiziellen Empfehlungen zu kennen, denn
man wird sich trotzdem nicht unbedingt demgemäß ernähren, weil das
»Spock-Gehirn« (angelehnt an die TV-Serie *Star Trek*) wenig Einfluss darauf hat, zu welchen Lebensmitteln wir greifen. Viele Menschen wissen
aber auch gar nicht, wie man sich richtig ernährt, oder glauben eben lieber
Ernährungsaposteln, denn diese sprechen mit ihren schön drapierten und
bunten Bildern von diversen Speisen und ihren strahlenden, makellosen
Gesichtern auch das instinktive Homer-Gehirn an.

Dass die offizielle Ernährungsbildung versagt hat, könnte einmal an
der Art der Ernährungskommunikation liegen, die oberlehrerhaft mit

dem Zeigefinger verläuft, wie Soziologen vermuten. Denn so wird der Mensch als fehlerhaft angesehen, der durch den Experten missioniert werden müsse. Die kulturelle und geschmackliche Vielfalt, die man beim Essen mit seinen eigenen Sinnen erfährt, wird als defizitär und unaufgeklärt bewertet und steht der angeblich einzigen gesunden Ernährungsform gegenüber. »Das Alltagswissen, welches über Generationen im kulturellen und sozialen Austausch vermittelt wurde, wird damit entwertet«, schreibt Endres. Nicht verwunderlich daher, dass auch die selbst ernannten Foodbloggerinnen und abtrünnigen Ernährungsgurus ein Misstrauen gegenüber offiziellen Ernährungsempfehlungen und -experten hegen, ein Misstrauen, das sie selbstverständlich als Influencer weiterverbreiten. Dennoch ist das dramatisch, denn dies ist der Grund, warum so sagenhaft viel Unsinn in Ratgebern und im Internet Verbreitung findet und warum Ernährung überhaupt zum religiösen Glauben mutieren konnte.

RATGEBER UND INTERNETBLOGS PREDIGEN HÄUFIG FALSCHE FAKTEN

Gleichzeitig werden die restlichen 20 Prozent der Ess-Entscheidungen, die man mit Informationen beeinflussen könnte, ständig mit hochgradig verwirrenden Aussagen gefüttert, so dass auch das rational arbeitende Spok-Gehirn hier nicht weiterhelfen kann. Diese Verwirrung stammt einmal aus den Medien. Helmut Heseker, Präsident der DGE, hat sich in einer Ministudie in einer Bahnhofsbuchhandlung 48 Bücher aus der Ernährungs- und Gesundheitsliteratur angesehen und kommt zu dem Fazit[315]: »Kein einziges Buchformat hat einen wissenschaftlichen Anspruch, ganz viel Halbwissen, Irreführungen und Falschaussagen. [...] Vieles ist eindeutig als pseudowissenschaftlich zu bezeichnen oder gehört in die Esoterikecke. Manch eines erinnert doch sehr an mittelalterliche Quacksalberei und Scharlatanerie.« Bemerkenswert ist auch das Buch *Böses Gemüse. Wie gesunde Nahrungsmittel uns krankmachen* eines US-amerikanischen Herzchirurgs namens Steven Gundry[316]. Er hat Lektine, das sind in Pflanzen vorkommende Abwehrstoffe, als gesundheitsgefährlich ausgemacht. Sie sollen für allerlei Beschwerden wie Arthritis, Herzerkrankungen, Akne und Ekzeme verantwortlich sein. Er warnt vor Obst und Gemüse und schlägt vor, Weißbrot zu essen, weil auch in Vollkorn Lektine enthalten sind. Verboten sind bei Gundrys Diät vor allem rohe Gurken, Paprika, Zucchini oder Tomaten. Im Ernst? Leider ja. Es gibt auch schon Prominente, wie die US-amerikanische Popsängerin Kelly Clarkson, die mit diesem Plant-Paradox-Programm 20 Kilogramm abgenommen haben soll. All dies ist natürlich ausgemachter Unsinn. Natürlich sind Lektine in großen Mengen giftig, daher soll man Hülsenfrüchte, die viel davon enthalten, unbedingt einweichen und lange kochen. Denn vor allem durch Hitze werden Lektine unschädlich gemacht. Dennoch ist aus gesundheitlicher Sicht natürlich nichts gegen einen Tomatensalat einzuwenden. Wären rohe Tomaten oder Paprika bedenklich, wären ganze Landstriche am Mittelmeer besonders von Herzkrankeiten oder anderen Leiden geplagt. Das Gegenteil ist jedoch der Fall.

Im Netz sieht es mit der Flut an merkwürdigen Informationen ebenfalls nicht gut aus: Viele der im Internet verbreiteten Informationen sind schlichtweg falsch oder irreführend. Bei einer Analyse von Facebook-Gruppen zu gesunder Ernährung wurde deren Vertrauenswürdigkeit von echten Experten unter die Lupe genommen. Das Ergebnis: 40 Prozent der Gruppen propagierten Nahrungsergänzungsmittel wie Vitaminpräparate, dabei sind diese nur bei Mangelzuständen notwendig, die es bei uns nur in seltenen Fällen gibt. Sollte der Arzt einen Mangel feststellen, wird er die Tabletten zeitlich begrenzt verschreiben. Zudem verschweigt ein Großteil der YouTuber, die Vitamintabletten anpreisen, dass diese vor allem bei Überdosierung auch Nebenwirkungen haben können, so zeigt eine weitere Studie[317]. Alan Levinovitz, Religionswissenschaftler an der James Madison University, meint, dass wir eine »Epidemie an Idiotie« in Sachen gesunder Ernährung erleben. Vani Hari, eine als »Food Babe« bekannte US-amerikanische Bloggerin, wurde schon mit niemand Geringerem als Martin Luther King verglichen. Und dieser ganze Nonsens, der tagtäglich durchs Netz wabert erreicht die Menschen. Denn: Laut Studien verwenden 93 Prozent der Menschen das Internet, um Gesundheitsinformationen zu suchen, insbesondere auch zu Ernährungsthemen. »Kein Wunder, dass ›der gemeine Bürger‹ bei so geballter Möglichkeit zur ernährungswissenschaftlichen Fehlbildung zwischen Fake und Facts nicht mehr unterscheiden kann«, so Heseker[318].

EIN CHOR VERSCHIEDENER STIMMEN

Ein zusätzliches Problem ist, dass die Ernährungswissenschaft nicht gebündelt mit einer Stimme kommuniziert. Zwar gibt es die Empfehlungen der Deutschen Gesellschaft für Ernährung (DGE), dennoch sorgte im August 2018 eine Professorin der Universität Freiburg mit einem YouTube-Video für Furore, in dem sie allerlei unfundierte Fakten von sich gab. Nicht nur, dass sie Kokosöl als »Gift« bezeichnete, sie meinte auch, dass mehr als die Hälfte der Deutschen einen Vitamin-D-Mangel hätten und dieser nur durch Tabletten im Winter ausgeglichen werden könnte. Es sind allerdings nur 2 Prozent der Deutschen von einem echten Mangel betroffen. 50 Prozent der Erwachsenen sind nicht gut versorgt, aber das ist kein Grund, das Vitamin zu supplementieren. Denn große Vitamin-D-Studien haben keine gesundheitlichen Effekte gezeigt. Auch meinte sie, dass kohlensäurehaltiges Wasser ungesund sei, da es zu Bluthochdruck führe und den Körper übersäuere. Aber gerade beim Thema Übersäuerung durch Ernährung wird viel durcheinander geworfen. So ist Mineralwasser mit viel Hydrogencarbonat basenbildend, während nur sulfathaltige Mineralwässer zu einem Säure-Überschuss führen. Die DGE empfiehlt Wasser als Getränke, egal ob mit oder ohne Kohlensäure. Gelinde gesagt war dieses Video ein echtes Desaster für das Vertrauen in die Ernährungswissenschaft.

Doch auch andere Forscher scheren sich nicht um die DGE-Regeln: Der Ernährungswissenschaftler Bodo Melnik hält etwa »das anhaltende epigenetische Doping durch ständigen Konsum pasteurisierter Milch für sehr bedenklich, da dies mit der Entwicklung von Zivilisationskrankheiten wie Übergewicht, Diabetes, neurodegenerative Erkrankungen und Krebs in Verbindung stehe«.[319] Es gibt also innerhalb der Ernährungswissenschaft sich widersprechende Experten und das ist für ein Vertrauen nicht förderlich, zudem bietet dieses Vakuum reichlich Platz für Scharlatanerie. Trotzdem ist die Ernährungswissenschaft eine Wissenschaft, in der es Kontroversen geben muss und es immer wieder neue Erkenntnisse gibt. Die Verdauung ist hochkomplex und jeder Mensch verdaut und verstoffwechselt anders. So reagieren manche Menschen auf Zuckerlösungen oder glukosehaltige Lebensmittel wie Brot extrem unterschiedlich – bei den einen steigt der Blutzuckerspiegel viel höher an und fällt danach viel steiler ab als bei anderen. Aber diese Unklarheiten sollte man auch benennen und zu diesem Thema dann besser keine allgemeinen Empfehlungen geben. Auch sollte man sich von echten »Fake-News-Verbreitern« wie William Davis, der für das Gluten-Bashing mitverantwortlich ist, klar distanzieren. So gibt es etwa US-Forscher, die derzeit die Wirkung glutenfreier Nahrung bei Gesunden untersuchen und deren Nebenwirkungen beschreiben, zu denen immerhin Herzkrankheiten und Diabetes gehören können.

PANIKMACHE MACHT ANGST, ABER SONST NICHTS

Erschwerend hinzu kommen Superlative, auf die Menschen ohnehin aufmerksamer reagieren. Selbst einige Wissenschaftler sind nicht gegen Übertreibungen und Panikmache gefeit, doch das ist keineswegs eine geeignete Form der Wissensvermittlung. Manche Forscher sprechen beispielsweise vom »Übergewichts-Tsunami« bei Kindern. Dabei gibt es seit Anfang der 2000er-Jahre keinen Anstieg mehr bei der Anzahl dicker Kinder. Auch wird in den letzten zehn Jahren von einer regelrechten »Adipositas-Epidemie« gesprochen. Das vermittelt den Eindruck, dass wir es nachgerade mit einer ansteckenden Erkrankung zu tun hätten. Andere bezeichnen »Messer und Gabel als Massenvernichtungswaffen«. So genannte Fruchtappelle haben nicht einmal die Wirkung, dass sich Verbraucher tatsächlich dadurch gesünder oder eben maßvoller ernähren. Sie sind ineffektiv. Denn: »Hier drohen Proteste, Abwehrreaktionen, Bumerangeffekte, negative Abfärbungen auf das Image von Organisationen oder Produkten sowie das Auslösen und Verstärken von Angstzuständen und Angsterkrankungen«, erklärt Matthias R. Hastall, Wissenschaftler an der TU Dortmund[320]. Bumerangeffekt heißt dabei, dass Menschen das Verhalten, das unerwünscht ist, wie etwa viel Pommes essen, dann besonders attraktiv finden und in der Folge sogar noch häufiger zur Frittenbude gehen.

Die Ernährungs-Docs, die im NDR eine eigene Sendung haben und auch schon ein Buch veröffentlicht haben, halten »mehr als die Hälfte unserer Erkrankungen für ernährungsbedingt«[321]. Wenn überhaupt, dann sind sie ernährungsMITbedingt, aber sie sind nicht durch falsche Ernährung allein entstanden. Auch bei Übergewicht und Diabetes Typ 2 müssen genetische Faktoren mit einer widrigen Umwelt – und das können falsche Ernährung, zu wenig Bewegung, aber auch Stress sein – zusammenkommen, bevor sie sich manifestieren. In ihrem Buch schreiben die Ernährungs-Docs natürlich viele richtige Dinge, aber eben auch Unbelegtes und aus einzelnen Studien Extrapoliertes. So wird etwa Curcumin, das in Currypulver vorkommt, wegen seiner entzündungshemmenden Eigenschaften besonders bei Arthrose als schmerzlindernd und als krebshemmend angepriesen. Es gibt dazu aber keine aussagekräftigen Studien, die dies belegen würden. Das zeigt, dass auch einige Ernährungswissenschaftler und Mediziner der Auffassung sind, dass man mit Diät, Disziplin, ernährungswissenschaftlicher Aufklärung und »Functional Food« den perfekten, also gesunden und schlanken Körper erreichen kann. Alan Levinovitz schreibt in seinem Buch *The gluten lie and other myths about what you eat*, dass Übertreibungen in der Wissenschaft nichts anderes als Lügen sind[322]. Auch die Gluten-Verächter hätten aus einer Wahrheit, dass Gluten bei bestimmten Menschen mit Zöliakie entzündliche Prozesse auslösen kann, ein allgemein gültiges Dogma gemacht, das nun auch die mehr als 99 Prozent der Menschen beschäftigt, die keine Zöliakie haben.

DGE-REGELN ÄNDERN SICH, WEIL DIE WISSENSCHAFT WISSEN SCHAFFT

Nicht zuletzt durch diese ganzen Übertreibungen und Furchtappelle wird in der öffentlichen Diskussion der Eindruck erweckt, als würden sich die Ernährungsempfehlungen ständig wandeln oder widersprechen. Dabei haben sich die Empfehlungen der DGE in den letzten 50 Jahren nicht grundsätzlich verändert. Es sollte viel Pflanzliches und wenig Tierisches auf dem Speiseplan stehen, und man sollte abwechslungsreich essen. Zugleich gilt ein maßvolles Essen und nicht die Völlerei als gesund. Doch allein das ist schon schwierig einzuhalten, wie jeder aus Erfahrung weiß. Auch andere DGE-Empfehlungen sind für viele nur schwer zu schaffen, wie etwa 5-mal Obst und Gemüse am Tag zu essen. Dass die Empfehlungen als verwirrend empfunden werden, liegt auch daran, das allzu oft einzelne Studien in den Medien zitiert werden, die aber nur im Kontext mit allen anderen Studien richtig eingeordnet werden können, was häufig unterlassen wird und angesichts der Masse an Daten, die heute vorliegen, nicht einmal für Experten ein einfaches Unterfangen ist. Doch diese Fixierung auf spektakuläre Einzelergebnisse bereitet das Feld für Quacksalber, die unfundiert einzelne Lebensmittel wie Milch oder Weizen oder deren Inhaltsstoffe verteufeln, dafür aber exotische Getreide, Früchte und Speiseöle zum ultimativen Superfood erklären.

Tatsächlich wandeln sich aber Kleinigkeiten bei den offiziellen Empfehlungen: So gilt Fett per se nicht mehr als schlecht fürs Herz, Eier darf man seit geraumer Zeit in größeren Mengen essen und auch Kaffee gilt nicht mehr als Flüssigkeitsräuber. Der Ernährungspsychologe Klotter hält jedoch die Empfehlungen an sich für unnütz, da sich viele Dinge nicht endgültig wissenschaftlich absichern lassen würden, schließlich sei Ernährung eine höchst individuelle Angelegenheit, bei der man nicht alle über einen Kamm scheren könne.

Durch all diese teils widersprüchlichen Empfehlungen, die Übertreibungen und die Angstmacherei sowie die Tatsache, dass das Angebot an Nahrungsmitteln schier unübersichtlich geworden ist, sind Verbraucher also

zunehmend verunsichert und misstrauen offiziellen Ernährungsratschlä-
gen. Lieber wird einem kruden Gedankengebäude à la Clean Eating
geglaubt, das strenge Regeln vorgibt. Denn laut der Wissenschaftlerin
Barlösius sind »die alternativen Ernährungskonzepte ein Mittel, um Risiken und Verunsicherungen auf individueller Ebene zu reduzieren«.[323]

Auch dubiose diagnostische Tests tragen ihr Scherflein dazu bei, dass
immer mehr Menschen meinen, unter Allergien oder Unverträglichkeiten
zu leiden, und darum Weizen und Milch von ihrem Speiseplan streichen.
Diese Tests wie IgG-Tests gegen Nahrungsmittel oder Kinesiologie werden
zum Beispiel von medizinischen Labors oder Heilpraktikern durchgeführt. Der Patient verlässt die Praxis dann mit einer Liste zahlreicher
Lebensmittel, die zu meiden sind. Allergien lassen sich jedoch zweifelsfrei
mittels IgE-Tests belegen, auch für Zöliakie, Fruktosemalabsorption und
Laktoseintoleranz gibt es Diagnosemethoden. Lediglich für die Weizen-/
Glutenunverträglichkeit gibt es noch keine Biomarker, auch darum ist das
Krankheitsbild umstritten. Skeptisch sollte man auch bei anderen Tests
und Heilmethoden sein, wie der britische Verband der Diätberater (BDA)
meint[324]: Irisdiagnostik, Haarmineralanalyse, Gesichtslesen, Zungendia-
gnostik, Darmspülungen/Colon-Hydro-Therapie, Magnettherapie, Cra-
niosacrale Therapie. Bei der Colon-Hydro-Therapie kam es etwa in einigen
Fällen zu Darmperforationen und gravierenden Störungen des Elektrolyt-
haushalts. Aber auch Eigenharntherapie oder die Blutgruppentherapie
gelten als Modeerscheinung.

Möglich ist jedoch, dass Unverträglichkeiten tatsächlich zunehmen,
da sich eben bestimmte Ernährungsmoden ändern und Menschen mit der
in ihnen schlummernden Intoleranz plötzlich konfrontiert werden. Es
könnte also sein, dass erst durch den Latte-macchiato-Konsum die Zahl
der Laktoseintoleranten nach oben geschnellt ist. In den 1980er-Jahren
trank man noch Filterkaffe, in den, wenn überhaupt, nur ein Schluck
Milch kam. Auch Smoothies gelten seit geraumer Zeit als sehr gesund, liefern jedoch eine Menge Fruchtzucker, was schon mal die Verdauungsenzyme überfordern kann. Gluten wird als Zusatzstoff munter in immer
mehr Lebensmittel gemengt. Hier reicht es jedoch, weniger von der unver-

träglichen Substanz zu essen, ein kompletter Verzicht auf Brot, Obst oder Milch und Milchprodukte mit all seinen Konsequenzen ist nicht nötig.

LEBENSMITTEL SIND ZUR BEDROHUNG GEWORDEN

Weiterhin tragen die vielen Lebensmittelskandale zur Verunsicherung des Verbrauchers bei. Längst ist der Esser überzeugt, dass man sich auf nichts mehr verlassen kann: mit Glyphosat kontaminiertes Bier, mit Backhilfsmitteln aufgeblähte Brötchen, Dioxin-Eier, Gammel- und Antibiotika-verseuchtes Fleisch, Pferdefleisch in der Lasagne, krebserregende Milch oder jede kleinste Menge Zucker – viele Nahrungsmittel werden so zu Erzfeinden. Lebensmittel sind zu einer umfassenden Bedrohung geworden. So soll etwa der Schauspieler Christoph Maria Herbst aufgrund von Lebensmittelskandalen zum Veganismus gekommen sein. Auch die Mahnungen, dass wir mit unseren Essentscheidungen über das Wohl und Wehe der Umwelt und den Hunger auf der Welt Einfluss nehmen, führten laut Rützler zu einer individuellen Überforderung: »Wir fühlen uns ständig schuldig, immer fehlerhaft und unzureichend.« Wir können es niemandem recht machen, wenn es um unser Essverhalten geht. Die moderne Welt wird also zunehmend als komplex, unübersichtlich angesehen und erzeugt bei immer mehr Menschen das Gefühl, sie könnten als Einzelne nur wenig bewirken, um etwas zum Positiven zu verändern. Denn auf der anderen Seite gibt es ja kein Wertesystem mehr, das sich aus kulturellen oder religiösen Quellen speist und das Halt und Orientierung verleiht. Daher setzt der verunsicherte Verbraucher an jenen Punkten an, über die er Kontrolle hat: bei Konsum, Sport und Essen.

DER HEALTHISMUS FUNGIERT ALS EINE WEITERE ERSATZRELIGION

Der Staat sorgt sich seit dem 17. Jahrhundert um die Gesundheit seiner Bürger, verlangt aber im Gegenzug dafür, dass diese auch Verantwortung übernehmen und sich entsprechend verhalten. In die gleiche Zeit fallen jedoch die Aufklärung, die Säkularisierung und damit der Verlust an religiösen Werten. »Das Streben nach dem Jenseits erleidet dadurch ebenfalls einen Bedeutungsverlust«, sagt der Ernährungspsychologe Klotter. »Darum muss das Paradies hier und jetzt erreicht werden, durch Gesundheit und Schlankheit.« Und darum avancierte Gesundheit zum erstrebenswertesten Gut, zur Metapher für alles, was wünschenswert ist. Aus dem Werte-Index[325], einer Umfrage des Trendforschers Peter Wippermann aus dem Jahr 2014, geht hervor, dass Gesundheit für die Deutschen die höchste Bedeutung hat – noch vor Freiheit und Erfolg. Gesundheit wird etwa mit Selbstdisziplinierung, Sparsamkeit, Sittlichkeit und Leistung assoziiert. Gesundheit wird zur Meta-Währung für den persönlichen Erfolg. Das oberste Gebot lautet daher: Schneller! Höher! Weiter! Die Selbstoptimierung, der perfekte Körper soll durch gesunde Ernährung und Fitnesswahn erreicht werden. Mithilfe von Fitness-Apps wie »Asana Rebel« oder »30 Tage Fitness-Challenge« und eiserner Disziplin will man Krankheiten vorbeugen und attraktiv sein. »Healthismus« heißt diese extreme Form der Gesundheitsorientierung im Fachjargon. Und sie ist fast zu einem parareligiösen Körperkult mutiert. Sicherlich ist erstmal nichts gegen Sport und Vorsorgemaßnahmen einzuwenden. »Das Problem ist die Übertreibung«, sagt der Theologe und Psychologe Manfred Lütz in einem Interview mit der *Stuttgarter Zeitung*[326]. »Es gibt Menschen, die leben nur noch vorbeugend und sterben dann gesund. Aber auch wer gesund stirbt, ist leider definitiv tot. Ich glaube, dass die Menschen auch heute noch eine tiefe Sehnsucht nach ewigem Leben haben und da die Religion sich ein bisschen zurückgezogen hat, versuchen sie, durch gute Gesundheitswerke den Tod zu vermeiden. Ich habe solche Patienten erlebt, die dann bei einer Krebsdiagnose völlig fassungslos waren.« Die Menschen glauben also nicht mehr an den lieben Gott, sondern an die Gesundheit. Die Gesundheit wird zum eigentlichen Lebensziel, zur körpernahen Erlösung in diesem Leben. Und das Selbst ist durch dieses Dogma in einem Dauerverbesserungszustand. Man muss sich um sich selbst kümmern, während der Staat sich seit Jahren immer mehr aus der öffentlichen Gesundheitsverantwortung zurückzieht[327]. Das Konzept des gesunden Lebensstils ist zu einem »habitus« geworden, wie es Gesundheitssoziologen nennen, einer kognitiven Landkarte der sozialen Welt, die bestimmte Maßnahmen in bestimmten Situationen vom Individuum verlangt. Diese Landkarte navigiert den Menschen quasi ins Fitnessstudio oder in die Bioecke des Supermarktes und lässt ihn tunlichst flunkern, wenn er nach seinem täglichen Alkoholkonsum gefragt wird. Wie religiös aufgeladen und für das Individuum bedeutungsvoll Gesundheitsthemen heute sind, zeigen verschiedene Beispiele: So wurde in einer schwedischen Zeitung die 5:2-Intervalldiät als »die neue Erlösung« gefeiert, eine US-amerikanische Gesundheitswissenschaftlerin nannte die drei wichtigsten Risikofaktoren (viel essen, wenig bewegen, rauchen) für Volksleiden »die Heilige Dreifaltigkeit des Risikos«, Krebs wird von Patienten als »Satan« bezeichnet und Raucher betiteln sich selbst als »ein Haufen von Sündern«[328]. Die körperliche Disziplin war früher einmal eine Möglichkeit, sich mit einer höheren Ordnung und der Gemeinschaft zu verbinden. Heute wird weniger im Verein gekickt, als vielmehr allein und stundenlang für den Marathon trainiert. Die Sorge um die körperliche Gesundheit wird so zu einer narzisstischen Obsession.

Auch die Ernährungswissenschaft ist zu sehr auf das Medizinische fixiert, dabei wird vergessen, dass Essen mehr ist als die Aufnahme von Nährstoffen. Essen ist ein »soziales Totalphänomen«[329] wie es der französische Soziologe und Ethnologe Marcel Mauss (1872–1950) nannte. »Ernährung wird jedoch auch von Wissenschaftlern immer mehr ein gesundheitsfördernder Einfluss zugeschrieben, die Nähe zur Medizin wird größer«[330], sagt Daniel Kofahl. Dieser Trend beginnt laut dem Ernährungssoziologen im 19. Jahrhundert, als es Überlegungen gab, wie man Soldaten oder Arbeiter am besten ernährt, um sie leistungsfähiger zu machen, aber auch um Hungerunruhen vorzubeugen. Möglich wurde diese Entwicklung durch die erstarkende naturwissenschaftlich geprägte Ernährungsforschung, angeführt von Rudolf Virchow, Justus Liebig und Max Rubner. »Heute hat sich die Gesundheitspolitik auf jeden Einzelnen verlagert, er gilt als unternehmerisches Selbst«, so Kofahl. Und auch heute dienen Ernährungsempfehlungen noch dazu, Arbeitskräfte zu sichern. Sie bekommen darum einen zwanghaften und normierenden Charakter. Informationen über gesunde Ernährung und was ernährungsbedingte Krankheiten für Kosten verursachen (16,8 Milliarden Euro sollen es pro Jahr sein, so rechneten etwa Forscher der Martin-Luther-Universität im Jahr 2015 vor[331]), schüren diese Vorstellung von Gesundheit als individuelle Pflichtübung. Auch die aktuellen Diskussionen um eine Zucker- und Fettsteuer setzen die Menschen unter Zugzwang, für sich und ihre Gesundheit zu sorgen. Wer sich gesund ernährt und für die schlanke Linie hungert, zeigt, dass er mitmacht, dass er diszipliniert ist, sich unterordnet. Das führt, laut dem Theologen Funkschmidt, zu einer gewissen Ich-Fixierung und Gnadenlosigkeit im Umgang mit sich selbst. Manche Menschen praktizieren das bis zur totalen Selbstaufgabe und schaden sich damit selbst. Denn der Körperkult führt paradoxerweise dazu, dass körperliche Signale weitestgehend ignoriert werden. Das Knie schmerzt? Egal, mit Ibuprofen wird für den Triathlon weitertrainert. Lust auf Currywurst oder Schokolade? Nichts da, heute steht ein Weizengrassaft auf dem cleanen Speiseplan.

Krankenkassen und Versicherungen üben gleichzeitig Druck aus, gesund zu leben, indem sie mit Extrazahlungen etwa für Übergewichtige und Raucher drohen. Prominente Vorbilder wie Angelina Jolie, die sich vorsorglich aus Angst vor familiär gehäuft auftretendem Krebs ihre Brust amputieren ließ, verstärken den Wunsch nach Gesundsein um jeden Preis. Vorsorgeuntersuchungen, Stressvermeidung, Fitnessprogramme – all diese Methoden der modernen Gesundheitslehre zusammen werden zum Terror, je mehr Menschen diese nutzen. Schlankheit ist so vom individuellen Ziel zur gesellschaftlichen Norm geworden. »Nur wer sich seiner sozialen Verantwortung gemäß gesund ernährt und viel bewegt, gilt heute als ›guter Mensch‹«[332], sagt Klotter. Der ist moralisch gut, er handelt gerecht, vernünftig und sinnvoll. Aber ein gutes Leben besteht eben nicht nur aus der Einhaltung moralischer Prinzipien.

Umgekehrt sind die Sorglosen und Maßlosen diejenigen, die später krank sind und die Sozialkassen belasten. Wer nicht alle Vorsorgeunter-suchungen schafft, wer keine Bestzeiten beim Marathon erreicht, wer immer noch einen zu hohen Cholesterinspiegel hat und nicht den optima-len Taillenumfang vorweisen kann, der fühlt sich schlecht. Zu Recht, wie Gesundheitsdogmatiker und Verzichtgurus meinen. Wer raucht, Alkohol trinkt, sich nicht bewegt und um seine Ernährung kümmert, der gilt als »unmoralisch«. Die Folge: »Wer krank ist, wird nicht wie früher, exempla-risch zu sehen im Roman *Zauberberg*, gehegt und gepflegt, sondern er gilt als selbst schuld, er hat sich eben nicht genug gekümmert«, so Kofahl.[333]

In der postreligiösen Zeit liefere Gesundheit das ideologische Rüst-zeug, um abweichendes Verhalten zu definieren und zu sanktionieren, meinen die Wissenschaftler Henning Schmidt-Semisch und Friedrich Schorb im Buch *Kreuzzug gegen Fette*[334]. All das erinnert laut der Ernäh-rungswissenschaftlerin Eva-Maria Endres »an den Geist der protestanti-schen Ethik, welcher einen perfekt durchrationalisierten Lebensstil for-dert und kein menschliches Versagen duldet, welches durch entsprechend diszipliniertes Verhalten vermeidbar ist«[335]. Vergessen wird dabei, dass Gesundheit und Krankheit nicht von einer Einzelperson allein gestaltbar ist. Die gesellschaftlichen Verhältnisse spielen eine erhebliche Rolle. So könnte eine bewegungsfreundlichere Stadt mit mehr Grünflächen und Spielplätzen etwa das Risiko für Übergewicht reduzieren. Oft ist eine Krankheit jedoch auch einfach Schicksal. Doch scheint es kaum mehr ver-mittelbar, dass Krankheit, Behinderung oder gar der Tod zufällig auftre-ten und nicht die automatischen oder vielleicht gar gerechten Folgen eines falsch gelebten Lebens sind.

Auch die Gesundheitswissenschaftlerin Gesa Schönberger sieht es problematisch, dass die Gesundheit das oberste Lebensziel ist[336]: »Impli-zit geht es immer auch um ein Abwenden von Alterungsvorgängen, von chronischen Erkrankungen und ›ökonomischer Unbrauchbarkeit‹. Jeder will alt werden, keiner will es sein.« Dadurch würden jedoch die Wünsche und Bedürfnisse des Einzelnen und das zum Lebensalltag Passende nicht berücksichtigt. Auch die Freiheit des Einzelnen – auf Unvernunft, auf irrationales Verhalten und darauf, Risiken einzugehen, auch wenn diese schädigend sein könnten – werde missachtet. »Vielmehr ist hier die – vor allem körperliche – Gesundheit wie selbstverständlich das zentrale Lebensziel. Diesem Ziel dient eine gesundheitsbezogene Vernunft, der notwendigerweise Spontaneität, Mut und Risikobereitschaft untergeordnet werden müssen«, schreibt Schönberger. Der gesundheitsbewusste Mensch werde stets auf sich selbst zurückgeworfen. Er selbst hat gefälligst tätig zu werden.

DIE ANGST VOR DEM TOD IST IN UNSEREN KÖPFEN

Das Streben nach Gesundheit ist jedoch nicht nur gesellschaftliche Norm, sie ist auch eine Bewältigungsform der Lebensangst. Denn der Tod wird als die letzte narzisstische Kränkung des Menschen angesehen. »Der Tod wird zum – vielleicht *dem* – Skandal. Er taucht bei aller aufgeklärten Rationalität wieder auf als der beängstigende Dämon, der durch seine fortwährende Sabotage bewirkt, dass die schöne, gutgetunte Körpermaschine kaputt geht«, schreibt der Psychologe Arnold Retzer in seinem Buch *Miese Stimmung*[337]. Menschen in Industrienationen haben nämlich eigentlich nicht mehr viel zu fürchten: Eine gute medizinische Versorgung sorgt für eine niedrigere Kindersterblichkeit und eine höhere Lebenserwartung als je zuvor in der Menschheitsgeschichte. Dazu leben die Menschen relativ komfortabel. Leid und Tod werden kaum noch erfahren und darum verdrängt und versteckt. Doch dem Altern und dem Tod kann letztlich niemand entrinnen und das ist offenbar für viele eine furchteinflößende und unerträgliche Vorstellung. Sie denken: Wenn da nur ein schwarzes Nichts nach dem Leben ist, dann muss ich Erlösung im Diesseits erreichen. Alles Gute muss hier und jetzt passieren, durch Schlankheit, gesundes Essen und Bewegung. Es wird mithilfe der alternativen Essgebote laut Klotter nach absoluter Risikofreiheit und Sündlosigkeit, quasi nach dem Paradies gesucht.

Die Sehnsucht nach einem harmonischen und glücklichen Leben, nach Erlösung und Unsterblichkeit ist urmenschlich. In der christlichen Religion gilt der Tod jedoch wie das Leben als gottgegeben. Wie lange man lebt und wann und wodurch man stirbt, liegt bei dieser Weltanschauung also nicht immer in der Eigenverantwortlichkeit der Menschen. Christen glauben an ein ewiges Leben nach dem Tod an der Seite Gottes. Sie haben also die Hoffnung darauf, mit seiner Hilfe erlöst zu werden, während Nichtgläubigen nur die Überzeugung bleibt, ihr Schicksal selbst in die Hand nehmen zu können. »Daran kann er angesichts der Größe der Aufgabe nur verzweifeln – Überreaktionen sind vorprogrammiert«, schreibt Funkschmidt[338]. Schließlich müssen wir alle sterben. Retzer meint, dass vor allem die Hinterbliebenen ein Problem bekommen, »weil sie in ihren Vorstellungen von Machbarkeit und damit in ihren Hoffnungen radikal enttäuscht worden sind«.

Besonders im Vegetarismus wird der Kontrast zwischen unserer heutigen modernen Gesellschaft und dem tabuisierten Leiden und Sterben deutlich, meint der Soziologe Malcolm Hamilton von der University of Reading[339]. Durch die Technisierung im Zuge der Industrialisierung wurde auch der anthropozentrische Blick immer mehr infrage gestellt, der besagt, dass der Mensch über dem Tier stehe, das er für seinen Nutzen unterjochen darf. Einige Vertreter des Vegetarismus stellen nun das »gleichberechtigte« Tier auf eine Stufe mit dem Menschen. Vegetarismus war stets mit Leben, Pazifismus und mit radikaler Opposition assoziiert. »Hitler war hier wohl die große Ausnahme«, betont Hamilton. Fleisch steht dagegen für Gewalt, für den Tod. Darum wird vor allem »rotes Fleisch«, das an Blut erinnert, abgelehnt, seltener dagegen »weißes Fleisch« von Fisch oder Geflügel. »Für Gesundheitsvegetarier kommt Fleischkonsum einer Vergiftung, einer Kontamination gleich«, schreibt Hamilton. Es herrsche der Glaube, dass Fleisch von der Schlachtung bis zum Teller verderbe und darum voll mit giftigen Stoffen sei. Zudem gehen Vegetarier davon aus, dass man mit dem Essen von Fleisch, das gewaltsam zu Tode kam, Gewalt quasi inkorporiere und dadurch selbst gewalttätig und aggressiv werde. »Es geht aber auch darum, dass der Tod in einer Spaßgesellschaft, die Wert auf Gesundheit, Fitness, Attraktivität und ein langes Leben legt, als problematisch empfunden wird«, sagt der britische Soziologe. Der unvermeidliche Tod unterminiere unsere Kultur. Was uns an den Tod erinnert, versuchen wir laut Hamilton zu vermeiden, zu verstecken. Das tote Fleisch auf dem Teller erinnere uns aber an unseren eigenen Tod und die Verwesung. Ethisch motivierte, aber auch Gesundheits-Vegetarier haben darum eine tief verwurzelte Nekrophobie, wie Hamilton meint.

Das sinnlose Dasein von Tieren in der Massentierhaltung erinnere sie zudem daran, dass auch ihr eigenes Leben womöglich keinen Sinn haben könnte. »Wenn man keine Tiere isst und sie auf die gleiche Stufe wie den Menschen erhebt, dann ist das der Versuch, die Gefahr der eigenen Bedeutungslosigkeit zu eliminieren«, schreibt Hamilton. Dieses Handeln komme also der Sinnsuche gleich, einem Kerngedanken der Religion. Berühmte Vegetarier wie Pythagoras glaubten auch an die Reinkarnation, wie dies die Hinduisten tun. Sie vermieden Fleisch, weil sie dachten, dass auch die menschliche Seele in einem tierischen Körper wieder geboren werden könne. Auch die Katharer, eine christliche Strömung, waren teils Vegetarier und durften keine Tiere töten. Tiere werden hier also als zur selben moralischen Gemeinschaft gehörende Geschöpfe gezählt. Bis zu 25 Prozent der Menschen in Industrienationen glauben an die Reinkarnation, also daran, dass man als Mensch wiedergeboren werden kann[340].

PSYCHOANALYTISCHE ERKLÄRUNGSANSÄTZE: WIR SEHNEN UNS NACH UNSEREN WURZELN

Schon frühkindliche Erfahrungen mit Versorgung sind entscheidend und prägen unseren Bezug zu Sattsein und Hunger. Wie bereits erwähnt, hat die Oralität eine wichtige Bedeutung für unsere Gesellschaft, das sinnliche Saugen, Beißen und Schlucken ist die einzig verbliebene Möglichkeit in einer technisierten Welt, Nähe und Realität erfahrbar zu machen. Der Psychoanalytiker Claus-Dieter Rath meint, dass das Schwinden verbindlicher Formen und Grenzen (des Väterlichen, der Esskultur, des Genusses) zu einer Rückbesinnung auf »Mutter Natur« führe[341]. Eine solche Orientierung an Mutter Natur zeigt sich auch in der Werbung, die Nahrung als Sehnsuchtsprodukt inszeniert, wie das Marktforschungsunternehmen concept m beobachtet hat. Und das funktioniere, weil Nahrung nicht nur biologisch betrachtet essenziell sei, sondern auch weil Wünsche hinein projiziert würden. »So steht etwa die Landliebe-Werbung für Mutterliebe, Heimatscholle, alle, auch die Tiere sind glücklich. In einer kalten, hektischen Welt ist es schön, an der Mutterbrust gestillt zu werden: Der Landliebe-Joghurt vermittelt das«, sagt Winkler.[342] Hingegen symbolisiere ein Stück industriell verpackter Traubenzucker die kalte, mahnende Mutter, die Leistung verlange. »Auch die launigen Texte, die auf den *innocent*-Verpackungen [der Smoothie-Marke] zu lesen sind, berufen sich auffällig oft auf ›Mutti‹«, hat Christine Ott beobachtet[343]. Vielleicht könnte auch die Popularität des ständigen Wasser- und Smoothie-Trinkens, des Juicing und Soupings oder von warmen Frühstücksbreis wie Porridge dadurch erklärt werden, dass unsere Gesellschaft quasi in der oralen Phase festhängt, sich nicht von der Mutterbrust lösen will? Auch das Essen von supergesunden Speisen aus Schüsseln, Bowls genannt, könnte ein Zeichen für eine Regression in die Brei-Phase oder noch weiter zurück in den Schoß der Mutter sein. Es gibt Sushi-, Smoothie- und Veggie-Bowls, in die das jeweilige Essen in mehreren Lagen geschichtet und angerichtet wird. »Für den Psychologen Erich Neumann, der bei der Analytikerkoryphäe C. G. Jung lernte, ist jedes bauchige Gefäß ein Sinnbild des Körpers der Frau«, schreibt Nina Pauer in der *ZEIT*[344]. »Schon die Kelten verehrten heilige Kelche, Mönche stärkten sich mit einem asketischen Mahl aus irdenen Schüsseln, für die Weltreligionen sind Tauf- und Opferschalen Reliquien.« Laut Pauer ist die Bowl für die Gesundesser eine »mystische Quelle, ihr heiliger Urnapf, in den sie die Heilserwartung ewiger Frische legen und aus dem sie Babyspinatblätter bergen, als seien es Hostien«.

Auf der anderen Seite wird Nahrung durch den Verfall der Essstrukturen und die zahlreichen Lebensmittelskandale auch als etwas Schädliches, als eine »Ansammlung von Fremdstoffen«, wie Rath meint, angesehen. Das verursacht echte und eingebildete Allergien und macht krank. Durch diese Distanzierung vom Essen gehe auch das Gefühl des Umsorgtseins verloren, das Menschen von Geburt an mit Nahrung (durch Muttermilch) verbinden. Besonders negativ werden Raths Meinung nach darum Nachrichten aufgenommen, die über eine mit Schadstoffen kontaminierte Muttermilch informieren. Denn hier hat der Garant, der Staat, nicht seine Funktion wahrgenommen. »In einer Art Selbstbemutterung achtet man nun auf die Wirkkraft des Minimalen, auf Feinstruktur und Zusammensetzung der Dinge des Alltags. Mit oft beträchtlichem Geld- und Zeitaufwand beschaffen sich Esser von heute Speisen, die sie nicht krank zu machen versprechen«, so Claus-Dieter Rath. »Zuflucht suchen kann er [der Esser] bei Mythen der Natürlichkeit, sektiererischen Nahrungs›religionen‹ bei einem Subjektivismus des Sich-wohl-Fühlens (...) Neben der Suche nach Strenge und nach Garanten und Repräsentanten des großen Anderen gibt es die Identifizierung mit Lifestyle-Gruppen und die Fetischierung eines Urwissens, das man in Großmutters Küche vermutet.« Letztlich sei der besorgte Esser jedoch immer auf der Suche nach einem unmittelbaren Zugang zur Mutter.

WIR FÜRCHTEN, DAS ESSEN SEI VERGIFTET

Nahrung ist, wie gerade beschrieben, für viele Menschen heute angstbehaftet. Unter den Gesundheitsängsten ist die Angst vor Krebs am weitesten verbreitet[345]. Dies liegt einmal daran, dass die Auslöser noch weitgehend unbekannt sind. Daher kommt theoretisch alles als krebserregend in Betracht. So werden heute vor allem Lifestyle-Faktoren, die jeder ändern kann, wenn er nur will, verantwortlich gemacht. Dazu zählt vor allem das Nichtrauchen und die Alkoholabstinenz, aber zunehmend wird die Forderung nach Vorsorgemaßnahmen wie gesunder Ernährung, Sport oder pestizidfreier Nahrung laut. Krebs wird im Vergleich zu anderen Erkrankungen wie den zahlenmäßig häufigeren Herz-Kreislauf-Leiden auch als existenzbedrohlicher angesehen. Eine Substanz, die als krebserregend im Verdacht steht, wie etwa Glyphosat, wird darum besonders gefürchtet und verbittert bekämpft. Und laut einer repräsentativen Umfrage der R+V-Versicherung im Jahr 2017 fürchten sich rund 60 Prozent der Deutschen vor Schadstoffen im Essen – und das sind mehr, als sich davor fürchten, im Alter ein Pflegefall zu werden oder die sich vor einem Krieg ängstigen[346]. Laut dem Ernährungsreport 2019 ist das Vertrauen in die Lebensmittelsicherheit von 77 auf 72 Prozent gesunken[347]. Jeder Vierte vermutet also der Gesundheit abträgliche Substanzen in seinem täglich Brot.

Doch woher stammen diese Vergiftungsängste? Die Angst vor Vergiftung ist in allen Menschen als tiefe Urangst verwurzelt. Sie ist schließlich überlebenswichtig gewesen, um sich in der Steinzeit nicht zu vergiften. Viele unserer Vorfahren starben nämlich, etwa wenn sie verdorbenes Aas oder giftige Pflanzen wie Tollkirschen aßen. Im Mittelalter versteckte sich der Tod in Brot und Wein: Mehl war häufig mit Mutterkorn, einem Schimmelpilzgift, kontaminiert, das bei falscher Lagerung des Getreides entsteht. Und so manch ein Ritter ist von einem Weingelage nicht mehr erwacht – die Schwefelung von Wein in hohen Dosen zur Konservierung war gang und gäbe. Weite Kreise der Bevölkerung waren bis ins Mittelalter hinein auch von Mangelkrankheiten betroffen, was wiederum die Angst vor dem unbekannten in der Nahrung schürte. Noch im 19. Jahrhundert gab es vielerorts kein gutes Wasserleitungssystem, zahlreiche Menschen wurden durch Epidemien wie Typhus oder Cholera hinweggerafft. Vergessen darf man also nicht, dass eine bestimmte Grundangst nicht falsch ist.

Allerdings werden die Risiken heute völlig irrational bewertet. Besonders hierzulande. Unsere Nachbarländer spotten über die »German Angst«, eine Angst, die in einigen Bereichen deutlich ausgeprägter ist als in anderen Industrienationen. Sie zeigt sich etwa in der starken Ablehnung von Genfood. Laut Sabine Bode, Autorin des Buches *German Angst*, resultieren diese negativen Gefühle aus der unzureichenden Verarbeitung des Zweiten Weltkrieges[348]. So hätten die damals lebenden Deutschen ihre Überlebensängste an die nächste Generation weitergegeben. Andere Experten sehen die Gründe noch früher, nämlich im Dreißigjährigen Krieg liegen, ein Vorfall der die deutsche Mentalität stark geprägt habe. Und dieses angstbehaftete Grundgefühl findet sich laut dem Statistiker Walter Krämer von der Universität Dortmund auch in der Berichterstattung über verschiedene Lebensmittelskandale, bei denen teilweise wirklich Gesundheitsgefahr bestand, wie etwa die Reaktorkatastrophe von Tschernobyl im Jahr 1986[349]. Andere wurden aber einfach nur aufgebauscht und in den Medien verzerrt dargestellt, wie im Fall von Dioxin in Eiern (2011). Schließlich sind Lebensmittel heute so sicher wie noch nie in der Menschheitsgeschichte. Nur 3 Prozent der Todesfälle gehen auf das Konto von »giftigen Substanzen«, aber in den Medien ist die Berichterstattung mit 32 Prozent sehr häufig, besagt eine Studie aus dem Jahr 1996[350]. Zudem mangelt es auch an allgemeiner, mathematischer Bildung: »In Deutschland scheint sich [...] ein gewisses ›Innumeratentum‹ breit zu machen, ja geradezu salonfähig zu werden, das sich darin äußert, mit Mathematik und Zahlen nicht zurecht zu kommen und sogar noch stolz darauf zu sein«, schreibt Krämer[351]. So verstehen etwa viele Deutsche den Begriff der »Korrelation« falsch. Nur weil zwei Faktoren zusammenhängen, etwa, dass Vegetarier eine bessere Gesundheit haben, heißt das nicht unbedingt, dass die Ernährung die Ursache dafür ist. Vielmehr gibt es andere Faktoren, die diesen Zusammenhang erklären können, etwa, dass Vegetarier meist einen generell der Gesundheit zuträglicheren Lebensstil pflegen. Wer aber solche einfachen statistischen Regeln nicht kennt, für den ist eine differenzierte und quantitative Risikoeinschätzung kaum möglich. Der hält seine Ganzkörpertattoos für weniger schädlich als das Essen eines konventionellen Apfels. Apropos: Tatsächlich warnt das Bundesinstitut für Risikobewertung (BfR) regelmäßig vor handelsüblicher Tattootinte, die das Risiko für Infektionen und Allergien steigert und möglicherweise auch krebserregend ist.

Viele Verbraucher verwechseln zudem Grenzwerte mit Gefahrenschwelle. Grenzwerte beinhalten jedoch einen Sicherheitszuschlag. Wenn

Grenzwerte, etwa Pestizide in Obst und Gemüse, überschritten sind, dann besteht nicht automatisch eine Gesundheitsgefahr. Ein Schaden ist erst zu erwarten, wenn über eine lange Zeit ein hoch belastetes Lebensmittel verzehrt wird. Richtig ist allerdings, dass es für einige Substanzen keine Grenzwerte gibt, da diese einfach nicht in Lebensmitteln vorkommen sollten, wie etwa Mineralölbestandteile, die aus Lebensmittelverpackungen ins Produkt übergehen. Viele möglicherweise schädlichen Substanzen in Lebensmitteln kennt man auch gar nicht.

Dass Gesundheitsrisiken überschätzt werden, liegt auch an der zunehmend feineren Analytik. Chemikalien kann man in geringster Konzentration nachweisen. Das ist »Wasser auf die Mühlen von Besorgnissen bezüglich überall lauernder ›Vergiftung‹«[352]. In Wahrheit gehen etwa nur 1 Prozent der Krebserkrankungen auf das Konto von Umweltschadstoffen – Tendenz rückläufig: »Durch die verringerte Belastung von Böden und Wasser ist auch die durchschnittliche Belastung von Lebensmitteln zurückgegangen«, schreiben Experten des Krebsinformationsdienstes auf ihrer Homepage[353].

Paradox daran ist, dass vor allem unser immer besserer Gesundheitszustand und unser langes Leben in den Industrieländern Ängste gegenüber angeblichen Giften in Lebensmitteln geradezu wie mit einer Lupe vergrößert. »Die objektiv messbaren Gesundheitsparameter haben sich in den vergangenen Jahren verbessert, aber die subjektive Wahrnehmung der eigenen Gesundheit vieler Menschen hat sich in der gleichen Zeit verschlechtert«, meint der Forscher Winfried Rief[354]. Fachleute nennen dies »das Gesundheitsparadox«. Nur 6 Prozent der Deutschen sind frei von solchen Gesundheitssorgen.

Es ist auf Dauer jedoch schlecht für die psychische Gesundheit, immer und überall nach Noxen Ausschau zu halten. Die Folge ist nämlich: Wer Chemikalien wie Dioxin oder E-Nummern im Essen fürchtet, wird auch schnell bei kryptisch klingenden Namen wie Laktose oder Gluten misstrauisch – zu Unrecht, wie an anderer Stelle beschrieben. Dennoch wäre es falsch, den Lebensmittelherstellern und risikobewertenden Behörden blindlings zu vertrauen. Es macht durchaus Sinn, bei bestimmten Herstellungspraxen misstrauisch zu sein und sich über Produktionsmethoden zu informieren. Abzulehnen sind stark verarbeitete Produkte allerdings vor allem deswegen, weil sie mit ihrer stechenden Süße und Würze unseren Geschmackssinn korrumpieren, und nicht weil sie krankmachende Stoffe enthalten.

WIR ENTFREMDEN UNS VON DER NATUR

Zahlreiche Studien belegen, dass die Natur uns und vor allem unseren Kindern zunehmend fremd wird. Das ist dramatisch, da Naturerfahrungen einen Menschen emotional an seine Umwelt binden und nur so ein Engagement für den Erhalt des Planeten möglich wird. Entfremdung von der Natur verhindert, dass sich Wissen und damit ein moralisches Gewissen bildet. Wer nicht mehr weiß, wie ein intakter Wald aussieht und riecht, wird diesen auch später nicht vermissen. Wer nicht die stumme Erhabenheit eines Gletschers kennt, dem ist es egal, ob dieser wegschmilzt. »Zum anderen«, so meint Monique Kerschefski in ihrer Diplomarbeit zum Thema Naturerlebnis in Kindertagesstätten, »stellen Naturerfahrungen ein Grundbedürfnis von Kindern dar.«[355] Hier können sie sich unüberwacht austoben, Abenteuer erleben, ihrer Neugier und dem Tatendrang nachgehen. »Da die Natur zudem zahlreiche vielschichtige Sinneseindrücke ermöglicht, wird die kindliche Entwicklung durch Naturerlebnisse enorm gefördert«, schreibt Kerschefski. Wer nur in Betonbauten mit künstlichem Licht weilt, zwischen Xbox und Schule pendelt und von Helikopter-Eltern ständig kontrolliert wird, wird krank: »Nature Deficit Disorder« nennen das Fachleute. Diese Naturentfremdung könnte laut Kerschefski erklären, warum immer mehr Kinder unter Entwicklungsdefiziten wie Haltungsschäden und Übergewicht, aber auch Kopfschmerzen und Lernschwierigkeiten leiden. Immerhin zwei Drittel der Kinder in Deutschland leben in Städten, wo – wenn überhaupt – nur Spielplätze für Naturerlebnisse zur Verfügung stehen. Da ihnen die wichtige Erlebniswelt Natur fehlt, erleben die Kinder Ersatzwelten nur noch über die Medien.

Nur noch die Sinne Augen und Ohren sind hier gefragt. Die Folge: »Da wir durch mangelnde reale Naturerfahrungen nicht mehr so gut mit unserer natürlichen Umgebung vertraut sind, kommt es häufiger zu Angst- und Ekelgefühlen gegenüber bestimmten Naturerscheinungen«, schreibt Kerschefski. Manch einer traut sich nicht in einen schattigen Wald, ein anderer ekelt sich vor Weberknechten in Zimmerecken.

Das hat viele Gründe: Von der Gesellschaft, also etwa Medien oder Ärzten werden oft übertriebene Ängste geschürt und drastische Maßnahmen empfohlen, die eine reale Gefahreneinschätzung erschweren. Hier werden künstliche Gartenteiche umzäunt, wegen des Fuchsbandwurmes sollen keine Waldbeeren gepflückt werden, wegen der Zeckengefahr gar jeglicher Naturkontakt gemieden werden. Manch eine Apotheke stellt in ihrem Schaufenster Zecken in der Größe eines Schafes dar, um Antizeckenmittel zu verkaufen. So erstaunlich es klingt: Auch die Idealisierung der Natur führt dazu, dass Kinder weniger in der Natur spielen dürfen. Wer die Natur idealisiere, so Kerschefski, sehe den Menschen als Zerstörer. Kinder dürfen dann nicht mit Stöcken gegen Stämme schlagen, keine Blumenwiese betreten, sondern nur ansehen und nicht in Ameisenhaufen stechen, um die Reaktion der emsigen Lebewesen zu erforschen. »Bambi-Syndrom« wird dies genannt, das auch besonders häufig bei Städtern zu finden ist. Die Attraktivität der *Landliebe*- und *Landlust*-Magazine, die die Natur nur als harmonisches Paralleluniversum zeigen, ist ein weiteres Indiz für die Naturentfremdung. Auch die verstärkte Verschulung des Tagesablaufs führt dazu, dass Kinder weniger raus gehen. Als Gegenpol fehlt eine kindgerechte Vermittlung von naturnahen Bildungsinhalten in den Fächern Biologie, Physik und Chemie. »Kinder glauben mittlerweile, dass Enten gelb sind, weil ihre Quietscheente gelb ist«, berichtet die Trendforscherin Rützler.

Mit der Entfremdung von der Natur geht auch die Entfremdung von der Lebensmittelproduktion einher. Um 1900 waren laut dem Deutschen Bauernverband noch 38 Prozent der Deutschen im damaligen Reichsgebiet Bauern, heute sind es gerade einmal 2 Prozent[356]. Die wenigsten Kinder sind also weder bei der Ernte noch bei der Schlachtung oder beim Dicklegen von Milch in der Käserei dabei. Sie glauben, dass die Lebensmittel aus dem Supermarkt kommen. Das hat verschiedenste Gründe[357]: Es gibt keine Lebensmittelknappheit mehr, ein Lebensmittel ist »irgendein« Produkt, das man jederzeit aus dem Regal nehmen kann, Menschen haben keine Beziehung zur Landwirtschaft und zur Herkunft der Lebensmittel mehr, zudem gehen emotionale Verbindungen zu Speisen wie dem Sonntagsbraten oder Familienrezepte verloren. So fehle auch das selbstverständliche Wissen über die Erzeugung und Verarbeitung, das früher über Eltern und Großeltern vermittelt wurde. Eine schimmelige, weil gut gereifte Salami wird da schon mal in den Müll geworfen und man glaubt dem Haltbarkeitsdatum lieber als seinen eigenen Sinnen. Es fehlt auch die Kreativität in der Küche, etwa aus Resten am nächsten Tag ein Mahl zuzubereiten oder mit Gemüse der Saison zu kochen. Lebensmittel haben ihren Wert verloren, sie sind jederzeit und überall erhältlich. Gerade aus billigen Zutaten wie Zucker und Pflanzenölen hergestellte hochverarbeitete Fertigprodukte verschärfen den Trend zur Entfremdung und zur Lebensmittelverschwendung.

Besonders offensichtlich wird die Entfremdung beim Fleisch: Das Filet wird den Innereien vorgezogen, da Leber, Kutteln und Co. als eklig empfunden werden. Dies zeigt einerseits, dass die Argumente der Vegetarier und Veganer mitunter eine Wirkung entfalten. Immer mehr Menschen verengen ihre Fleischeslust auf nicht sichtbares Fleisch wie Nuggets, Filets oder Schinken. Das ist übrigens keine ganz neue Entwicklung. Auch die Erfindung des Gulaschs war bereits eine Art Verschleierung der tierischen Herkunft. Der Ekel vor Fleisch und Blut ist laut Rützler ein Zeichen für eine tiefgreifende Entfremdung[358]. Dies konnte nur passieren, da die Tiere in immer größeren uneinsehbaren »Tierfabriken« gemästet und geschlachtet werden. Wir sehen Fleisch nur noch bis zur Unkenntlichkeit portioniert und in Plastik abgepackt. Nichts, nicht die kleinste Borste, nicht die kleinste Feder erinnert an das ganze, lebendige Tier. Die Transparenz ist hier gleich null. Auf der anderen Seite wird in der Werbung ein Bauernhofidyll vorgegaukelt, das es so praktisch nicht mehr gibt. Und auch in Schulbüchern, die über die Lebensmittelherstellung informieren sollen, wird eine geschönte Realität dargestellt. Zudem gefährdet der Trend zu immer mehr Convenience- und To-go-Food das Wissen über Kochen und Essen.

Laut Forschern der Universität Göttingen wissen nur 10 Prozent der Berliner Kinder, aus welcher Pflanze Zucker gewonnen wird. 82 Prozent der Kinder glauben, dass Schweine auf der Weide Gras futtern[359]. Das zeigt, wie wenig vor allem Städter über die Herstellung von Lebensmitteln Bescheid wissen, und das erklärt auch, warum sich derzeit so viele in einer Art Schockreaktion auf die Bilder der Massentierhaltung dem Vegetarismus zuwenden. Auch der Theologe Funkschmidt schreibt[360]: »Letztlich ist der Veganismus oft Ausdruck einer zutiefst naturentfremdeten Haltung wohlhabender westlicher Großstädter.« Nahrungsmittel werden nicht mehr als Grundlage unserer Ernährung wahrgenommen, sondern lediglich als Konsumgüter. Dagegen glaubt der Soziologe Hamilton, dass der Vegetarismus vielmehr ein Versuch sei, sich dieser Natur wieder anzunähern[361]. »Fleisch steht und stand immer für Gewalt und die Dominanz des Menschen über die Natur, für Macht und Einfluss«, so Hamilton. Dass es immer mehr Vegetarier gibt, zeige, dass der Wunsch nach einer solchen Machtposition schwächer werde. Das habe auch mit dem Aufkommen der Umweltbewegung zu tun. Schließlich mehren sich Schlagzeilen darüber, wie stark unsere Ernährungsweise dazu beiträgt, unseren Planeten irgendwann unbewohnbar zu machen – egal ob Fleisch (Klimagase), Schokolade (Palmöl), Kaffee (Wasserverbrauch) oder unter Plastikplanen angebaute Erdbeeren, die spanische Böden ausdörren. Vegetarier suchen darum laut Hamilton nach einer harmonischeren Verbindung von Mensch und Umwelt, sie versuchen die Kollateralschäden unseres Konsumverhaltens, zu dem auch das Essen gehört, zu minimieren.

UNSERE ERNÄHRUNG IST EINE FORM VON KAPITALISMUSKRITIK

Die meisten Ernährungstrends gehen mit einer Kritik gegenüber Agrar- und Lebensmittelkonzernen wie Monsanto oder Nestlé einher. Der Religionswissenschaftler Jörg Albrecht hat in seiner Dissertation untersucht, inwieweit alternative Ernährungsformen auch mit Kapitalismuskritik vergesellschaftet sind[362]. So beteiligten sich etwa sozialistische Gruppierungen beim »March against Monsanto and Syngenta« am 19. Mai 2018 in Basel. Den Konzernen wird unter anderem Profitgier auf Kosten der Bauern in ärmeren Ländern vorgeworfen. So liest man unter dem #monsatan: »Raider heißt jetzt Twix, und Monsanto Bayer. So kommen DDT, Zyklon B, Glyphosat, Kokain, Agent Orange, Heroin und Gentechnik zu einem satanischen Ganzen zusammen.«[363] Und auch in der Tierrechtsbewegung sind Kapitalismuskritik und Ernährung als »politischer Veganismus« eng verbunden.

Bereits um 1900 gab es »sozialistische Organisationen mit vegetarischen Prinzipien wie den ›Internationalen sozialistischen Kampfbund‹ [...], der der frühen Tierrechtsbewegung zuzurechnen ist. Der Fleischverzehr wurde konsequent aus ›sozialistischer‹ Perspektive als Praktik der ›Ausbeutung‹ abgelehnt«, sagt Albrecht.[364] Und auch später, im linksalternativen Milieu nach 1968 seien kapitalismuskritische Positionen vorherrschend gewesen und hätten über die Konsumkritik auch mit alternativer Ernährung zusammengefunden. So wurde etwa fair gehandelter Kaffee aus Nicaragua gekauft oder es wurden Selbstversorger-Kommunen gebildet, um die globale Ungleichverteilung des Wohlstands und auch die Ausbeutung von Arbeitskraft in Billiglohnländern anzuprangern. Wer als Kind von 1968er-Eltern aufwuchs und seinen Teller nicht leer aß, bekam bisweilen zu hören: »In Afrika verhungern die Kinder!«

»Noch Mitte der 1980er Jahre wurde in der Naturkostbranche die Vereinbarkeit von kapitalistischem System und Ökologie ausgeschlossen«, schreibt Albrecht. »Zeitgleich mit dem Zerfall des Alternativen Milieus und schließlich dem Ende des Kalten Kriegs verloren kapitalismuskritische Positionen generell an Bedeutung und Plausibilität. Die Naturkost-transformierte sich zur Bio-Branche (aus ›Unterlassern wurden Unternehmer‹), Konsumkritik wurde zum kritischen Konsum, Ökonomie und Ökologie schließen sich nicht mehr aus.« Dennoch gibt es noch einige Kapitalismuskritiker, zu sehen etwa in den Fairtrade-Käufern. Ihre Zahl ist seit Jahren sogar im Wachsen – dennoch stammen insgesamt nur rund 1 Prozent aller verkauften Lebensmittel aus dem Fairen Handel.[365]

FAZIT

Es gibt also viele Gründe, die dazu geführt haben, dass Essen geradezu zu einer Weltanschauung geworden ist. Es fehlen uns moralische Vorbilder, auch weil die Religionen uns hier keine Hilfe mehr sind. Dazu kommt das Wegfallen verschiedener Ordnungssysteme wie die Familie und die Pluralisierung der Lebensstile – alles ist möglich! Auch das Überangebot an Lebensmitteln bietet viel Auswahl, was jedoch als Überforderung wahrgenommen wird. Der Verzicht auf ganze Lebensmittelgruppen bietet hier eine praktische Orientierungshilfe, gibt Halt und Sinn. Essen war zudem schon immer Identitätsstifter und Abgrenzungsmöglichkeit – egal ob zwischen Glaubensgemeinschaften, Kulturen, arm und reich oder Mann und Frau. Und auch heute eignet sich das Essen als Mittel zur Selbstdarstellung, besonders weil das Internet dazu immense Gestaltungs- und Vernetzungsmöglichkeiten bietet. Das Internet verstärkt diesen Trend jedoch noch weiter, da Menschen in Filterblasen gefangen sind und dann nur noch die zu ihnen passenden Informationen erhalten. Das verhindert die kritische Auseinandersetzung mit Fakten. Die zunehmende Digitalisierung bestärkt auch unseren Wunsch nach Haptik, die man im Kochen und Essen erlebt. Gerade die gesunde Ernährung gilt als Mantra, weil Gesundheit als das höchste Gut wahrgenommen wird. Und wer sich gesund ernährt, kommt dieser gesellschaftlichen Forderung nach. Der Wunsch nach Gesundheit ist jedoch auch der

Wunsch nach Erlösung im Hier und Jetzt. Denn wer nicht an Gott glaubt, kann auch nicht auf das Paradies nach dem Tod hoffen.

Essen muss außerdem jeder, jeder fühlt sich darum auch als Experte berufen, weshalb es vielfach Autoren oder Blogger gibt, die selbst erdachte Regeln aufstellen oder alte und damit vermeintlich vertrauenswürdige Weisheiten ausgraben. Das Misstrauen in bestimmte Lebensmittel wird damit geschürt und öffentliche Ernährungsexperten können hier nur wenig entgegenhalten. Schließlich sind 80 Prozent der Essensentscheidungen emotional gesteuert. Weiterhin führt die fortschreitende Naturentfremdung dazu, dass wir Essen als austauschbar empfinden oder uns ständig vor künstlicher Nahrung fürchten. Einige Menschen nutzen das Essen auch als Kapitalismuskritik, sie wollen weder Genfood noch Pestizide von Agrar-Konzernen, die die Kleinbauern der Welt in Abhängigkeit treiben. Und auch die Fertignahrung von Uniliver, Nestlé und Co. verschmähen sie, sie greifen darum zu Bio- oder Fairtrade-Essen.

KAPITEL 3

SCHLEICHENDER PROZESS ODER KONKRETER AUSLÖSER?

Stets sind soziale Bewegungen nur zu verstehen, wenn man sich die Gesellschaften besieht. Denn auch die Gesundessenbewegungen waren und sind immer Kinder ihrer Zeit. Sie üben Kritik an den bestehenden Verhältnissen. So taten es die Wüstenväter und -mütter, der Philosoph Pythagoras und auch Rousseau. Und so tun es Veganer, Clean Eater und Ayurveda-Fans heute. Andererseits sind auch bestimmte Krankheiten gesellschaftliche Phänomene, etwa die Hysterie, die Agoraphobie oder heute die Orthorexie. Sie zeigen nur das Extrem einer sozial erwünschten Norm. Wie wir gehört haben, ist es sozial erwünscht, sich bewusst, achtsam und gesund zu ernähren, um schlank zu sein und die Sozialkassen nicht zu belasten. Es ist in vielen Milieus erwünscht, etwas gegen den drohenden Klimawandel zu tun. Denn es wird vom Individuum verlangt, sich selbst zu verwirklichen, aber auch Verantwortung für sich und die Umwelt zu übernehmen. Hier hat seit den 1970er-Jahren ein Wertewandel stattgefunden: Besitz und Vermögen sind nicht mehr so bedeutsam. Und man ist auch nicht mehr an die Familie, die Gemeinde oder die Schicht gebunden.

Dennoch braucht es mehrere weitere Faktoren oder einen endgültigen Auslöser dafür, dass Menschen plötzlich Brot und Milch wie der Teufel das Weihwasser scheuen. Die Ernährungswissenschaftlerin Sabine Weick gibt zu bedenken, dass auch die Biografie eines Menschen dazu führen kann, sich etwa für den Veganismus zu entscheiden[366]. Denn von der Sozialisation ist stark abhängig, mit welchen moralischen Werten wir Nahrungsmittel versehen. Die Herkunftsfamilie prägt den Geschmack und die Vorstellung davon, wie Mahlzeiten zu sein haben, etwa ob Fleisch unbedingt zu einer Mahlzeit dazugehören muss oder nicht, ob Lebensmittel wertgeschätzt werden oder ob noch genießbare Lebensmittelreste großzügig im Müll entsorgt werden, anstatt ein Resteessen daraus zu machen. Und diese daraus entstehenden Essmuster sind erstmal sehr stabil und daher nur schwer veränderbar. Das weiß jeder, der schon mal eine Diät gemacht hat, die weit weg von dem ist, was normalerweise gegessen wird. Aber auch der Rückhalt der Herkunftsfamilie spielt etwa bei der Entscheidung, vegan zu essen, eine wichtige Rolle. Meist gibt es dann zwar einen definitiven Auslöser für die neue Essweise, dennoch sind laut Weick zumindest bei Veganern schon vorher bestimmte Erfahrungen wie traumatische Erlebnisse im Zusammenhang mit Tieren etwa bei einer Hasenjagd oder auf dem Fischmarkt relevant für die spätere und konkrete Entscheidung, auf alles Tierische zu verzichten. Auch eigene Haustiere fördern offenbar das Mitleid mit Tieren. Dokumentationen über die Massentierhaltung wie *Earthlings*, Bücher wie *Tiere essen* von Jonathan Safran Foers oder T. Colin Campbells China-Studie sind dann meist nur der letzte Auslöser in einer sich lange vorher anbahnenden Entscheidungsphase.

Es gibt weitere Stufen im Leben, wie etwa den Auszug aus dem Elternhaus, den Einstieg ins Berufsleben, Heirat oder die Geburt des ersten Kindes, die dazu führen, dass Ernährungsstile hinterfragt und verändert werden. Aber auch Lebenskrisen oder Krankheiten können Menschen dazu bringen, sich übermäßig mit ihrem Essen zu beschäftigen. Eine Studie der Marktforschungsgesellschaft concept m zeigte, dass Menschen eine vegane Lebensweise nach einer Krise befolgen, nach Jobverlust, Scheidung oder Burnout. Bei Attila Hildmann waren es die Krankheit und der Tod des Vaters, bei Ella Woodward eine seltene Krankheit des Kreislaufsystems. Auch wer Unverträglichkeiten oder eine Allergie diagnostiziert bekommt, beginnt jede Zutatenliste akribisch auf seine Bestandteile hin zu prüfen. Das kann zwanghafte Züge annehmen.

Umgekehrt nutzen manche Gesundesser eine Unverträglichkeit, um ihre Ernährungsweise zu rechtfertigen, der in Wahrheit vielleicht Angst vor dem Hüftgold oder Selbstinszenierungswünsche zugrunde liegen. Zumindest für Orthorektiker ist belegt, dass sie ein schlechtes Selbstwertgefühl plagt und teilweise über die Ernährung versuchen, sich aufzuwerten. »Der Konsum ausschließlich gesunder Lebensmittel führt bei einigen Personen zu einer Selbstwertstabilisierung, vor allem in Krisenzeiten, und ist oft mit dem Gefühl verbunden, ›besser‹ zu sein als der Durchschnittsbürger«, sagt der österreichische Psychiater Johann Kinzl[367]. Manche Psychologen wie Iwer Diedrichsen, der ehemals an der Universität Hohenheim forschte und lehrte, glauben zudem, dass Gesundesser Nahrung als Mittel zur Daseinsbewältigung nutzen und um besser mit Konflikten umzugehen.

Auch neigen Menschen, die eine übermäßige Angst vor Krankheiten haben, eher dazu, sich absolut pestizidfrei und supergesund zu ernähren. Hypochondrische Neigungen, also eine übertriebene Angst, krank zu werden und sich ausgiebig mit körperlichen Vorgängen zu beschäftigen, kann man gehäuft bei den extremen Gesundessern, den Orthorektikern, beobachten. Diese Gesundheitsängste können wiederum entstehen, wenn jemand eine schwere Krankheit durchmachen musste und dadurch eine Art Trauma erleidet. Aber auch wenn sich im familiären Umfeld Krankheiten häufen, werden Ängste, schwer krank zu werden, verstärkt. So wäre es denkbar, dass die Orthorexie einen Versuch darstellt, Krankheitsängste zu lindern[368].

Übermäßige Krankheitsängste können wiederum durch Medienberichte wie Gesundheitssendungen im Fernsehen, die über die wahre oder angebliche Verbreitung von Krankheiten berichten, angeheizt werden. Aber auch wer sich häufig im Internet über Gesundheitsthemen informiert, ist früher und stärker über Nahrungsmittelgifte alarmiert als die anderen. Beitragen kann also auch, dass wir ständig und immer mehr mit Informationen darüber bombardiert werden, dass Ernährung krank machen kann und auf der anderen Seite bestimmte Lebensmittel wahre Wundermittel sein sollen. Allerdings muss bei Krankheitsängsten gleichzeitig ein starkes Sicherheitsbedürfnis dazu kommen. Diese Personen können schwer Unsicherheit aushalten, etwa auch widersprüchliche Ernährungsempfehlungen. Lebensmittelskandale schüren weiter die Furcht vor Vergiftung und Krankheit[369].

Doch auch durch das Befolgen von Diäten oder extremem Sport kann man in den Gesundessenwahn schliddern. Es geht dann nur noch um Kalorien, Pulsfrequenzen und Proteineinheiten. Darum sind Menschen, die sich professionell mit Ernährung oder Sport beschäftigen wie Diätassistenten, Ernährungsberater oder Fitnesstrainer häufiger betroffen. Charakteristisch für Orthorektiker ist eine falsche Körperwahrnehmung, ähnlich wie bei anderen Essstörungen. Diese Menschen finden sich dann stets zu dick, obwohl sie untergewichtig sind.

GIBT ES EINEN BESTIMMTEN PERSÖNLICHKEITSTYP, DER FÜR DEN GESUNDESSENWAHN PRÄDESTINIERT?

Erste Studien, die sich allerdings meist mit der extremen Form des Gesundessens, der Orthorexie befassen, besagen: Menschen mit einer Fixierung auf das Essen sind laut der Ernährungswissenschaftlerin Julia Depa von der Hochschule Fulda oft zwanghaft, perfektionistisch und rigide[370]. Da muss der Brokkoli immer aus demselben Supermarkt stammen, fünfmal gründlich gewaschen werden und dann so zerteilt, dass die Röschen ja nicht zerstört werden. Jede einzelne Mahlzeit wird akribisch im Voraus geplant. Weil die Gesundesser sehr überzeugt sind von ihren Einstellungen, sind sie auch wenig zugänglich für andere Meinungen und schlagen häufig Einladungen aus, vor allem wenn sie fürchten, kritisiert zu werden. Manche Studien belegen, dass auch hier das Elternhaus eine Rolle spielen kann. Sind die Eltern überbesorgt, perfektionistisch oder kontrollierend, kann dies das Risiko erhöhen. Das ist ebenso der Fall, wenn gesunde Ernährung oder ausgiebiger Sport in der Familie ein übermäßiger Wert zugeschrieben wird. Kinder entwickeln leicht Essstörungen, wenn ihre Ernährung ständig und genauestens von den Eltern überwacht wird. Persönlichkeitseigenschaften wie Ängstlichkeit und Perfektionismus sind jedoch laut Depa auch teilweise genetisch veranlagt.

Zudem tendieren die Gesundheitsfanatiker zu Schadensvermeidung, sind also konfliktscheu und harmoniesüchtig[371]. Auch haben sie ein niedrigeres Gefühl der Selbstbestimmung und sind der Ansicht, ihr Leben nicht im Griff zu haben und ständig von außen gesteuert zu werden. Darin ähneln sie sich mit Magersüchtigen sowie Bulimikern. Ein Alleinstellungsmerkmal der Orthorektiker ist jedoch das Gefühl der Überlegenheit, das man bei anderen Essstörungen nicht findet. Weitere Studien zeigen auch, dass extreme Gesundesser neurotischer sind. Das heißt, sie sind unsicherer, nervöser oder zeigen häufige Stimmungsschwankungen. Auch sind narzisstische Persönlichkeiten unter Gesundessern häufiger zu finden.[372] Zudem neigen sie zu Depressionen. Allerdings weiß man hier nicht, ob die depressive Störung einer der Auslöser für die seltsame Essweise ist – schließlich fühlt man sich erstmal mit einer Ernährungsumstellung selbstbewusster, von der Ess-Community unterstützt und bestärkt – oder ob sich im Zuge der Essstörung psychische Auffälligkeiten wie soziale Ängste, Phobien oder Depressionen etwa durch die Isolation erst manifestiert haben.

Umgekehrt sind Menschen, die sich gesund ernähren, aber dies nicht wahnhaft betreiben, eher weniger neurotisch, wie Studien von Heike Maas, Psychologin an der Universität des Saarlandes belegen[373]. Sie sind im Gegenteil offener, sozial verträglicher und gewissenhafter als Zeitgenossen, die sich gar nicht um ihre Gesundheit scheren. »Offenheit und Gewissenhaftigkeit führen über das gesunde Ernährungs- und Bewegungsverhalten zu einer guten habituellen Gesundheit«, schließt Maas aus ihren Studien.

Ähnliches gilt für Veganer und Vegetarier: Laut einer Studie des Sozio-oekonomischen Panels (SOEP) aus dem Jahr 2017 sind Vegetarier liberaler und offener für Erfahrungen[374]. Sie haben ein größeres politisches Interesse und generell mehr Vertrauen in ihre Mitmenschen. Zudem sind sie eher optimistisch und – anders als in anderen Studien – weniger gewissenhaft. Allerdings waren die Effekte sehr klein. Eine Studie der Universität Düsseldorf mit Veganern zeigt ähnliche Ergebnisse. Ihnen ist Universalismus, Selbstbestimmung und Stimulation wichtig, dafür schätzen sie Macht, Leistung, Sicherheit und Tradition als weniger wichtig ein. Der Soziologe Hamilton zeigte in seiner Studie mit Vegetariern zudem, dass Vegetarismus eine Anti-Gewalt-Bewegung ist[375]. Auch empirische Daten unterstützen das, zumindest für diejenigen, die nicht dahingehend politisch aktiv sind, dass sie Gewalt gegen Gebäude und Menschen in Kauf nehmen. So sind gemäßigte Vegetarier eher gegen Atomwaffen, gegen die Todesstrafe und für Abtreibungen. Ethische Vegetarier sind offenbar die liberalsten in diesem Zusammenhang. Sie engagieren sich auch mehr in Umweltorganisationen als Menschen, die wegen ihrer Gesundheit auf Fleisch verzichten.

KAPITEL 4

AB WANN WIRD ES GEFÄHRLICH? – NEBENWIRKUNGEN EINER EXTREMEN ERNÄHRUNG

Eigentlich ist es ja wunderbar, dass sich Menschen mit ihrer Ernährung beschäftigen, dass man bewusster essen möchte, auf die Produktionsverfahren achtet oder den Zuckergehalt von Lebensmitteln scannt. Auch wer das Leid der Tiere minimieren und die Umwelt schützen möchte, ist meiner Meinung nach auf dem richtigen Weg. Gut ist an der Entwicklung auch, dass ein Teil der deutschen Verbraucher endlich wieder mehr Geld für Lebensmittel ausgibt und das Essen damit auch mehr wertschätzt. Allerdings gibt es Grenzen. So sollte etwa die Ernährungsweise nicht zu einer ideologisch verbohrten Weltanschauung werden, die mit der Abwertung der anderen einhergeht. Problematisch ist es auch, wenn das Ganze pathologisch wird, wie im Fall des 28-jährigen Mannes, den ich hier George nennen will. Blass und ausgemergelt stellte er sich in der Ambulanz des Rocky Mountains West Medical Centers vor[376]. Er wog nur 44 Kilogramm bei einer Größe von 1,88 Meter und sein Gesundheitszustand war entsprechend desolat: Osteoporose, Verstopfung, Übersäuerung, Zahnprobleme, das Herz schlug zu langsam, er wies einen Mangel an weißen Blutkörperchen auf. Der Mann litt aber offenbar nicht an einer psychiatrischen Krankheit wie Magersucht – sein Untergewicht erkannte er als solches und gab auch an, dass ihn dieses störe. Auch eine Psychose wurde ausgeschlossen. Im Patientengespräch kam er jedoch immer wieder auf seine Ernährung zu sprechen. Er beschrieb diese als »pur« und »rein«, bestehend vor allem aus Proteinshakes, angereichert mit Soja und Eisen sowie Brokkoli, dem er magische Kräfte zuschrieb. Dazu schluckte er Multivitamintabletten. Schließlich sei sein Körper ein »Tempel«, dem man exakt die richtigen Bausteine zur Verfügung stellen müsse.

Die Ärzte bescheinigten dem jungen Ingenieur Orthorexia nervosa, eine Störung, für die es bislang keine einhelligen Diagnosekriterien gibt und die daher auch nicht in den Handbüchern der Psychologen auftaucht. Der US-Arzt Steven Bratman, einst selbst an Orthorexie erkrankt, war der Erste, der das Störungsbild im Jahr 1997 beschrieb[377]. Orthorektiker sind Menschen, die sich komplett auf die Heilwirkung von Nahrung fokussieren. Sie wählen Lebensmittel penibel aus, auch die Zubereitung und die Verwendung bestimmter Kochutensilien (Kein Plastik! Keine Mikrowelle!) entspricht oft einem ausgeklügelten System. Die Gedanken kreisen ständig darum, was man essen will, wo man es kauft und wann man es zubereitet. »Statt eines Lebens haben diese Leute nur noch einen Speiseplan«, sagt Bratman. Er erinnert sich, dass er außerstande war, ein normales Gespräch zu führen, ohne zwanghaft über seine Ernährung nachzudenken[378]. Er aß nur noch Dinge wie Weizengras, Sprossen, Quinoa und Tofu, zugleich hörte er immer auf zu essen, bevor er satt war, was ihn besonders stolz machte. Kulinarische Fehltritte werden von Orthorektikern mit heftigen Schuldgefühlen und Versagensängsten begleitet. Es gibt strenge, ja zwanghaft und obsessiv anmutende Rituale. Manche Menschen wie Bratman kauen jeden Bissen 50-mal, George nahm seine Vitaminpillen immer über den Tag verteilt ein, da er glaubte, dass sie ihm nur auf diese Weise Energie geben würden. Nicht immer muss die betroffene Person untergewichtig sein, trotzdem gehen Extremdiäten, wenn sie lange durchgehalten werden, an die Substanz. Die Folgen: Mangelernährung mit Haarausfall, häufigen Infekten, verzögerter Wundheilung, Müdigkeit, Konzentrationsschwierigkeiten oder Depression und schließlich verminderte Lebensqualität. Oder Schlimmeres, wie man am Beispiel von George sehen kann. Teilweise wird diese Störung von echten psychiatrischen Leiden wie Ess- oder auch Zwangsstörungen überlagert.

Laut Erhebungen von Friederike Barthels, Wissenschaftlerin an der Universität Düsseldorf, zählen rund 1 bis 3 Prozent der deutschen Bevölkerung zu den Orthorektikern, vor allem Frauen gehören dazu – schließlich achten sie generell mehr auf ihre Gesundheit und ihr Aussehen[379]. Weitere Studien zeigen, dass fast 10 Prozent der deutschen Studenten gefährdet sind, eine Orthorexia nervosa zu entwickeln[380]. Es gibt also einen großen Graubereich. Gesundes Essverhalten kann durchaus Ausprägungen haben, die als »krankhaft gesund« angesehen werden können. Vor allem spezielle Ernährungsformen wie Veganismus oder die Steinzeitdiät sind oft mit orthorektischem Verhalten verbunden. Die Prävalenz ist auch höher unter Rohköstlern sowie Bio-Konsumenten. Immer häufiger wird beobachtet, dass Menschen eine Essstörung durch gesundes Essen maskieren. So hat etwa die Schön Klinik Roseneck in Prien in einer Untersuchung gezeigt, dass 38 Prozent der Anorexie-Patienten und 25 Prozent der Bulimie-Patienten Vegetarier waren, unter den Patienten mit depressiver Störung waren es lediglich 2 Prozent und damit in etwa so viel wie in der Normalbevölkerung[381]. Einige Zentren für die Behandlung von Essstörungen wie etwa ANAD in München nehmen darum keine vegan essenden Patienten mehr auf. Denn: »Ein Problem, das allen Essstörungen gemein ist, ist das unflexible Essverhalten«, sagt Andreas Schnebel, Geschäftsführer von ANAD. »Unser Behandlungsansatz ist (...) strikt ›Anti-Diät‹. Das bedeutet, eine abwechslungsreiche, vielseitige und ausgewogene Ernährung. Keine Lightprodukte und kein Verzicht auf Kohlenhydrate und Milchprodukte«, sagt Schnebel.[382] Auch das Clean Eating, der Glutenfrei-Trend oder die Paläo-Diät gelten Essgestörten als ideale Methode, ungestört den unheilvollen Diät-Regimen zu folgen.

Menschen, die oft Instagram benutzen, haben häufiger Symptome einer Orthorexie, und zwar ist jeder zweite Nutzer betroffen. Christoph Klotter, Ernährungspsychologe an der Hochschule Fulda, spricht gar von einer »essgestörten« Gesellschaft, bei der Orthorexie, Magersucht und Bulimie nur die Spitze des Eisberges seien. »Die Tatsache, dass Gesundheit Pflicht, und Schlankheit eine rigide soziale Norm darstellt, bereitet den Boden für die Orthorexia Nervosa«, so Klotter.

Problematisch bei der Orthorexie ist, dass sie erstmal kein extremes oder sichtbares Leiden etwa wie bei George verursacht. Orthorektiker bemerkt man gar nicht ob des gesundheitsbewussten Grundrauschens, das bei der heutigen Ernährung zu beobachten ist. Wer abnehmen oder körperlich fit sein will, fällt nicht weiter auf, und wer auf gesunde Lebensmittel setzt, schon gar nicht. Dennoch sind mehrere vergebliche Diätversuche ein Risiko, in eine Orthorexie zu schlittern. Aber auch durch diagnostizierte oder gefühlte Unverträglichkeiten und Allergien kann ein pathologisches Essverhalten entstehen. Einfach weil dann die Fixierung auf Einzelsubstanzen quasi ärztlich verordnet wurde. Auch bei unbekannten Leiden oder Krankheiten, für die Ärzte keine Therapie zur Hand haben, versuchen einige Betroffene mit einer radikalen Ernährungsumstellung Linderung zu finden. Pathologisches Gesundessen kommt zudem bei Menschen gehäuft vor, die viel Sport treiben. Auch Yoga-Lehrer, Ernährungsberater oder Studenten der Ernährungswissenschaft sind gefährdet.

Wirklich gefährlich wird das Ganze aber, wenn Milch oder Weizen auch Babys oder Kleinkindern vorenthalten wird, weil die Eltern sie für ungesund halten. Auch eine extrem fettarme Ernährung ist für sehr kleine Kinder nicht geeignet. Immer öfter erscheinen mangelernährte Kinder mit Wachstumsstörungen in den Praxen der Kinderärzte – man spricht von »muesli-belt malnutrition«. Zu wenig Kalzium aus Milch lässt etwa die Knochen nicht stabil wachsen, wer sein Kind glutenfrei ernährt, riskiert einen Mangel an Ballaststoffen und den Vitaminen K und D sowie B-Vitaminen. Auch Mineralstoffe wie Magnesium, Kalzium, Zink, Kupfer und Eisen können knapp werden[383], wenn Weizen vom kindlichen Speiseplan gestrichen wird. So starb ein Baby in Belgien, dessen Eltern eine Gluten- und Laktoseunverträglichkeit vermuteten. Der kleine Junge bekam monatelang nur Flüssigkeit aus Reis, Hafer, Quinoa und Buchweizen gefüttert[384]. Bei vegan ernährten Kindern wird schnell der Vitamin-B12-Pool knapp, wenn das Vitamin, das nur Mikroben etwa im Pansen von Kühen herstellen können, nicht in Pillenform zugeführt wird. Die Folgen sind schwere neurologische Störungen. Kinder, die in den ersten sechs Lebensjahren eine strikt makrobiotische Ernährung bekamen und dann zu einer vegetarischen oder flexitarischen Ernährung wechselten, hatten auch als Jugendliche noch einen Vitamin-B12-Mangel[385]. Das ist ein Beleg dafür, dass eine Verzichternährung in den ersten Jahren nur schwer aufzuholen ist.

Für Erwachsene werden alternative Diäten nur gefährlich, wenn sie lange Zeit durchgeführt werden. Die Rohkost gibt es in vielen (etwa auch veganen) Formen, eine pauschale gesundheitliche Bewertung ist daher kaum möglich. Da durch das Erhitzen von Nahrung aber zahlreiche Nährstoffe erst verfügbar werden, kann es leicht zu starkem Untergewicht kommen. Bei Frauen, die sich lange Zeit roh ernähren, bleibt oft die Regel aus, ein

Zeichen dafür, dass diese Diät alles andere als natürlich oder gesund ist. Zudem wird die Diät oft abgebrochen, weil die Menschen ständig frieren, Probleme mit den Zähnen bekommen und von Blähungen geplagt werden[386].

Immer häufiger entdecken Mediziner bei jungen Frauen in ihren 20er- und 30er-Jahren eine Eisenunterversorgung, weil sie auf Fleisch verzichten. Andere haben Kalzium- oder Jod-Mangel, weil sie obendrein Milch, Milchprodukte oder Fisch von ihrem Speiseplan gestrichen haben[387].

Veganer können ebenfalls in Mangelzustände geraten: So schreibt etwa Lierre Keith, die 20 Jahre vegan lebte, in ihrem Buch *Ethisch essen mit Fleisch*, dass sie bereits zwei Jahre nach dem Beginn der Diät eine degenerative Gelenkerkrankung aufgrund eines Nährstoffmangels entwickelte[388]. Diese wurde jedoch nicht erkannt, da bei Teenagern eine solche Krankheit eigentlich nicht vorkommen kann. Dazu kamen Unterzuckerungen, das Ausbleiben der Menstruation und später Depressionen und Ängste (obwohl letztere Krankheiten wohl eine familiäre Veranlagung waren, trotzdem »war eine Mangelerkrankung das Letzte«, was Keith brauchte). Und sie berichtet weiter, dass alle ihre veganen Jugendfreunde, die langfristig dabei blieben, krank wurden. Aktuelle Studien belegen dies[389]: So berichteten australische Ärzte kürzlich von einem Fall, bei dem eine 34-jährige Veganerin stark untergewichtig und mit seltsamen Hautveränderungen in der Klinik erschien. Nach ärztlicher Analyse gingen diese Symptome auf die vegane Ernährung der Frau zurück. Sie litt an einem starken Kalorien-, Eiweiß- sowie Vitamin-B-Mangel.

Wer rigoros auf Gluten und damit auch auf Weizen, Roggen sowie Gerste in ihrer Vollkornvariante verzichtet, kann zudem zu wenig Kalzium, Magnesium, Eisen und Zink oder Ballaststoffe abbekommen[390]. Auch die Paläo-Diät ist womöglich gar nicht so gesund. Wer etwa sehr viel Fleisch isst, um auf die verlangten Eiweißmengen zu kommen, erhöht sein Risiko für diverse Krankheiten wie Diabetes oder Darmkrebs[391]. Bei der Paläo-Diät können zudem Schwermetallbelastungen und Jodmangel vorkommen[392]. Manch einer reagiert mit hohem Blutdruck.

Weniger fraglich vom rein physiologischen Standpunkt ist dagegen das Clean Eating. Clean Eater meiden jegliche Fertigprodukte, versuchen frische Lebensmittel zu verwenden und viel selbst zu kochen, was Ernährungsmediziner sogar begrüßen. Problematisch wird es nur, wenn weitere Produktgruppen gestrichen werden – und das passiert häufig, da nur Verzicht und Askese symbolhaft für Gesundheit stehen. Gleiches gilt für die ovo-lakto-vegetarische Diät, bei der also nur Fleisch gemieden wird. Kinder, die ovo-lakto-vegetarisch ernährt werden, haben keinen schlechteren Gesundheitszustand als Altersgenossen, die Fleisch essen[393].

Einige Gesundheitsfetischisten setzen auch auf Vitamintabletten als Lebensretter. Doch diese sind nicht nur unnötig, sie können sogar Schaden anrichten, wenn sie in zu hohen Dosen zugeführt werden. Die Verbraucherzentrale warnt etwa: »So kann beispielsweise eine Überdosis an Vitamin D zu Vergiftungserscheinungen führen oder die Verkalkung von Herz, Niere oder Lunge fördern. Durch zu viel Vitamin A kann sich die Haut verändern, können Haarausfall oder Kopfschmerzen auftreten. Und Schwangere können schlimmstenfalls Fehlgeburten haben oder missgebildete Kinder gebären.«[394]

Trotz all dieser möglichen Nebenwirkungen hat die kulinarische Kasteiung erstmal positive Folgen, sonst gäbe es nicht derart viele euphorische Berichte in den sozialen Netzwerken. Auf psychologischer Ebene funktionieren extreme Ernährungsweisen, weil diese Spannungen und Ängste vermindern können sowie die Eigenliebe erhöhen und Insuffizienzgefühle kompensieren. Auch ein Gefühl der Unverwundbarkeit und der absoluten Kontrolle kann sich einstellen. Bratman berichtet, dass er sich ein Jahr nach seiner Ernährungsumstellung selbstbewusster, stärker und klarer fühlte[395]. Ihm zufolge wurden die positiven Gefühle stärker, je mehr Lebensmittel er von seinem Speiseplan verbannte. Auch fühlen sich Gesundesser diszipliniert und uneigennützig und dadurch besser als die anderen, die »faul« und »verfressen« und darum moralisch unterlegen sind. Rituale vermitteln Kontrolle und Sicherheit. Bratman berichtet auch von einer Art spirituellen Bewusstseinserweiterung, welche eine derartig identitätsstiftende Wirkung auf ihn hatte, dass er begann, sich wie ein Heiliger zu fühlen. Heute, da es immer mehr Gesundesser gibt, spielt auch das Zugehörigkeitsgefühl eine wichtige Rolle.

Auf körperlicher Ebene treten zunächst als positiv bewertete Wirkungen auf. Denn wer seine Ernährung umstellt und seinen Speiseplan einschränkt, reduziert automatisch die aufgenommene Kalorienmenge. Ein Gewichtsverlust ist darum häufig zu beobachten. Allzu oft werden die Betroffenen dann gelobt und ob ihrer Disziplin bewundert, was zu noch mehr Askese anspornt und das Ego streichelt. Eine drastische Ernährungsumstellung kann sich aber auch durchaus auf körperliche Symptome wie Hautprobleme oder Kopfschmerzen positiv auswirken. Das wird mit dem Placebo-Effekt erklärt. Und dieser ist real messbar. Eine positive Erwartungshaltung führt im Gehirn nämlich dazu, dass vermehrt körpereigene Glücksbotenstoffe, Endorphine und Dopamin ausgeschüttet werden. Die aus dem limbischen System stammenden Endorphine dämpfen dann beispielsweise die Schmerzverarbeitung auf vielen Ebenen des zentralen Nervensystems. Dopamin verursacht dagegen Hochgefühle und wird daher auch gerne als Glückshormon betitelt. Das Immunsystem wird durch die Kraft der Suggestion beeinflusst. Und wenn dann doch mal ein Tabu-Lebensmittel, ein Stück Schokolade, ein Weizenbrot, ein wenig Ei, gegessen wird, dann kann dies mit echten Symptomen quittiert werden, einfach weil der Körper wiederum mit verschiedenen Neurotransmittern, dem Nocebo-Effekt, reagiert. Das reicht so weit, dass bestimmte Zusatzstoffe oder Gluten tatsächlich Ekel, Übelkeit und Angstvorstellungen auslösen. Und diese Vorgänge kann man nicht als Einbildung aburteilen, sie sind messbar, sie haben eine biochemische Ursache. Viele Menschen können sich jedoch nicht eingestehen, dass diese Prozesse ihren Körper beeinflussen, weil sie sich deswegen schämen, Angst haben, als »Psycho« dazustehen oder es als Zeichen von Schwäche deuten.

Eine der schwerwiegendsten Folgen der Essverweigerung kann jedoch die soziale Isolation und die Vereinsamung sein. Bratman berichtet etwa, dass er zuerst versuchte, Familie und Freunde aufzuklären und zu bekehren. Doch diese hielten nichts von seinem Gesundessenwahn und so hat er irgendwann nur noch allein in einer ruhigen und friedlichen Umgebung seine Mahlzeiten eingenommen, um sich von den »Unbelehrbaren« zu distanzieren. Er ging nicht mehr aus, da er befürchtete, nicht die von ihm gewünschten Speisen zu erhalten. Er nahm keine Einladungen mehr an, da die Essenszubereitung durch andere von ihm als panischer Kontrollverlust angesehen wurde. Viele Orthorektiker sprechen vom Gefühl des Versagens, als hätte man eine schreckliche Sünde begangen. Bratman entwickelte eine richtiggehende Sozialphobie. Wenn er doch einmal etwas aß, das nicht seinem Wertekanon entsprach, so legte er sich noch rigidere Essgebote auf oder begann zu fasten. »Dies stellt eine Art Selbstbestrafung und [...] eine ›Vernarrtheit mit fast religiösem Charakter dar‹, da er die Zufuhr ›ungesunder‹ Lebensmittel regelrecht als Sünde erlebte, welche bereinigt werden musste«, schreibt Svenja Humme, Ernährungswissenschaftlerin in Köln[396].

Je nach Ausprägung geht die Orthorexia mit erheblichem Leidensdruck und Kontrollverlust einher. Oft ist eine therapeutische Unterstützung notwendig, um den Leidensdruck zu verringern und zu einem ausgewogenen Essverhalten zurückzufinden. George wurde schließlich erfolgreich mit einem Psychosemittel behandelt. Er wog nach sieben Wochen Klinikaufenthalt 52 Kilogramm und seine Fixierung auf die magischen Qualitäten von Lebensmitteln wurden schrittweise weniger. Zu einem Nachsorgetermin ist er nicht erschienen. Ob er also zu einem ungezwungenen Essverhalten zurückgefunden hat, ist ungewiss. Bratman konnte jedoch seine Essstörung überwinden, wie Svenja Humme berichtet. Er nennt drei Gründe, die ihn dazu veranlasst haben, aus Wahn und Isolation auszubrechen: Ein befreundeter Frutarier, der ihm als Vorbild galt, hatte eine Art Eingebung und wollte wieder zurück in die soziale Gemeinschaft. Ein weiteres Erlebnis hatte Bratman, als er von einem alten Mann, den er als Gesundheitsberater begleitete, ein Stück Käse annahm und aß. Nachdem diese »Sünde« keine von ihm erwarteten negativen Wirkungen entfaltete, verstärkten sich seine Zweifel. Interessanterweise berichtet Bratman, dass ihm letztlich ein Mönch geholfen habe. Dieser erkannte seine Störung und gab ihm spirituelle Führung. Er sagte etwa, dass es einem Angriff gegen Gott gleichkäme, sich nie satt zu essen. Die Hilfe des Mönches linderte schließlich seine Angst, Spiritualität und damit den Lebenssinn zu verlieren, wenn er seine rigide Essweise aufgeben würde. Auch nahm der Mönch ihm die panische Angst, dass ihm die Kontrolle über sein Leben entgleitet.

Kapitel 5

WELCHE LÄNDER SIND BESONDERS VOM ESSWAHN BETROFFEN?

Der Gesundessenwahn kann sich nur in satten Gesellschaften entwickeln. Wer froh ist, überhaupt etwas zu essen zu haben, oder vielleicht bangen muss, die nächsten Tage zu hungern, wird sich nicht fragen, ob das Lebensmittel, das vor ihm liegt, bio oder konventionell oder glutenfrei oder regional erzeugt ist. Daher finden sich Anhänger der Bewegung nur in Industrienationen und hier vor allem in säkularisierten Kreisen. Hier sind es nicht die Hartz-IVler, die Quinoa, Gojibeeren und Grünkohl konsumieren. Denn von einem Hartz-IV-Satz können Kinder nicht oder nur schwer gemäß den offiziellen Empfehlungen ernährt werden. Gibt es in anderen Ländern ähnliche Strömungen?

USA

Besonders viele Diät-Trends stammen aus den USA, vor allem Low Carb und glutenfrei sind dort die großen Renner, während Bio-Essen, Vegetarismus und die Abwehr gegen Gen-Food erst seit Kurzem an Fahrt aufnimmt. Insgesamt 45 Millionen US-Amerikaner verfolgen eine besondere Diät[397]. Der Psychologe Paul Rozin bescheinigte seinen Landsleuten bereits im Jahr 2003 eine »kollektive Essstörung«[398]. Und auch hier sind es die Millenials, die jungen Leute, die sich für Ernährungstrends interessieren. Laut einer Umfrage des Marktforschungsinstituts The Hartman Group aus dem Jahr 2017 haben 44 Prozent der jungen Erwachsenen mindestens eine alternative Ernährungsweise probiert[399]. So leben 10 Prozent der US-Amerikaner vegetarisch und 5 Prozent vegan. 33 Prozent sagen, sie wollen weniger tierische Produkte konsumieren, bei den Jüngeren sind es 37 Prozent[400]. 9 Prozent machen mindestens einmal pro Jahr »Juice Cleanse« oder »Detox«, 12 Prozent leben Low Carb und jeweils 11 Prozent ohne Milch und Milchprodukte oder Gluten. 5 Prozent verfolgen die Steinzeit-Diät und nochmal 4 Prozent versuchen eine Rohkost-Ernährung. 6 Prozent der US-Amerikaner probieren es mit dem Intervallfasten. 1 Prozent sind Locavores, die also nur Lebensmittel konsumieren, die im Umkreis von weniger als 100 Kilometern produziert wurden.

Das Urban Gardening und die so genannte Community-supported agriculture stammen zwar ursprünglich aus Japan. Doch in den USA hat sich diese Bewegung seit den 1970er-Jahren ausgebreitet. Es soll rund 7500 Freihöfe geben, die von Städtern finanziert werden und in grünen Kisten ihre Produkte liefern.[401]

In den USA ist es Los Angeles, die Stadt mit den vielen Stars und Reichen, die dem Fitnesswahn und dem Foodamentalismus verfallen ist. Vor allem die Glutenfrei-Esser sind dort offenbar zahlenmäßig stark. »Diese Stadt ist weltweit führend darin, sich darüber zu ängstigen, was man essen sollte oder nicht essen sollte [...] es wird klar, dass kein Food-Trend stärker und gefährlicher ist als einer, der Gesundheit und Diät zum Ziel hat«, schreibt der Journalist und Buchautor David Sax[402]. Der Soziologe Zeller stimmt ihm zu, dass der Gesundessenwahn auf den Ängsten basiert, die sich im modernen Nordamerika breit machen. »Die Bedenken der Nordamerikaner bezüglich hochverarbeiteten Lebensmitteln, Gen-Food, Pestiziden und anderen Kontaminanten, Big Agriculture, ökologische und soziale Nachhaltigkeit nehmen überhand«, schreibt er. Neben Los Angeles sollen übrigens auch Portland oder New York City übermäßig viele Veganer beherbergen.

Besonders beliebte Trends sind in den USA halal und koscher. So tragen 41 Prozent der verpackten Produkte in den USA ein Koscher-Label. Diese Produkte werden nicht nur aus religiösen Gründen gegessen, sondern weil viele Konsumenten daran auch Qualitätserwartungen knüpfen und so ausgezeichnete Produkte für gesünder halten[403]. Tatsache ist, dass auch in den USA ein Verlust an Glauben und Religion stattfindet. Eine Studie des PEW-Forums aus dem Jahr 2012 belegt, dass bereits jeder fünfte US-Amerikaner, also 20 Prozent, ohne Glauben ist, auch wenn diese Menschen teilweise spirituelle Vorstellungen von etwas Übernatürlichem haben oder ab und zu beten. 2007 waren es nur 15 Prozent. Bei den unter 30-jährigen Erwachsenen sind es heute sogar 30 Prozent, die keiner Religion anhängen[404]. Zeller sieht jedoch noch andere Gründe: »Diese Ernährungstrends passen zur religiös-spirituellen Weltsicht der Amerikaner. Die Amerikanische Kultur ist nicht besonders rational und hatte lange eine individualistische, anti-intellektuelle und anti-wissenschaftliche Neigung, ebenso wie den Willen nach spirituellen oder anderen nicht-rationalen Erklärungen zu suchen.« Und das ironischerweise, obwohl die USA wissenschaftlich und technisch enorm gut aufgestellt sind.

Es gibt im Land der unbegrenzten Möglichkeiten zudem ein gravierendes Gesundheitsproblem, das dem modernen Lebensstil mit wenig Bewegung und viel Fast Food geschuldet ist: Amerikaner sind wesentlich häufiger fettleibig und diabeteskrank. Deutsche haben im Durchschnitt einen Body-Mass-Index von 27, die Amerikaner von 29. In den USA ist auch der Anteil der fettleibigen Kinder besonders hoch: rund 13 Prozent, bei uns sind es 6 Prozent[405]. 12 Prozent der US-Amerikaner leiden unter Typ-2-Diabetes, 38 Prozent unter Prädiabetes[406]. In Deutschland haben dagegen nur 7 Prozent einen Diabetes Typ 2 und 3 Prozent eine beginnende Diabeteserkrankung[407]. Die Moralisierung des Essens ist hier auf der anderen Seite besonders groß. In einer Studie des Wissenschaftlers Paul Rozin gaben etwa 14 Prozent der Frauen an, dass sie sich nicht trauen, Schokolade einzukaufen, da sie dafür als genusssüchtig verurteilt werden könnten.

Und in den USA ist die Entfremdung zur Lebensmittelproduktion noch größer, da wesentlich weniger gekocht wird und wie gesagt mehr Fast Food verzehrt wird. Zudem ist in den US-amerikanischen Supermärkten das durchschnittliche Angebot mit rund 47 000 Produkten fast doppelt so groß wie in Deutschland und damit der Verzicht auf bestimmte Lebensmittel besonders attraktiv[408]. Insgesamt scheint das Land aber auch bei der Ernährungsfrage gespalten zu sein: »Zum einen kommen von dort die härtesten Clean-Eating-Apostel und freilich kam schon John Harvey Kellogg von dort, andererseits sehen wir gerade die Tage einen Präsidenten, der Fast Food im Weißen Haus serviert. Die Schlacht scheint in vollem Gang, aber unentschieden«, meint der Ernährungssoziologe Kofahl.

GROSSBRITANNIEN

In Großbritannien gibt es eine lange Tradition des Vegetarismus. Diese begann mit Thomas Tyron, einem Kaufmann und Bestseller-Autor, der von 1575 bis 1624 lebte und laut dem Moraltheologen Rosenberger der Erste war, der für den Vegetarismus warb[409]. Für ihn war die vegetarische Ernährung das beste Mittel, um das Fleisch zu überwinden und den Geist triumphieren zu lassen. Später propagierten Calvinisten und Puritaner den Fleischverzicht, um niedrigen sozialen Schichten den Aufstieg zu ermöglichen. Derzeit sollen in Großbritannien 1,1 Prozent der Menschen vegan essen.[410] Vor allem London gilt als Mekka für europäische Veganer. Auch der Biomarkt ist mit 2 Prozent des gesamten Lebensmittelmarktes recht hoch, immer mehr Briten kaufen »frei von«-Artikel.[411] Zudem stammen zahlreiche Ernährungs-Gurus von der Insel. Zu erklären ist dies einerseits wiederum mit dem Verlust an Religionszugehörigkeit. Im Jahr 1983 waren nur 31 Prozent der Briten konfessionslos, während es 2017 52 Prozent waren.[412] Zudem gibt es einen großen Anteil an Übergewichtigen, ähnlich wie in den USA. Im europäischen Vergleich finden sich hier die meisten Menschen mit zu vielen Pfunden,[413] darum gibt es auch wieder mehr Menschen, die Diäten machen und so leicht auf eine Gesundessenschiene kommen.

DIE SKANDINAVISCHEN LÄNDER

Auch in den skandinavischen Ländern kann man die boomende Gesundessenszene beobachten. So geben rund 30 Prozent der Nordeuropäer an, aufgrund von ökologischen Motiven immer weniger tierische Produkte zu essen[414]. Dänemark wird von besonders vielen Bio-Freunden bewohnt. Im gesamten dänischen Lebensmittelmarkt nehmen Bio-Produkte einen Anteil von 8 Prozent ein. Eine große Anhängerschaft hat die LCHF-Diät, also die Keto-Diät (low carb, high fat) in Schweden. Hier gibt es auch besonders viele Bücher über die kohlenhydratarme und fettreiche Extremernährung. Allerdings: Schwedische Ärzte warnen bereits, dass der

Anstieg an Herzinfarkten unter jungen Männern der steigenden Beliebtheit der Diät geschuldet sein könnte[415].

Ein finnischer Kollege von Theologe Funkschmidt berichtet, dass in seinem Land vor einer Einladung zum Essen eine Liste zum Ankreuzen verschickt wird, auf der man sich als Veganer, Glutenfrei-Esser, Steinzeitköstler etc. eintragen kann. Tatsächlich gibt es in Finnland relativ mehr Zöliakie-Kranke als in den anderen europäischen Ländern, nämlich 2,4 Prozent. Zum Vergleich: In Deutschland sind es weniger als 1 Prozent. »Gluteeniton«, also glutenfreie Lebensmittel sind darum weit verbreitet[416].

Zeller kennt ähnliche Anekdoten von skandinavischen Kollegen. Er glaubt, dass wie in den USA der zunehmende Verlust an Religiosität eine Rolle spielt, da skandinavische Länder die am stärksten säkularisierten Länder sind. Zudem: »In Skandinavien gibt es auf jeden Fall ein starkes Gesundheitsbewusstsein, interessanterweise unterscheidet es sich in manchen Fällen vom Rest der Welt. So werden in Schweden zum Beispiel Convenienceprodukte überwiegend von den sozioökonomisch besser gestellten Milieus präferiert«, sagt Kofahl.

ITALIEN

Wer in den letzten Jahren einmal Urlaub in Italien gemacht hat, der wird bestätigen können, dass Italien ein Paradies für alle Arten von Gesundessern geworden ist. Es gibt nicht nur zahlreiche glutenfreie Pasta-, Pizza- und Brotsorten in Supermärkten und Restaurants, auch Sojamilch anstatt normaler Milch für den Cappuccino wird in fast jedem Café selbstverständlich angeboten. Tatsache ist, dass in Italien viel mehr Menschen unter der Laktoseintoleranz leiden als in Deutschland oder den skandinavischen Ländern. Im Norden Italiens kann jeder Zweite Milch nicht gut verdauen, in einigen südlichen Regionen sind es sogar 70 Prozent[417]. Dies ist auch der Grund, warum Käsesorten aus dem italienischen Süden praktisch keine Laktose liefern, wie etwa der Mozzarella di Buffala. Auf Laktose zu verzichten, ist dort also weniger ein Lifestyle-Thema als eine physiologische Notwendigkeit.

Interessant ist das Thema Glutensensitivität. Einige der größten Glutenfrei-Marken wie Dr. Schär, die auch viel Forschung finanzieren, sitzen in Südtirol. Viele der wichtigsten Forscher zur Zöliakie und zur Weizensensitivität stammen aus Italien. Und auch die Zöliakierate ist mit rund 0,7 Prozent höher als in Deutschland. Leiden möglicherweise darum auch mehr Menschen an der verwandten Glutensensitivität? Und hat dieses Konglomerat dazu geführt, dass die Aufmerksamkeit gegenüber dem Thema so hoch ist? Natürlich ist dies nur Spekulation. Sicher ist aber, dass auch in Italien die gute alte mediterrane Diät, die viel Gemüse, Obst, Hülsenfrüchte sowie Fleisch und Fisch in Maßen vorsah, gegen immer mehr Pasta und Pizza eingetauscht wird. Und diese großen Mengen an Gluten könnten dann zu den tatsächlich steigenden Raten an Glutensensitivität beitragen. Sogar glutenfreie Hostien werden in den Kirchen ausgegeben. Wenn ein Italiener eine echte Zöliakie attestiert bekommt, ist das auf jeden Fall eine Tragödie. Schließlich steht das Essen im Zentrum des sozialen Lebens und der Beziehungen mit Menschen. »Für jemanden, der nicht mit seinen Freunden oder Kollegen ins Restaurant kann, ist das ein großes Problem, psychologisch wie sozial«[418], sagt Susanna Neuhold von der italienischen Zöliakie-Gesellschaft.

Auch als Veganer ist man in Italien keineswegs allein. Laut Umfragen sollen rund 1 bis 3 Prozent der Menschen vegan essen. Nur auf Fleisch verzichten rund 8 Prozent[419]. 38 Prozent der Veganer und Vegetarier machen das aus gesundheitlichen Gründen, nur 20 Prozent aus tierethischen Gründen, 14 Prozent sehen dies als Lebensphilosophie an, 14 Prozent wollen so weniger essen. Nur 4 Prozent verzichten auf tierische Lebensmittel wegen der Umwelt. 32 Prozent der Veganer sind obendrein Rohköstler, 23 Prozent Frutarier, 13 Prozent essen Paläo-vegan. Das heißt: Gemüse, Obst, Pilze, Nüsse und Samen. Befragt man nur die jüngeren Menschen, sind es aber dann doch vor allem tierethische Gründe, die zu einer veganen Diät bewegen. In 17 Prozent der Restaurants gibt es vegane Speisen.

Das Thema Palmöl hat in Italien stärker elektrisiert als hierzulande. Anders als in Deutschland wurde Palmöl nämlich vor allem als ungesund angesehen, die ökologischen Konsequenzen traten in den Hintergrund. Das Gesundheitsargument verfängt in Italien offenbar besser.

Insgesamt gibt es in Italien in vielen politischen Lagern die Tendenz, sich für Tiere einzusetzen: So hat Michela Vittoria Brambilla von der Forza Italia vorgeschlagen, die Jagd abzuschaffen und in einem ersten Schritt den Verkauf und Verzehr von Kaninchenfleisch zu verbieten und bei einem Verstoß zwei Jahre Haft anzudrohen. Eine andere Politikerin, Monica Cirinnà von der Partitio democratico, schlug vor, dass alle Kantinen und Restaurants vegetarische und vegane Speisen anbieten müssen. Mirko Buste von der Fünf-Sterne-Bewegung forderte das auch. Es gibt parallel dazu eine starke Front gegen Tierversuche. Insgesamt gibt es in Italien, aber auch in Spanien sehr viele junge Menschen, die immer weniger tierische Produkte essen wollen, um die Umwelt zu schützen, wie ein Report der Marktforscher von Mintel kürzlich belegte[420]. In Italien sagen das 45 Prozent, in Spanien sogar 61 Prozent.

In Italien gibt es aber laut Kofahl auch eine starke kulinarische Genusskultur, die allein schon durch ihre Diversität und Handwerkskunst eher gesundheitsförderlich sei. Dennoch gibt es auch hier eine Spaltung: »Es gibt einen disziplinierten, sich an Kriterien der Selbstoptimierung ausgerichteten Norden und einen weiterhin eher an Lebensfreude, Tradition, aber auch schlichtweg an Aufwandsminimierung ausgerichteten Süden, der sich seine Süßigkeiten und ähnliches nicht nehmen lassen will«, so Kofahl. »Dass gerade in Italien aber eine Erosion der Kirche als Leitinstitution des Glaubens zu beobachten ist, ist unbestreitbar. Dafür müsste eigentlich irgendein Ersatz her.« Laut dem italienischen Sozialforschungsinstitut Censis wollen rund 50 Prozent der Italiener nichts mehr mit der katholischen Kirche oder einer anderen Religion zu tun haben – Tendenz steigend[421]. In Italien wenden sich auch viele von der Kirche ab, da die Amtskirche Sozialbusiness betreibe und daran gut verdiene, so sagte der Chef der Radikalen Partei Mario Staderini im Deutschlandfunk[422]. Und wie wir gesehen haben, ist der Rückgang der Religionszugehörigkeit, der mit dem Wegfall von moralischen Vorbildern, Gemeinschaften, Ritualen und Sinnhaftigkeit einhergeht, auch mit dem Gesundessenwahn verbunden. Das Essen wird so auch im für seine gute Küche bekannten Italien zur Ersatzreligion.

ISRAEL

Geröstete Aubergine in einem Eintopf aus gelben Erbsen, geschmorter Eichelkürbis mit Kokospfeffercreme auf Blumenkohltaboulé oder gebackener Brokkoli auf Macadamiamus mit fermentiertem Knoblauch – so sieht vegane Küche in Israel aus, dem Land, in dem mit 5 Prozent die meisten Veganer wohnen[423]. Dafür gibt es mehrere Gründe: Einerseits passt eine vegane Ernährung gut zu den Ernährungsvorschriften der Juden. Da Fleisch und Milch getrennt produziert, gelagert, verarbeitet und gegessen werden müssen, fallen komplizierte Küchenregeln weg. Zudem sind viele Gerichte der Levante sowieso vegan, wie die Kichererbsenpaste Hummus oder die Kichererbsenbällchen Falafel. Weiterhin gibt es politische Gründe: Die Massentierhaltung wird in Israel von Tierrechtlern als »Holocaust an Tieren« bezeichnet, das Vergasen von männlichen Küken wird mit den Gaskammern der Nationalsozialisten verglichen. Und diese Vergleiche haben offenbar Schlagkraft. Der Ernährungssoziologe Rafi Grosglik glaubt, dass der Veganismus in Israel auch mit dem Scheitern der israelischen Linken zu tun hat. »Wenn der Konflikt mit den Palästinensern unlösbar erscheint, beschäftigt man sich eben verstärkt mit sich selbst«, wird er in der *FAZ* zitiert[424]. Insofern sei der Veganismus auch Ausdruck einer Individualisierung und Entpolitisierung: »Die Welt kann ich nicht ändern, aber meinen eigenen Lebensstil.« Die mittlerweile fast fünfzigjährige Besatzung, bei der es immer wieder neue Kriege und Terror, aber keine Lösung gibt, führe dazu, dass viele Israelis zumindest in ihrer Ernährung moralisch einwandfrei sein wollten. Und dies äußert sich im Verzicht auf Tierisches.

KAPITEL 6

AUSWIRKUNG DES GESUNDESSENWAHNS AUF UNSER ZUSAMMENLEBEN

Auf den ersten Blick könnte man argumentieren, dass Essen Privatsache ist und sich darum niemand daran stören sollte, wenn immer mehr Menschen eine besondere Essweise verfolgen. Leider ist dem nicht so. Zumindest nicht nur. Essen ist ein sozialer Akt, über den wir mit anderen in Verbindung treten und kommunizieren. Frei nach dem Motto der 68er-Bewegung könnte man sagen: Das Private ist gesellschaftspolitisch!

DIE GASTLICHKEIT WIRD ABGELEHNT

Der Mensch muss essen, das ist eine biologische Gewissheit. Sonst würde er verhungern. Was und wie er isst, war jedoch erstmal, in der frühen Steinzeit, eine Frage von »trial and error«. Wer in jungen Jahren an einer Tollkirschenvergiftung starb, konnte sich nicht fortpflanzen. Spätestens mit der Nutzung des Feuers war es jedoch zunehmend auch eine Frage der Kultur, was verspeist wurde. Mit der neolithischen Revolution vor 10 000 Jahren wurden die Mahlzeiten kulturell weiter geformt. Bis heute nehmen Religion, Ernährungsgewohnheiten eines Landes oder einer Region und dazugehörige Tischsitten Einfluss darauf, was auf unseren gedeckten Tafeln steht und mit welchen Ritualen die Nahrungsaufnahme verbunden ist, wenn auch in immer geringerem Ausmaß. Was ist nun also, wenn sich ein immer größerer Teil der Menschen diesen kulturell geprägten Mahlzeitenordnungen widersetzen, indem sie Einladungen oder auch nur selbst gebackenes Gebäck mit dem Hinweis auf eine Glutenunverträglichkeit oder die derzeit praktizierte Intervalldiät ablehnen?

Im Grunde ist es eine Beleidigung, wenn man etwa bei Oma nicht brav alles aufisst, was liebevoll gekocht und gebacken wurde. Denn man verweigert damit die Wertschätzung für den Akt des Kochens und der Gastfreundschaft. Und auch wer in Griechenland bei einem Bauern zu Tisch geladen wird, sollte sich hüten, einen selbst gemachten Ziegenjoghurt zu verschmähen. Dies gilt als ausgesprochen unhöflich, als Affront gegen die Gebote der Gastlichkeit. Sogar ein buddhistischer Mönch, der vegetarisch isst, darf ihm angebotenes Fleisch nicht zurückweisen. Denn schlimmer als der Verzehr einer Fleischspeise ist es im Buddhismus, den Gastgeber zu kränken. Gemeinschaftliches Essen hat demnach auch viel mit Dankbarkeit und Wertschätzung zu tun. »Das gemeinsame *Mahl* ist eine Institution. Es bestätigt die ›Sicherheit des Zusammengehörens‹«, schreibt der Psychoanalytiker Rath[425]. Tischgemeinschaften vermitteln den Teilnehmern Solidarität sowie Stabilität und ermöglichen Austausch.

Heute und hierzulande ist es jedoch ganz normal geworden, angebotene Nahrung zu verweigern. Dabei »fällt heute kaum mehr auf, dass die Verweigerung des Essens in einem spezifischen Sinn auch Verweigerung von Sozialität ist«, schreibt Rath. »Er [der Nichtesser] sagt ohne dies auszusprechen: ›Was ihr mir gebt, ist für mich noch lange nicht gut genug!‹ Oder: ›Wie könnt ihr nur dieses Zeug essen! Futtert nur!‹« Bei unserer Fixierung auf den Gesundheitswert der Nahrung, auf Einzelsubstanzen, die uns zu- oder abträglich sind, vergessen wir also die soziale Dimension der Ernährung, die Momente der Zusammenkunft, der Gespräche, der Gemütlichkeit, der Freundschaft und des Friedens. »An die Stelle der Pflege des sozialen Austauschs tritt die Pflege des individuellen Stoffwechsels: Man fühlt sich verpflichtet, auf seinen persönlichen Tagesbedarf an Kalorien, den Cholesterin-, Protein-, Fett- und Natrium-Gehalt der Speisen usw. zu achten«, schreibt Rath. Die Nichtesser verabschieden sich also vom gemeinsamen Tisch und damit von Familien und Freunden. Sie tauschen, wenn ich es dramatisch formulieren will, Narzissmus gegen Geselligkeit, und Obsession gegen Dankbarkeit.

Empirische Daten belegen, dass sich die Gesundesser zumindest teilweise von ihrem sozialen Umfeld immer weiter abwenden. Laut der BfR-Studie mit Veganern macht nur ein kleiner Teil Ausnahmen bei nicht veganen Speisen, um den Frieden etwa bei Familienfesten zu bewahren[426]. Jeder zweite Befragte gab zwar an, dass Familie und Freunde eher positiv auf ihre Entscheidung reagierten. Fast alle berichten jedoch auch von ablehnenden Erfahrungen aus ihrem Umfeld, was teilweise dazu führte, dass der Kontakt zu den betreffenden Familienmitgliedern und Freunden vollständig abbrach. Spannungen mit Eltern werden auch als Teil eines Generationenkonflikts bezeichnet, möglich also, dass sich diese

Zwistigkeiten wieder einrenken. Viele Veganer berichten, dass nach und nach der eigene Freundeskreis vegan wurde, vor allem in Großstädten wie Berlin, die eine große Veganer-Community haben.

Blogger von Healthy-Foodblogs gaben in einer kanadischen Studie an, dass sie teilweise mehrere Stunden in Supermärkten verbrachten, um für die geplanten Speisen einzukaufen[427]. Sie wurden von Angehörigen und Freunden als »besessen vom Essen« bezeichnet. Die Fixierung auf das Essen zerstört also Freundschaften und führt zu Familienstreits. Es kommt dann immer seltener zu Einladungen und darum auch zu weniger Austausch darüber, was den anderen bewegt. Der ehemalige Orthorexie-Kranke Bratman geht sogar noch weiter: Er glaubt, dass durch die Fixierung auf das Essen Herausforderungen des Lebens nicht mehr angenommen würden und die eigene Entwicklung blockiert werde[428]. Und dies ist genau das Umgekehrte, das Spiritualität eigentlich mit sich bringen sollte: Charakter, Geist und Psyche zu verbessern.

Besonders dramatisch ist es, wenn Gesundesser sich durch ihre zwanghaften Vorstellungen von guter Ernährung so isolieren, dass sie vereinsamen. So kann diese selbst verschriebene Isolationshaft einerseits dazu führen, dass man psychisch nicht mehr satt wird. Denn Essen in Gesellschaft sättigt nicht nur physisch. Es werden in geselligen Runden mehrere Sinne, nicht nur der Geschmack, angesprochen und dadurch ergibt sich auch ein Gefühl des Wohlbefindens. In Gesellschaft isst man vermutlich auch weniger, weil man mehr genießt. Ein gemeinsames Mahl ist laut Studien von Barbara Fiese, Wissenschaftlerin an der Universität von Illinois, meist auch gesünder[429]. Sie wertete Daten von insgesamt mehr als 180 000 Kindern und Jugendlichen aus. Das Ergebnis: Wer gemeinsam mit der Familie isst, nimmt mehr frische Früchte, Gemüse sowie faser- und kalziumreiche Nahrungsmittel zu sich.

Studien mit Orthorexie-Kranken zeigen, dass der Leidensdruck hoch sein kann: Das Wohlbefinden sinkt, das Selbstwertgefühl wird geschwächt und die Entspannungsfähigkeit geht verloren[430]. Aber Einsamkeit hat auch noch schwerwiegendere Folgen: Ohne Gesellschaft können sich Menschen nicht mehr gut konzentrieren und an Problemlösungen arbeiten. Ablehnung durch andere kann auch echte Schmerzen auslösen. Eine Analyse von 148 Studien mit 30 000 Probanden aus dem Jahr 2010 zeigte sogar, dass Menschen mit sozialem Netzwerk länger leben als Teilnehmer mit weniger Sozialkontakten[431]. Den Studienautoren gemäß ist Einsamkeit für die Gesundheit ebenso schädlich wie Rauchen, Übergewicht oder Bewegungsmangel. Vor allem bei Männern wächst die Gefahr, krank zu werden, wenn stabile Beziehungen fehlen. Das heißt: Wer ohne Gesellschaft Körner mampft und Gesundheitstees trinkt, der wird nicht viel von seiner Gesundheitslehre haben.

Schwierig wird es auch, wenn Freundschaften nur noch mit Gleichgesinnten und virtuell gepflegt werden, während man bei Facebook Freunde mit anderen Ernährungsweisen die Freundschaft kündigt. Und in vielen Foodblogs werden nicht nur Rezepte geteilt, sondern auch andere Ereignisse im Leben diskutiert. Die Blogger haben gleiche Werte, einen ähnlichen Lebensstil und suchen nach dem Rat der anderen, auch bei Dingen, die nichts mit gesundem Essen zu tun haben. Einige sagen gar, das Lesen der Blogs sei eine Art Sucht[432]. Das Problem der Filterblase: Man isoliert sich innerhalb einer Gemeinschaft Gleichgesinnter und hat keinen Kontakt mehr zu andersdenkenden Menschen, was durch digitale Medien erheblich verstärkt wird. Menschen, die in abgezirkelten Gruppen unterwegs sind, sind auch anfälliger für Fake-News und werden manipulierbar. Gesundessen-Blogs können so die individuellen Ideen und Werte darüber verdrehen, wie der Körper und das Leben sein sollen. Doch nicht nur von ihrem direkten Umfeld grenzen sich die Gesundesser ab, auch auf sozialer und Genderebene entstehen Kämpfe.

ES KOMMT ZU KLASSENKÄMPFEN

Gesundesser fühlen sich anderen überlegen. Sie haben sich schließlich Wissen über Herkunft und Produktionsweise ihrer Nahrungsmittel angeeignet. Und Wissen ist Macht in Zeiten, in denen sich jeder einstige Luxusnahrung wie Fleisch, Lachs oder Champagner leisten kann. Laut der

Soziologin Barlösius »wird die gemeinsame Tafel verlassen und eine Ernährung praktiziert, die sich von der gewohnheitsmäßigen abhebt und diese aus gesundheitlichen, ethischen oder anderen Gründen verwirft«.[433] Ethnologische Studien belegen, dass vor allem in Ländern ohne strenge soziale Hierarchien die Qualität des Essens eine wichtige Rolle spielt, um die eigene Exklusivität zu verstärken und Distanz zu schaffen zu denjenigen, die offenbar keinen Wert auf Qualität legen können oder wollen. So ist etwa Zucker zu einem sozialen Symbol geworden, den die Konsum-Avantgarde meidet, während sich früher nur die Privilegierten ein Pfund Zucker leisten konnten. »Wer über ihn spricht, klingt oft wie ein Verschwörungstheoretiker und hat häufig deutlich hörbar einen moralischen Unterton«, sagt die Kulturanthropologin Kerstin Poehls[434]. Schon der Umstieg auf braunen Zucker zeige, dass man bewusst einkauft und Zivilisationskritik übt. Ernährungsphysiologisch ist dadurch freilich nichts gewonnen, auch brauner Zucker besteht zu 99 Prozent aus Saccharose. Doch die soziale Position wird dadurch gestärkt. Wer sich zuckerfrei, vegan oder bio ernährt, verurteilt so Menschen, die sich offenbar nicht um Gesundheit, Tierwohl oder Umweltfragen scheren. Auch die Kohlenhydratphobie, die bei Low Carb, Steinzeitdiät sowie Glutenverächtern zu finden ist, ist eine elitäre Veranstaltung. Getreide ist billig herzustellen, während die Produktion von Eiweiß und Fetten eines größeren Aufwands bedürfen. Brot gilt als die symbolhafte Nahrung des kleinen Mannes, während tierische Lebensmittel Statussymbole sind. So wie einst die Adelsleute erheben sich die Low-Carb-Köstler über das schnöde Volk, das massenweise zu Aldi und Lidl strömt. Das läuft natürlich unbewusst ab, niemand stellt sich an den Eingang eines Discounters und beschimpft diejenigen, die dort einkaufen. »Die Menschen wollen ihre moralische Überlegenheit heute nicht mehr zeigen, deswegen zeigen sie ihre Überlegenheit durch ihre Gesundheit. Das ist jedoch ein Stellvertreter für moralische Überlegenheit«, sagt Religionswissenschaftler Alan Levinovitz[435]. »Wenn man sagt, man lebt ein *gesünderes* Leben, ist das die einzige höfliche Form zu sagen: Ich lebe ein *besseres* Leben.«

ÜBERGEWICHTIGE WERDEN DISKRIMINIERT

Mit der Abgrenzung gegenüber Fast-Food-Junkies und Zuckersüchtigen verurteilen die alternativen Esser auch Übergewichtige. Beides geht Hand in Hand, da Übergewicht häufiger bei Menschen mit niedrigem Bildungsstand und Einkommen vorkommt. Betroffene werden dann tatsächlich und öffentlich ausgegrenzt, abgewertet, teils auch beschimpft oder gemobbt. Sie gelten als dumm, faul, zügellos, animalisch, ihr Aussehen scheint selbst verschuldet. Eltern dicker Kinder wird teilweise Kindesmisshandlung oder Vernachlässigung unterstellt. Vor allem bei der Bewertung von übergewichtigen Müttern gibt es anscheinend keine Tabus mehr. Schwangeren mit vielen Pfunden wird etwa oft von Ärzten suggeriert, dass sie auf jeden Fall mit Komplikationen rechnen müssten. Richtig ist hier, dass ein hohes Gewicht das Risiko für eine problematische Schwangerschaft und Geburt steigert, dennoch ist das Risiko immer noch klein. Aber auch wildfremde Menschen auf der Straße verkneifen sich nicht ihre dummen Kommentare, wie Betroffene auf bento.de erzählen.[436] »Als ich schwanger war, nahm ich 25 Kilogramm zu – und das fanden viele wirklich witzig. Ich wurde auf der Straße angesprochen und gefragt, wie viele Babys ich denn bekommen würde? Ein Ladenbesitzer sagte mir, wenn ich entbunden hätte, sollte ich alle Babys nach dem Laden benennen. Das sollte wohl ein Scherz sein«, berichtet Mara. »Nach der Schwangerschaft fragten mich Nachbarn im Treppenhaus dann, ob es denn normal sei, dass man so schwabbelig bleibe, obwohl das Kind schon da sei? Freundinnen sagten, sie wären wirklich traurig, wenn sie nach ihrer Schwangerschaft so aussähen wie ich.«

Eine Studie der Universität Leipzig mit 3000 Teilnehmern hat belegt, dass fast jeder zweite Adipöse auf dem Arbeits- und Wohnungsmarkt diskriminiert wird, bei Menschen mit leichtem Übergewicht waren es immerhin noch 6 Prozent[437]. Der Alltag für Menschen, die nicht dem schlanken Ideal entsprechen, ist mittlerweile ein Spießrutenlauf, er ist purer psychosozialer Stress aufgrund der ständigen Sticheleien und Tuscheleien. Und der Ernährungshype verschlimmert dieses Problem. Schließlich bekommt Essen einen noch höheren Stellenwert – und die Beleibten dürfen nicht an

diesem Trend teilnehmen. Das hat schlimme Folgen. So hat eine Litera-
turübersicht mit 46 Studien unter Leitung von Claudia Sikorski, Psychologin an der Universität Leipzig, Anfang 2015 aufgedeckt: Übergewichtige
haben starke Minderwertigkeitsgefühle und ein schlechtes Körpergefühl.[438] Sie verinnerlichen also das negative Bild, das sich durch die Stigmatisierung zeigt, als Selbstbild. Und das erhöht die Wahrscheinlichkeit,
an Depressionen oder Angststörungen zu erkranken. Konkret: Menschen
mit Adipositas haben ein etwa 50 Prozent erhöhtes Risiko, eine Depression zu entwickeln – der humorvolle, fröhliche Dicke ist also ein Mythos
aus den Nachkriegsjahren. US-Studien zeigen, dass das krankhafte abdo-
minale Übergewicht, also Fettpolster am Bauch und eine gestörte Gluko-
setoleranz (ein Wegbereiter des Diabetes) vor allem bei denjenigen Übergewichtigen vorkommt, die stark diskriminiert werden – und das unabhängig vom BMI. Möglicherweise gehen auch die Folgeerkrankungen wie
Diabetes oder Fettstoffwechselstörungen zum Teil direkt auf das Konto
der ablehnenden Haltung gegenüber Menschen jenseits des Schönheits-
ideals. »Der Einfluss der Stigmatisierung auf die Gesundheit der Betroffenen ist beunruhigend«, schreibt Rebecca Puhl, Psychologin an der Yale
University, in einem Review aus dem Jahr 2010[439]. Die Folge: Die Betroffenen ziehen sich zurück, isolieren sich, vereinsamen.

Im Fazit heißt das: Der Gesundessen- und Schlankheitswahn führt zu
einer Moralisierung des Essens. Die Gesellschaft polarisiert sich dadurch
stärker. Nicht nur die Gesundesser verurteilen andere, auch umgekehrt
gilt das. Teils werden Foodamentalisten gelobt, weil sie sich vermeintlich
gesund und damit der Norm entsprechend verhalten, teils haftet auch
ihnen ebenso ein Stigma an, sie gelten als Spaßbremse, als antisozial[440].
So zeigen Studien: Wer Low Fat isst, wird als attraktiv, bewusst und moralisch besser bewertet als Junk-Food-Fans. Anderen Befragten kommen
die Anhänger eines obsessiven Essverhaltens wie Clean Eating dagegen
nervös, unglücklich und egozentrisch vor. Mit Orthorektikern haben die
Menschen etwa weniger Mitleid als mit Magersüchtigen. Sie werden auch
gemieden, da es in Gesprächen mit ihnen nur noch um Ernährung, Mahlzeiten, verschiedene Lebensmittel, Chemikalien, die Reinheit des Essens

oder Ähnliches geht. Wie bereits gesehen, kommt es auch zwischen den verschiedenen Ernährungs-Fans zu »Konfessionskriegen« im Internet, etwa wenn Ethikveganer gegen Gesundheitsveganer wettern. Das ist eine Gefahr, wenn sich die Gruppen immer weiter voneinander entfernen und sich Subkulturen bilden – moderne Klassenkämpfe.

ES KOMMT ZU GESCHLECHTERKÄMPFEN

Der französische Philosoph Rousseau, der Vorreiter der »Zurück zur Natur«-Bewegung, plädierte für eine vegetarische Ernährungsweise. Nur bei Männern machte er eine Ausnahme: Im Gegensatz zu Frauen und Kindern müssten diese Geistesarbeit leisten und dürften darum auch ausnahmsweise Fleisch essen und Wein trinken.[441] Bis heute haben sich Genderrollen in Sachen Ernährung gehalten. So ist die fleischlastige Steinzeitszene eher männlich. Auch Low-Carb-Diäten verstärken Männlichkeit und Potenz[442], während unter den Vegetariern und Veganern mehr Frauen zu finden sind. Beide Seiten vertreten teils extreme Positionen. Die radikalsten Vertreterinnen des Ökofeminismus wie Carol Adams sagen, dass Feminismus kein echter sei, wenn er nicht mit Veganismus einhergehe. Sie hat etwa beobachtet, dass in der Werbung für Fleisch oft gezielte Bezüge zum weiblichen Körper hergestellt werden. Für sie ist Fleischessen daher immer ein Zeichen von Antifeminismus, was natürlich zu kurz gedacht ist. Reis zu essen, sei dagegen das Zeichen einer feministischen Haltung. Auf der anderen Seite vertreten Steinzeitköstler die Meinung, dass in der Steinzeit alles besser war, auch weil es klare patriarchale Rollenverteilungen gegeben habe. Der Ernährungspsychologe Klotter hält den Gesundessenwahn für problematisch, da er den Geschlechterkampf verstärke. Auf der einen Seite steht der Mann am Grill, der mit Bier und Fleisch und derben Zoten den Abend verbringen möchte. Auf der anderen Seite knabbern Frauen an einem Tofu-Spieß und spülen die geschmacklose Kost mit einem Schlückchen Prosecco herunter.

Dabei scheint es egal, ob es sich um Low Fat, vegetarisch oder gluten-frei handelt – gesundes Essen lässt die Gräben zwischen dem weiblichen und dem männlichen Geschlecht tiefer werden. In einer aktuellen Studie der Western Connecticut State University wurden Personen befragt, wel-che Eigenschaften sie Glutenfrei-Essern andichten und ob sie diese gerne zu einem Date treffen würden[443]. Glutenverächter werden demnach als pflegebedürftig, wählerisch, fordernd, bewertend und jammernd beschrieben, aber auch als gesund, diszipliniert, verständig und energie-geladen. Eine glutenfreie Diät wurde zwar eher mit Weiblichkeit assozi-iert. Trotzdem wurden die Anhänger der glutenfreien Kost vor allem von Männern eher negativ bewertet. 40 Prozent der Befragten sagten darum, dass sie eher zögern würden, eine solche Person zu einem romantischen Dinner zu treffen. Nicht umsonst gibt es extra Dating-Seiten im Internet wie GlutenFreeSingles.com.

Der ehemalige Orthorektiker Bratman berichtet von Vereinsamung und von Paartrennungen in der Gesundessenszene, etwa weil Foodamen-talistinnen bei ihren Kaffee trinkenden Partnern angeblich »ekelhafte Ausdünstungen« wahrnahmen.[444] Eine Studie des österreichischen Psy-chologen Kinzl unter Diätberaterinnen zeigte, dass Teilnehmerinnen mit krankhaft gesundem Essverhalten häufiger Singles waren und allein leb-ten.[445] Es ist bekannt, dass essgestörte Frauen wie Magersüchtige oder Bulimikerinnen seltener in einer Partnerschaft leben und eher weniger ihre Sexualität ausleben. Gleichzeitig führen narzisstische Probleme wie Einsamkeit oder das Gefühl des Ungeliebtseins wiederum zu essgestör-tem Verhalten und Isolation – ein Teufelskreis.

Auch die Stigmatisierung von Übergewichtigen, die durch den Gesund-essenwahn verstärkt wird, trägt Züge einer frauenverachtenden Denk-weise. Denn vor allem übergewichtige Frauen berichten mit 21 Prozent deutlich häufiger von Problemen als Männer (8 Prozent)[446]. Frühere Stu-dien zeigten, dass Personaler dicken Frauen weniger angesehene Tätigkei-ten zuordnen und sie weniger verdienen als schlanke Arbeitskolleginnen. Übergewichtige haben es allgemein schwerer, einen Partner zu finden. Laut einer Leipziger Studie aus dem Jahr 2015 würden 14 Prozent der

Befragten Menschen mit Adipositas (ab einem Body-Mass-Index von 30) nicht ihren Freunden vorstellen und 13 Prozent hätten etwas dagegen, wenn jemand mit starkem Übergewicht in die Familie einheiratet[447].

DIE GESELLSCHAFT SPALTET SICH

Nicht nur zwischen arm und reich sowie Männern und Frauen werden die Gräben durch die Gesundessen-Debatten verschärft. Auch die Spaltung der Gesellschaft werde vorangetrieben, glaubt Pascal Eitler vom Max-Planck-Institut in Berlin[448]. So hätten sich in der vegetarischen und veganen Bewegung moralische mit gesundheitlichen Debatten vermischt. Es ginge nicht mehr um die »gute« Ernährung, sondern um Glaubensfragen, um richtig oder falsch ohne Graustufen und differenzierte Betrachtungsweisen. Und dies spalte die Gesellschaft in diejenigen, die aus ethisch-moralischer Sicht richtig handeln, und die, die falsch handeln. Das sieht auch die Soziologin Barlösius so: »Essen ist immer das Gebiet, auf dem sich Menschen darüber verständigen, wie man leben soll.«[449] Die niedersächsische Landwirtschaftsministerin Astrid Grotelüschen, die 2010 zurücktreten musste, ist ein Beispiel für diese Polarisierung. Dem Rücktritt voraus ging eine riesige Kampagne in den sozialen Medien, weil ihrem Mann, einem großen Mastputenzüchter, Verstöße gegen das Tierschutzgesetz vorgeworfen wurden, die später aber nicht bestätigt werden konnten. Zudem stand Grotelüschen unter Lobbyismusverdacht, auch das wurde nie belegt. Es reichte also, dass sie offenbar auf der »falschen« Seite stand. Mit ihrer Ernährungsweise zeigen Menschen heute also ihre philosophischen und politischen Einstellungen. Empirische Studien belegen, dass Vegetarier eher ein humanistisches Weltbild haben, während Menschen, die viel Fleisch essen, eher konservativ eingestellt sind und Hierarchien zwischen menschlichen Gruppen befürworten.[450]

Auf der anderen Seite provozieren extreme Thesen und strenge Regeln Widerspruch. Verbieten Eltern einem Kind kategorisch Süßes, wird sich dieses irgendwo anders mit Schokolade und Gummibärchen eindecken.

Wird Alkohol verboten (wie in der Prohibition in den 1920er-Jahre in den USA), steigt der Konsum, man beschafft sich Alkoholika auf illegalen Wegen. Und so hat der Vegan-Hype laut dem Ernährungspsychologen Klotter auch Magazine wie *Beef* möglich gemacht, in denen das Fleischessen gefeiert wird bis zur Magenverrenkung, allerdings nur das artgerecht gehaltene und qualitativ hochwertige Fleisch. Hier widersetzen sich also Männer den Vorschriften, die vor allem von Frauen stammen. Aber auch die Abgrenzung zu niederen Einkommensschichten und innerhalb der Mittelschicht wird hier deutlich. Denn wer kann sich schon ständig sündhaft teure Dry-aged-Steaks leisten? Und so könnte der Gesundessenwahn insgesamt dazu führen, dass sich die Normalesser gegängelt fühlen und dann absichtlich die Ernährungsregeln brechen.

ES WIRD EINE UNGESUNDE ANGST VERBREITET

Wer sich Bücher wie *Die Weizenwampe* oder andere Bestseller aus der Kategorie Ernährungsratgeber durchliest und sich ein bisschen mit Ernährung auskennt, wird schnell begreifen, was für ein Unfug hier teilweise verbreitet wird – und das obwohl der Autor des Buches ein Arzt ist. Meist sind es jedoch Menschen ohne diätetische Ausbildung, die sich in Blogs oder Sachbüchern zur gesunden Ernährung äußern. Das ist deswegen fatal, da viele alternative Ernährungsweisen auf Dauer tatsächlich gefährlich werden können, vor allem für Kinder. Aber auch Erwachsene, die sich lange vegan oder als Rohköstler ernähren, können schwere Mangelerkrankungen entwickeln (s. Seite 193ff.).

Schlimm sind ebenfalls die Folgen für diejenigen, die sich nicht gesund ernähren. Denn auch zu ihnen schwappen die Botschaften über das vermeintlich vergiftete Essen, das entzündungsfördernde Brot, die krebserregende Milch und die Pestizid-verseuchten Möhren herüber. Es wird auf diese Weise Angst und Panik vor dem Essen verbreitet. Und das wiederum schürt Ängste aller Art gegen die Moderne und das Leben selbst.

Denn auch wenn zuerst die Angst, dick und krank zu werden, die Menschen befällt, so folgen weitere Ängste, etwa sich gehen zu lassen, Ängste vor Pestiziden und Zusatzstoffen, vor zu viel Technologie und Täuschung, was schließlich in einem tiefen Misstrauen mündet. Tatsächlich findet man unter den Gesundessern auch viele, die etwa Impfungen oder die Schulmedizin allgemein ablehnen. Auch der Widerstand gegen notwendige technische Neuerungen wie die CRISPR/Cas-Technik für die Landwirtschaft, mit der gezielt Pflanzen verändert werden, die möglicherweise die Landwirtschaft grüner und nachhaltiger machen, wird mit dem ewigen Natürlichkeitsmantra weiter verschärft. Denn auch die Technologiefeindlichkeit ist eine Folge des Gesundheitswahns. »Die Gesellschaft vermittelt den Menschen, dass jeder für seine eigene Gesundheit verantwortlich ist: Sport machen, Kalorien zählen, gesund essen. Und sie tut so, als wäre es die rein individuelle Verantwortung der Eltern, Kinder groß zu ziehen«, sagt die Soziologin Jennifer Reich in einem Interview mit der *ZEIT*[451]. »Viele Eltern nehmen sich deshalb als Experten für die Gesundheit ihrer Kinder wahr. Sie glauben, jedes Kind hat ein einzigartiges Immunsystem und braucht unterschiedliche Impfungen.« Und diese Eltern seien nicht nur Impfungen gegenüber skeptisch: »Sie misstrauen den Institutionen, die Medikamente oder Nahrung auf ihre Sicherheit kontrollieren. Sie haben Angst vor Umweltgiften, und lehnen gentechnisch veränderte Nahrungsmittel ab. Diese Eltern versuchen ein natürliches Leben zu leben«, so Reich. Zudem belegte eine Studie aus dem Jahr 2018, dass der Umstand, dass von allen Seiten Muttermilch als »das natürlichste Lebensmittel« gepriesen wird, ebenso dazu führt, dass Eltern skeptisch gegenüber Impfungen werden (s. Seite 122).[452]

Die ganze alarmistische Rhetorik macht obendrein physisch und mental krank. Denn wer überzeugt ist, dass Gluten ein Killer ist, wird auch über den Nocebo-Effekt krank, wenn er dann doch einmal eine Scheibe Weizenbrot isst. Und wer sich eine Vergiftung einbildet und von Panik erfasst wird, wird normalerweise auch Symptome wie Durchfall, Übelkeit oder Kopfschmerzen entwickeln. Tatsächlich gibt es Massenpaniken aufgrund von vermeintlich vergifteten Lebensmitteln eigentlich erst seit dem 20. Jahrhundert. So klagten etwa im Jahr 1999 mehrere Schüler nach dem Konsum von Cola aus Dosen über Vergiftungserscheinungen, obwohl nachträgliche Analysen keine toxischen Substanzen in den Getränken fanden.

Zudem trägt das Dämonisieren von Fleisch, Milch, Brot und Zucker zu Essstörungen bei. Der Religionswissenschaftler Levinovitz berichtet etwa von niedergelassenen Magen-Darm-Spezialisten, die in letzter Zeit immer häufiger auf Wunsch der Patienten Tests auf Glutenunverträglichkeit durchführen sollen[453]. Wenn dieser Test aber negativ ausfällt, dann beginnt der Weg in die Essstörung. Denn: Die enttäuschten Patienten würden sich an einen Heilpraktiker wenden und dort eine lange Liste mit Lebensmitteln erhalten, die sie alle meiden sollen. Laut Levinovitz sollte man daher lieber die unzähligen falschen Ernährungsmythen entlarven, anstatt Gluten oder gespritztes Obst von seinem Speiseplan zu streichen. »Natürlich ist das schwierig, wenn die Angstmacher überall sind«, so Levinovitz.

Letztlich führt das Gesundheitsmantra auch dazu, den Leib als Feind wahrzunehmen. »Viele Menschen scheinen sich selbst und vor allem ihren Körper in erster Linie als Mangelwesen zu empfinden, dessen man sich schämen muss«, schreibt der Psychologe Retzer[454]. Doch Selbstakzeptanz und Selbstwert sind wichtige Ressourcen, um nachhaltig zu leben und sich gesund und wohl zu fühlen.

Jeder ist also für seine Gesundheit selbst verantwortlich. Die Gesellschaft schreibt das vor, die Krankenkassen honorieren einen gesunden Lifestyle über Bonuspunkte für Veganer und bitten Menschen mit hohem BMI oder einem Faible für riskante Sportarten zur Kasse. Dies ist nun eine 200 Jahre währende Entwicklung, seit Aufklärung und Vernunft uns eingeben, dass der Tod zwar natürlich und irreversibel ist, was aber andererseits der Überzeugung widerspricht, die Natur beherrschen zu können. Doch dem aufgeklärten Menschen bleibt das ewige Leben im Jenseits verwehrt, und da er nichts mehr als den Tod fürchtet, muss er sich im Diesseits um seine Gesundheit als Garant für Wohlbefinden kümmern. Darum beobachten wir jede kleinste Körperregung, wir kaufen Pulsuhren und Superfood, um fit und gesund zu bleiben. Doch diese ständige Selbstkontrolle und der Leistungszwang führen zu einer Egozentrik, dazu, dass wir uns nur noch um uns selbst und nicht mehr um die anderen kümmern. »Seine Zeit, Schaffenskraft und Fähigkeiten werden auf ihn [den Einzelnen] selbst gelenkt und verstärken seine Egozentrik«, sagt Gesa Schönberger[455]. »Damit bleibt ihm weniger Zeit beispielsweise für gesellschaftliches Engagement, für Geselligkeit und soziales Leben.« Böse gesagt, ist dies auch eine gute Methode, die Bürger abzulenken, schließlich sind etwa Teenager und junge Erwachsene in ihren besten Jahren nur noch mit Gewichtssorgen oder der geeignetsten Sorte Chiasamen beschäftigt, anstatt auf die Straße zu gehen und politisch aktiv zu sein. Auch die Trendforscherin Rützler ist skeptisch bei all der Angst, durch Nahrung krank zu werden[456]: »Die Sorge um das bloße Leben nimmt dem Leben jede Lebendigkeit.«

Umgekehrt werden die Kranken beschuldigt, nicht genug für ihre Gesundheit getan zu haben. Wer an Krebs erkrankt, hat eben nicht genug Sport gemacht, zu viel gegrilltes Fleisch gegessen oder womöglich zu viele Pralinen genascht. Wer einen Herzinfarkt erleidet, könnte zu viele Chips und zu wenig Superfood mit seinen Antioxidanzien gegessen haben. Auch das Essen aus der Mikrowelle oder aus dem konventionellen Supermarkt vergiftet uns doch schleichend! Wer viel Fleisch esse, der brauche sich nicht wundern, dass ihn Ängste und Depressionen plagen, so liest man auf dem Blog des Veganers Rüdiger Dahlke[457]. Und wer übergewichtig ist, der sollte eben einmal fasten und nicht ständig behaupten, er äße ja gar nichts. Von nichts kommt schließlich nichts, oder? Essen und Moral, das ist heute nicht mehr auseinander zu dividieren. Genuss wird dagegen als Maßlosigkeit verurteilt, wer keinem Trend folgt, isst mit schlechtem Gewissen. »Weil die Ansprüche an unsere Gesundheit ständig wachsen, fühlen wir uns alle mehr oder weniger defizitär«, meint der Ernährungspsychologe Christoph Klotter[458]. Und diese Ansprüche werden nicht nur von uns selbst gesteckt, sondern kommen oft auch von staatlichen Aufklärungs- und Gesundheitskampagnen. In diese seien, so meint Rützler, die Vorstellungen von einem perfekten und kontrollierten Lebensstil als Voraussetzung für Gesundheit und ein langes Leben eingeflossen.[459]

TATSÄCHLICH ERKRANKTE HABEN DAS NACHSEHEN

Wenn immer mehr Menschen ohne Grund auf bestimmte Nahrungsmittel verzichten, führt das dazu, dass immer mehr Menschen diese »eingebildeten Kranken« belächeln, die sich mit ihren Selbstdiagnosen nur interessant machen wollen. Die Gesellschaft wird also gegenüber Nahrungsmittelunverträglichkeiten desensibilisiert. Und das ist besonders gefährlich für Menschen, die echte Allergien oder Unverträglichkeiten haben. So betitelte etwa Steffen Lüdke, auf bento.de seine Geschichte[460]: »Euer Anti-Gluten-Hype nervt! Wie es sich anfühlt, wenn man wirklich kein Gluten verträgt.« Er leidet unter Zöliakie und muss deshalb penibel darauf achten, dass kein bisschen Mehlstaub oder anderes Glutenhaltiges in seinem Essen landet – und das ein Leben lang. Hat er doch mal ein Weizenkorn erwischt, reagiert sein Körper mit Erbrechen fast bis zur Bewusstlosigkeit. Auch das Risiko für Darmkrebs steigt bei Zöliakie-Kranken, wenn diese sich nicht streng nach den Regeln ernähren. Dagegen stellt es für die Menschen mit Selbstdiagnosen kein Problem dar, aus Versehen einmal etwas Glutenhaltiges zu essen. Lüdke schreibt: »Noch muss ich in Deutschland keine Angst haben, dass der Typ in der Pommesbude unvorsichtig ist – und mir aus Versehen Gluten-Reste ins Essen mischt. Spätestens aber wenn der Hype auch hier so richtig ankommt, wird er zu einem Problem: Menschen, die nach glutenfreier Nahrung fragen, könnten für Anti-Gluten-Spinner gehalten werden. Vielleicht achten die Köche dann irgendwann nicht mehr so genau darauf, ob die Arbeitsplatte wirklich frei von Gluten ist. In dem Fall könnte ich Köchen und Verkäufern noch weniger vertrauen – und müsste mich noch mehr einschränken.« Und neben dieser körperlichen Gefahr, berichten viele Zöliakie-Kranke auch davon, wie sie im Restaurant als paranoider Freak oder hysterische

Tussi schlecht behandelt werden, wenn sie nach glutenfreien Gerichten fragen. Auch für echte Nahrungsmittelallergiker ist der allzu laxe Umgang mit bestimmten Nahrungsmitteln wie Nüssen, Ei oder Krustentieren ein Problem. Im schlimmsten Fall können sie einen anaphylaktischen Schock erleiden. Auch Ernährungsberater bestätigen, dass Menschen mit Unverträglichkeiten weniger ernst genommen werden. »Viele Betroffene machen die Erfahrung, dass die Mitarbeiter in Restaurants, Bäckereien und Imbissen genervt auf Nachfragen reagieren oder gar falsche Auskünfte geben«, sagt die Ökotrophologin Petra Funk-Wentze[461].

GENUSS BLEIBT AUF DER STRECKE

Wenn es beim Essen nur noch um Gesundheit, um Kalorien, Carbs oder »frei von« und um schlechtes Gewissen geht, schaden wir unserer Beziehung zum Essen. Wir essen nicht mehr gerne, misstrauen jedem Salatblatt, jedem Schnitzel und damit bleibt der Genuss auf der Strecke. Und Genuss ist ein wesentlicher Bestandteil unserer Ernährung. Weil wir Essen zum Überleben brauchen, hat uns der Körper mit einem Hormonsystem ausgestattet, das uns dafür belohnt, wenn wir Kalorien zuführen. Dieses hedonistische System vermittelt, dass uns etwas schmeckt, sorgt für ein Lustempfinden, körperliches Wohlbefinden. Das ist ein biologischer Fakt und keine frevelhafte Interpretation meinerseits. Unsere moderne Gesellschaft hält jedoch nicht viel von Genuss. Genuss wird mit Sünde und Völlerei assoziiert. Viele Menschen glauben, Genuss müsse man sich irgendwie verdienen, etwa nach einem langen und stressigen Arbeitstag. Auch dies hat mit der Entwicklung seit dem 17. Jahrhundert zu tun, mit dem Aufkommen des Nahrungspuritanismus, der Lust und Freude untersagte. »Noch nie haben sich große Teile der Gesellschaft so viel mit Essen beschäftigt wie heute und waren im gleichen Ausmaß von ihrem unmittelbaren Genuss so abgetrennt und entfernt«, schreibt der Schriftsteller Wiglaf Droste[462]. Laut der Dr. Rainer Wild-Stiftung stellen auch viele gesundheitsfördernden Kampagnen den Genuss infrage. Wer sich ständig selbst kontrolliert und stets neurotisch darauf achtet, das Richtige zu essen, der nimmt sich damit Lebensqualität.

Genuss scheint weitaus weniger gefährlich zu sein, als die Gesundheitsbewussten glauben. »Genießer sind sogar gesünder«, schreibt Hanni Rützler. »Sie treiben mehr Sport, essen vielfältiger, sind öfter an der frischen Luft und gehen häufiger zu Vorsorgeuntersuchungen.«[463] Zudem gäbe es sogar Hinweise, dass Genuss und Freude am Essen sich positiv auf die Verwertung der Nahrung auswirken. Es gibt auch keinen Automatismus, dass Genuss zu Übergewicht führt. Im Gegenteil: Wer genießt, hat sogar die bessere Chance auf ein Normalgewicht. Knapp die Hälfte der Genießer ist laut dem Österreichischen Genussbarometer normalgewichtig, während Genussunfähige nur zu 38 Prozent in diese Kategorie fallen[464]. Umgekehrt sind unter den Genussunfähigen mit 17 Prozent die meisten Adipösen, im Vergleich zu 11 Prozent bei den Genießern. Tatsächlich ist Genuss durch Selbstkontrolle und Maßhalten gekennzeichnet und sagt also nichts über die Menge der zugeführten Speisen aus. Wer genießt, isst nämlich auch langsamer und dies führt dazu, dass man weniger verspeist, da die Sättigungsmechanismen anspringen und die Verdauungsenzyme besser arbeiten können. Auch die Bekömmlichkeit wird gesteigert. Zu Genießen führt also automatisch auch zu einem nachhaltigen Essverhalten. Wer dagegen schlingt, hat nach dem Essen eher das Gefühl, dass ihm das Essen schwer im Magen liegt, es ihm nicht gut bekommt. Sogar noch weitere Effekte werden dem langsamen, achtsamen Essen zugeschrieben: Die Risiken von Diabetes, Bluthochdruck, hohem Cholesterinspiegel und metabolischem Syndrom sollen gesenkt werden.[465]

Genuss hat zudem wichtige psychologische Effekte. Aus der relativ neuen Forschungsrichtung Neurogastronomy wird klar, dass Genuss allein ein Faktor sein kann, der Gesundheit und Wohlbefinden fördert. Marlies Gruber, Ernährungswissenschaftlerin und Initiatorin des Österreichischen Genussbarometers, kann belegen[466]: »Genießer sind öfter optimistisch, glücklich, ausgeglichen und entspannt. Sie schätzen ihre Gesundheit und ihr allgemeines Wohlbefinden subjektiv höher ein.« Auch die deutsche Genussstudie 2017 hat dies bestätigt[467]. Forscher vermuten laut Gruber, dass beim Genießen im Gehirn Gamma-Aminobuttersäure freigesetzt wird. Der Botenstoff hat beruhigende und angstlösende Effekte. Zudem ist klar, dass auch das Glückshormon Dopamin eine Rolle spielt. Belege für eine therapeutische Wirkung des Genusses gibt es bereits: Psychologen der Universität Marburg haben vor mehr als 30 Jahren die »Kleine Schule des Genießens« als Therapieprogramm gegen Depressionen entwickelt. Die Therapieform wird in zahlreichen psychosomatischen Kliniken auch bei krankhaftem Übergewicht mit Erfolg angewandt. Eine wichtige Voraussetzung für Genuss ist jedoch eine entspannte Atmosphäre sowie das Zusammensein mit Partner, Familie oder Freunden. »Ein genussvolles gemeinsames Essen ist dabei eine Art soziales Lagerfeuer und als solches hochgradig sinnstiftend«, sagt Ellrott[468]. Der gesundheitsbewusste Eigenbrötler wird darum kaum wirklich genießen können.

Umgekehrt erzeugen zu hoch gesteckte Ernährungsziele, die praktisch nicht erreicht werden können, wie »nie mehr Schokolade essen«, krankhaften Stress, der wiederum krankmacht. Laut Schönberger könne eine Ernährungsumstellung mit dem Ziel einer Gewichtsreduktion auch kontraproduktive Folgen haben, nämlich dann, wenn damit Schuldgefühle steigen und Genuss und Freude am Essen verloren gehen[469]. Wer sich Nahrungsverbote auferlegt, wird auch schnell von Heißhunger geplagt und das führt wiederum zu Überschreitungen der selbst auferlegten Gebote. Das ist der Grund, warum Diäten bei nur einem von zehn Abnehmwilligen funktionieren. Die ständige Frustration führt schließlich dazu, dass sich man unzulänglich und als Versager fühlt. Und so belasten genussunfähige Menschen schließlich nicht nur sich selbst, sondern auch ihre Umwelt psychologisch. »Sie verhindern, dass Alltagsfreuden überspringen«, sagt Gruber. »Kein Wunder, dass sich Menschen lieber mit Genießern umgeben, die Wohlbefinden und Freude verbreiten können. Sie können für andere Motivatoren und Katalysatoren bei der Überwindung von Alltagsstress, depressiven Stimmungslagen oder bei Leistungstiefs und psychosomatischen Symptomen sein.«[470] Doch nach dieser Besserung bleibt nur noch der Verzicht als Lebensziel, und damit bleibt nichts weniger als die alte Idee des »guten Lebens« auf der Strecke. »Die Mäßigung ist sehr in Ordnung, aber nur dann, wenn man sie maßvoll betreibt«, mahnte schon der griechische Philosoph Epikur. Von den Ernährungspsychologen und -soziologen wird darum mehr Genuss gefordert. Dennoch sollte nicht wieder ein neuer Tugendterror daraus entstehen: beispielsweise die Pflicht zum Selberkochen. Denn es gibt – und das ist ein positiver Nebeneffekt des Gesundessenwahns – immer hochwertigere Angebote an To-go-Food.

MEINE GESCHICHTE: DIE NAHRUNGSUMSTELLUNG ZURÜCK ZU »NORMAL«

Sie erinnern sich, dass ich selbst einige Jahre sehr gesund gelebt habe. Ich begann mit 14 Jahren, makrobiotisch zu essen, und beschloss, das Ganze wieder sein zu lassen, als ich 19 Jahre alt war. Ich nannte das später immer meine »Sturm-und-Drang-Phase«. Wie kam es dazu, dass ich mit dieser Form der Ernährung wieder aufgehört habe, obwohl sie meinem Körper doch eigentlich guttat? Die ersten zwei, drei Jahre ging es mir tatsächlich gut mit der Makrobiotik. Ich glaube, dass ich auch nicht zu den Missionierern gehört habe, aber ich habe das alles schon sehr ernst genommen. Ich habe auch wirklich fast nicht »gesündigt«, denn ich vermisste Fleisch, Eier und Milch einfach nicht. Auf Tomaten zu verzichten, war nur im Italienurlaub schwer. Und das Thema Süßigkeiten war zugegebenermaßen problematisch, darum habe ich viele gesunde Kuchen mit Margarine gebacken, Tofutorte oder Nusskuchen, auch gab es im Bioladen damals schon vegane Schokolade, die ich öfter aß, als »erlaubt« war. Beim Alkohol habe ich mich ebenfalls nicht an die Gebote gehalten, schließlich ging ich gerne auf Partys. Außerdem sah ich Bier als makrobiotisch an. Dennoch war ich insgesamt recht streng mit mir. Wenn ich eingeladen war, dann hab ich entweder selbst etwas mitgebracht oder spezielle Wünsche geäußert. Ob das die anderen nervig oder affig fanden, weiß ich nicht. Aber es hat auf jeden Fall niemand etwas gesagt. Es war eine gewisse Toleranz da. Solange ich niemandem das Essen madig machte, war es auch okay, dass ich meine Reiswaffeln mümmelte.

Mit 16 Jahren bekam ich Ischiasbeschwerden. Warum? Man weiß es nicht. Dazu kamen depressive Verstimmungen und Haarausfall. Ständig sagten mir auch Lehrer oder Freunde, dass ich so bleich sei und schlecht oder krank aussehen würde. Ich wurde sehr missmutig und unausstehlich. Denn ich weigerte mich, auch ganz normale Schmerztabletten gegen meine Rückenschmerzen einzunehmen, schließlich lehnte ich die Schulmedizin rundweg ab. Meine Oma sagte, dass der Haarausfall ein Zeichen dafür sei, dass ich mich mangelernährte. Das wollte ich natürlich nicht hören. Und ich bin mir auch bis heute nicht sicher, ob meine damaligen Beschwerden wirklich etwas mit meiner Ernährung zu tun hatten. Denn ich hatte auch später immer wieder schlimmen Haarausfall, etwa nach der Geburt meiner Kinder. Und auch mein Rücken hat immer mal wieder geziept. Die Depression kann man sicher auch mit dem Tod meiner Mutter erklären. Aber ausschlaggebend war dies eigentlich alles erstmal nicht. Ich aß weiter so, wie es mir guttat. Als ich 18 Jahre war, zogen wir um. Wir verließen also die Wohnung, die für mich vor allem mit Krankheit und Sterben verbunden war. Ich begann, mit der Veränderung immer mehr Ausnahmen bei der Ernährung zu machen. Ich aß öfter mal frisches Obst, Joghurt oder ein Käsebrot. Ich fand es komisch, immer nur japanische Lebensmittel zu essen, wo ich doch in Bayern wohnte. Auch bei Einladungen warf ich immer öfter meine Diätvorschriften über Bord. Und da merkte ich, dass ich eigentlich viel zu gerne esse und auch Neues probiere, darum wollte ich mich nicht weiter einschränken. Erst zu diesem Zeitpunkt wurde mir klar, wie sehr mich die Ernährungsweise isoliert hatte. Ich wollte zurück in die Gemeinschaft. Damals gab es auch kein Internet mit seinen sozialen Netzwerken, wo man Gleichgesinnte hätte treffen können. Ich war immer ein Sonderfall und ich kann heute verstehen, dass einige Menschen das als überheblich empfinden. Ich glaube nicht, dass ich mich moralisch besser fühlte, dafür war ich einfach zu jung. Es war definitiv der Versuch, nicht krank zu werden. Und dieses Versprechen hat die Makrobiotik nicht eingelöst. Keine der gesunden Ernährungsweisen kann das einlösen. Meine Patentante, die von 1988 bis 2004 makrobiotisch aß, starb mit 56 Jahren an Brustkrebs. Natürlich könnte man sagen: Wenn sie nicht so gegessen hätte, wäre sie vielleicht früher gestorben. Doch mir wurde damit klar, dass Gesundheit eben nicht von einem einzelnen Faktor abhängen kann. Es geht nicht NUR um die Ernährung. Es geht auch nicht NUR um die Psyche, wie viele andere Gesundheitsapostel glauben. Sie sagen etwa, dass Krebs von einer bestimmten Persönlichkeit verursacht werde. Dass Krebskranke irgendetwas nicht verarbeitet hätten oder nicht ihren Emotionen freien Lauf lassen könnten. Meine Mutter hat Zeit ihres Lebens Psychotherapien gemacht und war ein sehr impulsiver und emotionaler Mensch. Es ist doch einfach unfair, solche Anschuldigungen zu machen. Auch mit viel Sport und Bewegung ist man nicht automatisch vor seinem Schicksal gefeit – und schon gar nicht, wenn man dies als unangenehme Pflichtübung empfindet.

Ein weiteres Erlebnis verdeutlichte mir, wie viel Schaden man auch mit seiner Verbohrtheit anrichten kann. Als mein erstes Kind geboren wurde, war es für mich absolut selbstverständlich zu stillen. Etwas anderes kam für mich gar nicht infrage. Doch mein Wochenbett war von ständigen Brustentzündungen mit 40 Grad Fieber geprägt. Auch eine zu spät erkannte Pilzinfektion und ein zu kleines Stillhütchen trugen ihren Anteil dazu bei, dass ich die vier Wochen nach der Geburt nur mit höllischen Schmerzen stillen konnte und mein Sohn trotzdem immer mehr an Gewicht verlor und zum Schreibaby mutierte. Eine Stillberaterin konnte schließlich die Katastrophe verhindern. Sie verschrieb mir eine Pilzsalbe, besorgte mir ein größeres Stillhütchen und empfahl mir sympathischerweise, öfter mal ein Schnitzel zu essen, damit ich zu Kräften komme. Unser Sohn wurde zwei Wochen parallel zum Stillen mit Tütenmilch gefüttert, bis er das richtige Gewicht hatte. Ein Check beim Kinderarzt besagte glücklicherweise, dass er keine sichtbaren Gesundheitsschäden davongetragen hatte, aber ich bin mir sicher, dass das kein guter Start war. Ich stillte dann sechs Monate ausschließlich, doch das alles gab mir zu denken. Wie konnte ich so verbohrt sein? Warum stillt man nicht ab, wenn das Kind fast am Verhungern ist und die Mutter ständig krank und schmerzgeplagt ist und der Vater am Verzweifeln? Mir wurde klar, dass ich und mein Umfeld das »breast is best«-Mantra extrem verinnerlicht hatten und darum dem Abstillen wirklich etwas geradezu »Böses« anhaftete. Schon allein bei dem Gedanken wurde ich sehr traurig und das verhinderte das Abstillen.

Jedoch: Mir wurde nicht nur mit dem Tod meiner Patentante, sondern auch mit dieser unsäglichen Stillerfahrung klar, dass all diese allseits propagierten Gesundheitsmaßnahmen dazu führen, dass man im Krankheitsfall schließlich das Gefühl hat, versagt zu haben. Oder dass man durch seinen Dickkopf sogar noch mehr Schaden anrichtet. Ist es das wert? Ich finde nicht. Natürlich habe ich auch bei meinem zweiten Kind, meiner Tochter, versucht zu stillen, doch nach sechs Wochen Krampfigkeit habe ich die Reißleine gezogen und die restliche Zeit Flasche gefüttert. Nur am Rande: Meine Tochter ist auch nicht weniger krank als mein Sohn, hat keine Gewichtsprobleme oder einen niedrigen IQ. Natürlich versuche ich bis heute, halbwegs gesund zu essen, schließlich habe ich Ernährungswissenschaft studiert. Aber ich esse eben nur, soweit es mir schmeckt und worauf ich gerade Lust habe. Ich kaufe möglichst viel bio, weil ich die Umwelt in dem mir möglichen Rahmen schonen will und mir das Tierwohl sehr wichtig ist. Ich mache auch Sport, ich jogge und gehe zum Yoga, aber auch nur, weil ich das will und brauche. Ich muss dafür keinen Schweinhund überwinden, sondern freue mich auf die Bewegung, Entspannung und das Innehalten.

KAPITEL 7

POSITIVE NEBENWIRKUNGEN UND EIN OPTIMISTISCHER AUSBLICK

Wie bereits gesagt, ist nur ein kleiner Teil der Gesundesser dogmatisch und verbohrt. Viele andere können Essen genießen und nutzen ihre Idealvorstellungen einer Mahlzeit nicht als moralische Keule. Sie gesellen sich zu den Normalköstlern und trinken auf dem Oktoberfest eine (vegane) Maß Bier. Sie machen keinen Aufstand, wenn sie einmal bei einer Einladung nicht ihren Regeln gemäß bekocht werden, und sie wählen ihre Freunde nicht danach aus, ob sie im Gourmet-Online-Shop, im Bioladen oder in einem gewöhnlichen Supermarkt einkaufen. Diese gemäßigten Gesundheits-Foodies, wie ich sie hier einmal nennen möchte, sind angenehme Gesellen. So sind etwa ethische Vegetarier, wie bereits an anderer Stelle erwähnt meist empathischer und haben eher eine humanistischere Weltsicht als Menschen, die viel Fleisch essen. Sie sind auch weniger konservativ und toleranter. Sie sorgen sich um die Umwelt, das Tierwohl und die Arbeitsbedingungen in fernen Ländern. Sie hinterfragen kritisch bestimmte Machtstrukturen, wie sie von globalen Konzernen wie Unilever, Coca-Cola oder Bayer (Monsanto) ausgehen. Das ist gut, denn die Abhängigkeit der Landwirtschaft und der Ernährungsindustrie von wenigen großen Playern birgt nun einmal Gefahren, vor allem für die Bauern, die von diesen abhängig werden, und die Politik scheint hier wenig entgegensetzen zu können (oder zu wollen). Dennoch sollte man sich nicht von Verschwörungstheorien über eine vergiftete Nahrung leiten lassen und man sollte der Wissenschaft Vertrauen schenken, während man gleichzeitig auf sein Bauchgefühl hört. Denn Ängste rund um die Nahrung sind unbegründet und schaden der Gesundheit. Eine gute Balance zwischen abwechslungsreicher, geschmackvoller Ernährung (so oft wie möglich in Gesellschaft) und einem Blick auf das Gemeinwohl ist also durchaus positiv zu bewerten. Auch Theologen sagen, dass man aus moralethischer Sicht seinen Fleischkonsum reduzieren sollte. Dennoch sollte man eben nicht mit sich selbst und anderen in Ungnade fallen, denn in einer so komplexen Welt gibt es weder faktisch noch moralisch einen perfekten Lebensstil. Gleichsam sollte man nicht zu viel von einer gesunden Ernährung erwarten, denn niemand ist dadurch 100-prozentig gegen alle Krankheiten dieser Welt gefeit. Schließlich gibt es zahlreiche Krankheitsauslöser, wie die Genetik, pathogene Keime oder auch Stress am Arbeitsplatz, die der Einzelne gar nicht beeinflussen kann. Die Enttäuschung, wenn man dann doch krank wird, ist also programmiert.

Positiv ist auch, dass die Diskussionen etwa um Zuckergehalte in Lebensmitteln oder auch die ethischen Debatten rund um den Tierschutz dazu führen, dass Menschen versuchen, eben weniger Zucker und weniger Fleisch zu essen oder weniger Milch zu trinken. Der Erfolg von Diskussionen über das Tierwohl lässt sich etwa daran ablesen, dass immer mehr Initiativen auf das Töten von männlichen Küken verzichten und Bruderhahn-Fleisch verkaufen. Der ganze Bohei um das Essen, so nervig er manchmal sein möge, führt auch dazu, dass viele Menschen sich wieder mehr damit auseinandersetzen, was ihnen aufgetischt wird. Die Gesundesser schätzen ihre Lebensmittel mehr, indem sie sich mit ihrer Herkunft und der Zubereitung ausgiebig beschäftigen. Klotter sagt in der *FAZ*[471]: »Essen ist ein toller Lebensbereich, den es zurückzuerobern gilt. Wir haben den Zugang zum Essen verloren, weil wir es nicht mehr selbst produzieren. Und diese Wiedereroberung ist großartig.« Auch ich finde das wunderbar, solange dies keine ultrastrikten Vorgaben sind, die bei Übertreten zu Schuldgefühlen führen, und solange nicht der Spaß am Essen verloren geht.

Die Münchner Sozialwissenschaftlerin Paula-Irene Villa sieht eine Chance in der Individualisierung der Ernährung. »Das ›Normale‹ muss sich rechtfertigen und fast alle denken darüber nach, wie und warum sie sich mit was ernähren.«[472] Dies sei ein Freiheitsgewinn. Auch Thomas Schröder von der Dr. Rainer Wild-Stiftung meint, Ernährungstrends seien eine Chance für soziale Innovationen, die sich beispielsweise schon in neuen Gemeinschaftsstrukturen wie Urban Gardening und der starken medialen, aber auch sozialen Vernetzung zeigen. »Solche Trends sind oftmals ein Schritt auf dem langen Weg der Liberalisierung hin zu mehr Individualität und Selbstbestimmung.«[473]

WAS BRINGT DIE ZUKUNFT?

Wird der Trend anhalten, sich über die gesunde Ernährung zu definieren und eine Glaubensleere zu füllen, dem Leben Sinn und Halt zu verleihen? Wie ich in diesem Buch gezeigt habe, war Essen immer schon ein Mittel zur Identitätsstiftung und Selbstdarstellung. »Darum wäre es erstaunlich, wenn dies auf einmal nicht mehr der Fall sein sollte. Essen ist einfach seit biblischen Zeiten ein kultureller Identitätsgenerator, über Essen werden sich die Menschen weiter definieren«[474], ist der Ernährungssoziologe Daniel Kofahl überzeugt. Dennoch ist die Frage, ob der Hype, der sich zurzeit zeigt, so weitergehen wird. Dazu gibt es kaum Forschung. Ernährungspsychologe Klotter sagt, dass die quasireligiöse Aufwertung der Ernährung erstmal anhalten wird und die Konjunktur des Foodamentalismus noch nicht vorbei ist. Denn: »Die Mitte bricht weg und darum bleibt uns das Essen als soziales Distinktionsmerkmal erhalten.«[475] Zudem biete die Politik keine Visionen mehr, nur das Essen bleibe derweil als Identifikationsplattform. Auch Kofahl meint, dass der Trend weitergehen werde, solange keine anderen sinnstiftenden Alternativen in Sicht seien.

Beide Forscher sind jedoch überzeugt, dass das Essen als Sinnstifter und Religionsersatz in absehbarer Zeit, vielleicht in 20 Jahren, ein Ende hat. Denn: »Es gibt Probleme mit der quasi-religiös praktizierten Ernährung. Sie wird zwar mit all den positiven Wünschen und vielen Strukturen aufgeladen, die auch bei den klassischen großen Religionen im Zentrum standen, wie etwa der Wunsch nach ewigem Leben, Erleuchtung, also Heilsversprechen durch ritualisierte Praktiken gelehrt in Form von (Ernährungs-)Geboten von (Ernährungs-)Propheten«, erklärt Kofahl. »Aber auf der anderen Seite liefern Ernährungslehren keine Erklärung für das Unerklärliche und schon gar nicht, warum man selbst trotz bester Ernährung auf einmal doch Krebs bekommen kann und auch die größten Gesundheitsapostel sterben – und was dann?« Die für die menschliche Existenz zentrale Frage nach dem Umgang mit dem Tod bleibe durch Ernährung unbeantwortet. »Deswegen ist und bleibt Ernährung leider stets ein prekärer Religionsersatz, auch wenn sich viele Menschen im Moment daran klammern«[476], so Kofahl.

Aus verschiedenen Studien weiß man, dass etwa Rohköstler oft nicht lange ihre Ernährung durchhalten, weil sie eher kränker werden. Auch Veganer, Makrobioten und Steinzeitköstler kämpfen teils mit gesundheitlichen Beschwerden. Dennoch weiß man etwa aus Vegetarier-Studien, dass diese Ernährungssysteme teils doch sehr lange durchgehalten werden. Manch eine Ernährung passt einfach auch nicht in den Alltag, wie etwa das Intervallfasten. So kennt Klotter viele Leute, die ihre Essenssysteme heute schon ständig wechseln, weil sie nicht funktionieren: »Sie haben die Erwartung, über das Essen eine vollkommene Identitätsplattform geboten zu bekommen. Dass das scheitert, ist absehbar. In zwei Jahrzehnten wird es etwas anderes geben. Der Körper taugt als Medium der Erlösung nicht richtig; wie die Achtundsechziger-Bewegung wird auch das Modell ›Essen als Identitätsstifter‹ auslaufen. Heute spricht ja auch kaum noch jemand davon, dass er sich über seine Sexualität befreien will.«[477]

Doch es gibt auch andere Stimmen, die schon jetzt einen Wandel weg von parareligiösem Eifer hin zu mehr Genuss erkennen: So sieht der Theologe Kai Funkschmidt zumindest den fanatischen Veganismus auf einem absteigenden Ast. Die Veganz-Läden etwa mussten vor ein paar Jahren schließen, weil sie Konkurs gingen. »Das Ganze beruhigt sich ein bisschen.« Vor allem seien auch Diskussionen mit Veganern gelassener und einfacher als früher, mit weniger Dogmatismen gespickt. Der Ernährungspsychologe Ellrott sieht eine Entwicklung, die zurück zu Tischgemeinschaften geht[478]: »Es ist heute schon erkennbar, dass wir uns parallel danach sehnen, durch gemeinsames Essen mit anderen Bindungen zu stabilisieren. (...) Facebook kann oberflächlich Zusammengehörigkeit erzeugen, aber gemeinsames Essen schafft ein tragfähigeres soziales Netz.« Analoge Erlebnisessen am Wochenende mit Freunden werden also laut Ellrott wichtiger. »Was ja nicht heißt, dass man die Bilder davon nicht auch postet.« Ein anderes Beispiel, dass Essen auch wieder vermehrt ein verbindendes Element sein kann, anstatt ausschließlich Kalorien und Nährstoffe darin zu sehen: Immer häufiger würden Unternehmen gemeinsames Essen zur Teambildung und Wertschätzung einsetzen. Hanni Rützler sieht in verschiedenen kulinarischen Trends wie etwa der arabisch-israelischen Mezze-Kultur einen Wandel: Diese helfen, das Trennende zu überwinden und Essen zu einem gemeinsamen Mahl zu machen. »Ob Veganer oder Fleischliebhaber, fast jeder kann in der Vielfalt kleiner Gerichte auf einer Tafel das finden, was er oder sie essen mag. Das ist ein guter Ansatz für essideologische Konflikte«, sagt Rützler[479]. Auch das »Smorging«, eine Variante der traditionellen schwedischen Brotmahlzeit, bietet die Möglichkeit einer Versöhnung verschiedenster Glaubensrichtungen. Dabei werden Tische mit zahlreichen Schüsselchen und rustikalen Brettern beladen, die wiederum mit verschiedensten Wurst-, Käse- und veganen Dip-Sorten gefüllt werden. Dazu kommen Buttervarianten oder Olivenöl. Alles wird schön dekoriert mit Rohkost und Kräutern. Beim Smorgen findet also jeder Geladene etwas, egal ob vegan, Steinzeitköstler, Low Carb oder glutenfrei. Denn im Brotkorb kann auch ein Eiweiß- oder Dinkelbrot dabei sein. Rützler sieht zudem einen Wandel zu noch mehr Individualisierung, der dazu führe, dass die Menschen zunehmend fragen: »Was schmeckt mir? Was tut mir gut?« Es geht also nicht mehr darum, Vorbildern nachzueifern, sondern auf sich selbst zu hören, es geht um Emanzipation.[480]

Auch der wachsende Anteil an Flexitariern spricht eigentlich dafür, dass viele Menschen ziemlich gelassen mit der Ernährungsvielfalt umgehen. Laut der Gesellschaft für Konsumforschung (GfK) ernährten sich 2016 37 Prozent der Deutschen flexitarisch[481]. Flexitarier tauschen je nach Gusto Schinken und Steak immer öfter gegen vegetarische Schinkenspicker und Linseneintopf aus. Allerdings ohne moralische Ansprüche. Einfach nur, um gesündere oder tier- und umweltfreundliche Alternativen auszuprobieren. Auch um zu sehen, ob es sich geschmacklich in den eigenen Speiseplan integrieren lässt. Das einzige Tabu lautet: Rigidität. Laut der Zeitschrift *Der Spiegel* hat die Frei-von-Bewegung bereits ihren Höhepunkt überschritten[482]. Nicht Askese, sondern Genuss sei gefragt.

Diese zarten Anfänge eines Sinneswandels weg von verkrampften Regeln müsste man nun mit einer anderen Ernährungskommunikation unterstützen. Eva-Maria Endres plädiert dafür, dass die offiziellen Ernährungskommunikatoren das Internet für ihre Zwecke nutzen sollten[483]. Das alte Sender-Empfänger-Prinzip reicht heute nicht mehr aus, um die Menschen zu informieren. Zudem seien im Umgang mit postfaktischen Argumenten in der Ernährungsberatung mehr Wertschätzung, Authentizität und Empathie gefragt, meint Herrmann Boland, Professor für Beratungs- und Kommunikationswesen. Klotter schlägt vor, dass Ernährungsberater nicht die gesellschaftlichen Normen von Schlankheit und Mäßigung predigen, sondern zu Anwälten für ihre Patienten werden sollten. Problematisch sieht er dabei die Ernährungsempfehlungen. Ernährungswissenschaftler sollten zugeben, dass man nicht klar benennen könne, was genau gesund sei, sondern dass man nur Tendenzen vorgeben könne. »Unsere Gesellschaft würde wahrscheinlich überleben, beziehungsweise besser leben, wenn die Freiheitsgrade größer wären, wir liberaler mit Essen und Gewicht umgehen würden«, schreibt Klotter im Buch *Fragmente einer Sprache des Essens*.[484] »Dann könnten wir reden über die in der Schlankheitsnorm eingebettete Tugend der Mäßigung, anstatt sich ihr sklavisch zu unterwerfen und uns damit permanent selbst zu demütigen.« Ähnlich sieht es Lotte Rose von der Frankfurt University of Applied Sciences[485]: »Statt viele Vorschriften zu machen, müssten die Vorschriften selbst hinterfragt werden.« Schließlich würden die Menschen viel mehr Ernährungsweisen vertragen, als die Empfehlungen vorgeben. »Wie hätten sonst beispielsweise die Inuit mit ihrem einseitigen Robbenverzehr überleben können?« Der Religionswissenschaftler Alan Levinovitz ist ähnlich radikal und meint, man sollte ganz auf offizielle Ernährungsempfehlungen verzichten und dafür Schüler und Studenten besser in Sachen Logik ausbilden, damit sie diese Quacksalberei in den Ernährungsblogs selbst entschlüsseln könnten. Denn derzeit folgen viele junge Menschen einer bestimmten Ernährungsweise und vertrauen einfach nur darauf, dass diese sie gegen Krankheiten wappnet. Doch sie stellen damit komplett ihr eigenständiges und kritisches Denken ein und bemerken dann nicht die vielen Widersprüchlichkeiten und Fehler in der Denkweise der Ernährungsgurus, die es zuhauf gibt und die sich teils mit einfachen Mitteln entdecken lassen.

Zwischenzeitlich empfiehlt Levinovitz verbohrten Gesundheitsfoodies oder denen, die fürchten, welche zu werden, eine 30-Tage-Detox-Kur[486]: In dieser Zeit sollten weder Zutatenlisten studiert noch Ratgeber oder Internet-Blogs über gesunde Ernährung gelesen werden. Die so gewonnene Zeit könne man nutzen, um zu kochen, und zwar das, was man gerne isst, was einem bekommt. Und dies sollte man genießen. »Manche sagen, Zucker ist süchtigmachend, aber vielleicht sind es eher die Gesundheitsinformationen, die süchtig machen«, so Levinovitz. Ein schönes Schlusswort, wie ich finde.

QUELLEN

1 Giulia Enders, *Darm mit Charme: Alles über ein unterschätztes Organ*. Ullstein, 2017

2 https://twitter.com/TomKraftwerk/status/526137512549699584?ref_ src=twsrc%5Etfw%7Ctwcamp%5Etweetembed%7Ctwterm%5E52613751254 9699584&ref_url=https%3A%2F%2Fwww.kraftfuttermischwerk. de%2Fblogg%2Feine-frage-die-einfach-mal-gestellt-werden-kann%2F

3 D. Hahne., »Ernährungstrends: So esse ich, so will ich sein«. *Ernährung im Fokus*. 15/11-12 2015. S. 319

4 Ernährungsreport 2019: https://www.bmel.de/DE/Ernaehrung/_Texte/Erna- ehrungsreport2019.html

5 http://www.spiegel.de/gesundheit/ernaehrung/gluten-laktose-hista- min-23-prozent-klagen-ueber-unvertraeglichkeiten-a-975015.html

6 Studie der Verbraucherzentrale: https://www.mehrwert.nrw/sites/default/ files/2017-10/YouGov_MehrWertNRW_FoodTrends.pdf

7 J. Depaet al., »Prevalence and predictors of orthorexia nervosa among German students using the 21-item-DOS. Eat Weight Disord«. März 2017;22(1):193- 199

8 F. Barthels., »Orthorektisches Ernährungsverhalten«. Dissertation. 2014

9 Sk2-Leitlinie »IgE-vermittelte Nahrungsmittelallergien«: http://www.awmf. org/leitlinien/detail/ll/061-031.html

10 4. Leitlinie »Zöliakie, Weizenallergie, Weizensensitivität«: http://www.awmf. org/leitlinien/detail/ll/021-021.html

11 E. Roll, »Frei von Sünde«. *Süddeutsche Zeitung*, 11.01.2014

12 A. Mörixbauer, »Spaßbremsen– vermeintlich gesund?« *Ernährung heute*. 3/2014

13 https://www.zeit.de/2016/06/ernaehrung-kultur-soziologie/komplettansicht

14 J. Dubisch, »You Are What You Eat: Religious Aspects of the Health Food Move- ment. The American Dimersion; Culture Myths and Social Realities«, S. P. Mon- tague und W. Arens (Hrsg.). California: Mayfield Publishing. 1981

15 Kai Funkschmidt, »Erlösung durch Ernährung. Veganismus als Ersatzreligion (Teil I)«. *Materialdienst* 11/2015, 403-412. Und: »Erlösung durch Ernährung. Veganismus als Ersatzreligion (Teil II)«. *Materialdienst* 12/2015, 445-455

16 B. Zeller, »Totem and taboo in the grocery store: quasi-religious food-ways in North America«. In: *RELIGION AND FOOD*. Basierend auf Papers, die auf der vom Donner Institute for Research in Religious and Cultural History, Åbo Akademi University, Turku/Åbo, Finnland, organisierten Konferenz vom 25.–27. Juni 2014 vorgetragen wurden.

17 W. Hoefert, C. Klotter (Hrsg.), *Gesundheitsängste*. Pabst Verlag, 2012

18 Hubertus Tzschirner, *Burger unser*. Verlag Georg D. W. Callwery, 2016

19 Harry Rosenblum, *Die Essigbibel*. Narayana Verlag, 2018

20 Manuela und Joëlle Herzfeld, *Soulfood with love*. Lempertz Edition und Verlagsbuchhandlung, 2018

21 https://www.sueddeutsche.de/geld/sortiment-in-supermaerkten-von-allem-zu-viel-1.2253540

22 Attila Hildmann, *Vegan for fit*. Becker Joest Volk Verlag, 2012

23 https://deliciouslyella.com/

24 William Davis, *Weizenwampe: Warum Weizen dick und krank macht*. Goldmann Verlag, 2013

25 https://www.handelsblatt.com/unternehmen/management/udo-pollmer-der-antichrist-der-esskultur/2596892-all.html

26 Studie der Universität Göttingen: Hemmerling, S. et al.: »Trendsegment Foodies«: https://www4.fh-swf.de/media/downloads/fbaw_1/download_1/mitarbeiter_4/schuetz/publikationen_4/Zusammenfassung_Foodie_Studie.pdf

27 https://www.zukunftsinstitut.de/artikel/food-report-2016/

28 https://de.statista.com/statistik/daten/studie/257797/umfrage/umsatzwicklung-bei-glutenfreien-produkten-in-deutschland/

29 Kathleen Schmidt, »Das Angebot an laktosefreien Lebensmitteln aus Verbrauchersicht«. Bachelorarbeit. 2012

30 https://de.statista.com/statistik/daten/studie/486844/umfrage/umsatz-mit-vegetarischen-und-veganen-produkte-im-leh-in-deutschland/

31 https://de.statista.com/statistik/daten/studie/515770/umfrage/umsatz-mit-vegetarischen-und-veganen-lebensmitteln-in-deutschland/

32 https://www.sueddeutsche.de/wirtschaft/milchersatzprodukte-vegane-milch-boomt-aber-die-bauern-profitieren-nicht-1.2721991

33 https://www.zukunftsinstitut.de/artikel/food-report-2018/

34 https://www.vzhh.de/presse/verbraucherzentralen-fuer-klartext-bei-nahrungsergaenzungsmitteln

35 https://www.bll.de/de/der-bll/organisation-und-struktur/arbeitskreise/arbeitskreis-nahrungsergaenzungsmittel-ak-nem/20181029-zahlen-nahrungsergaenzungsmittel-markt-2018

36 https://www.bzfe.de/inhalt/pressemeldung-7863.html

37 https://www.nutraingredients-usa.com/Article/2018/09/27/The-rise-of-beauty-supplements-in-the-US-in-charts#

38 https://www.nielsen.com/de/de/insights/news/2017/wp-q2-superfoods.print.html

39 https://www.verbraucherzentrale-hessen.de/pressemeldungen/lebensmittel/teekanne-darf-nicht-mit-schlank-und-fit-werben-32774

40 https://rlp.hds.harvard.edu/news/fad-diets-religion

41 Christoph Riedweg, *Pythagoras: Leben, Lehre, Nachwirkung ; eine Einführung*. Beck Verlag, 2002

42 Harald Lemke, *Einführung in die Gastrosophie*. Akademie Verlag, 2007

43 Malcolm Hamilton, »Eating Ethically: ›Spiritual‹ and ›Quasi-religious‹ Aspects of Vegetarianism«, *Journal of Contemporary Religion*, 2000, 15: 1, 65–83

44 Anthony Warner, *Ein Koch packt aus: Schwachsinnige Ernährungstrends, wir wir ihnen entkommen und wieder sorgenfrei essen können*. Riva Verlag, 2018

45 Jörg Albrecht, »Vom ›Kohlrabi-Apostel‹ zum ›Bionade-Biedermeier‹: Zur kulturellen Dynamik Alternativer Ernährung«. Dissertation

46 H. G. Joost, H. Hesker »Aufarbeitung: Geschichte der deutschen ernährungswissenschaftlichen Gesellschaften DGEF und DGE«. *Ernährungs Umschau* 11/2016. M657

47 Jill Dubisch, »You Are What You Eat: Religious Aspects of the Health Food Movement. The American Dimersion; Culture Myths and Social Realities«, S. P. Montague und W. Arens (Hrsg.), California: Mayfield Publishing, 1981

48 Benjamin E. Zeller, »Totem and taboo in the grocery store: quasi-religious foodways in North America«. In: *RELIGION AND FOOD*. Basierend auf Papers, die auf der vom Donner Institute for Research in Religious and Cultural History, Åbo Akademi University, Turku/Åbo, Finnland, organisierten Konferenz vom 25.–27. Juni 2014 vorgetragen wurden

49 Christine Ott, *Identität geht durch den Magen*. Fischer, 2017

50 https://www.npr.org/sections/thesalt/2016/05/08/477057872/what-is-natural-food-a-riddle-wrapped-in-notions-of-good-and-evil?t=1548668358915

51 https://www.npr.org/sections/thesalt/2016/05/08/477057872/what-is-natural-food-a-riddle-wrapped-in-notions-of-good-and-evil?t=1548668358915

52 Tagungsbericht der Dr. Rainer Wild-Stiftung: https://www.gesunde-ernaehrung.org/files/rw_stiftung/Veranstaltungen/Ern%C3 %A4hrungsforum/2015/Tagungsbericht-Trends.pdf

53 Jill Dubisch, »You Are What You Eat: Religious Aspects of the Health Food Movement. The American Dimersion; Culture Myths and Social Realities«, S. P. Montague und W. Arens (Hrsg.), California: Mayfield Publishing, 1981

54 https://www.bmel.de/DE/Ernaehrung/_Texte/Ernaehrungsreport2019.html

55 Christoph Klotter, *Einführung in die Ernährungspsychologie*. Ernst Reinhardt Verlag, 2017

56 https://www.ndr.de/ratgeber/gesundheit/Ballaststoffe-sind-gesund-und-foer-dern-Verdauung,ballaststoffe101.html

57 Michael Rosenberger, *Wie viel Tier darf's sein?* echter Verlag 2016

58 http://veganbits.com/vegan-demographics-2017/

59 Kai Funkschmidt, »Erlösung durch Ernährung. Veganismus als Ersatzreligion (Teil I)«. *Materialdienst* 11/2015, 403-412. Und: »Erlösung durch Ernährung. Veganismus als Ersatzreligion (Teil II)«. *Materialdienst* 12/2015, 445-455

60 Christine Ott, *Identität geht durch den Magen*. S. Fischer Verlag, 2017

61 https://vebu.de/veggie-fakten/entwicklung-in-zahlen/anzahl-veganer-und-ve-getarier-in-deutschland/

62 https://www.bmel.de/DE/Ernaehrung/_Texte/Ernaehrungsreport2019.html

63 Pamela Kerschke-Risch, »Vegan diet: motives, approach and duration. Initial results of a quantitative sociological study«. *Ernährungs Umschau* (2015), 62(6): 98–103

64 https://de.statista.com/statistik/daten/studie/381076/umfrage/anzahl-vega-ner-gastronomiebetriebe-in-deutschland/

65 https://www.zukunftsinstitut.de/artikel/food-report-2018/

66 Benjamin E. Zeller, »Totem and taboo in the grocery store: quasi-religious food-ways in North America«. In: *RELIGION AND FOOD*. Basierend auf Papers, die auf der vom Donner Institute for Research in Religious and Cultural History, Åbo Akademi University, Turku/Åbo, Finnland, organisierten Konferenz vom 25.–27. Juni 2014 vorgetragen wurden.

67 Janice Stanger, »Vegan From the Inside«. 2011. http://perfectformuladiet.com/wp-content/uploads/2011/02/Vegan-from-the-Inside-rept.pdf

68 Benjamin E. Zeller, »Totem and taboo in the grocery store: quasi-religious food-ways in North America«. In: RELIGION AND FOOD. Basierend auf Papers, die auf der vom Donner Institute for Research in Religious and Cultural History, Åbo Akademi University, Turku/Åbo, Finnland, organisierten Konferenz vom 25.–27. Juni 2014 vorgetragen wurden

69 Benjamin E. Zeller, »Totem and taboo in the grocery store: quasi-religious food-ways in North America«. In: *RELIGION AND FOOD*. Basierend auf Papers, die auf der vom Donner Institute for Research in Religious and Cultural History, Åbo Akademi University, Turku/Åbo, Finnland, organisierten Konferenz vom 25.–27. Juni 2014 vorgetragen wurden.

70 Malcolm Hamilton, »Eating Ethically: ›Spiritual‹ and ›Quasi-religious‹ Aspects of Vegetarianism«. *Journal of Contemporary Religion*, 2000, 15: 1, 65–83

71 Kai Funkschmidt, »Erlösung durch Ernährung. Veganismus als Ersatzreligion (Teil I)«. *Materialdienst* 11/2015, 403-412. Und: »Erlösung durch Ernährung. Veganismus als Ersatzreligion (Teil II)«. *Materialdienst* 12/2015, 445-455

72 Michael Rosenberger, »Alternativ-Religion? Vegetarismus und Veganismus in frühem Mönchtum und Postmoderne. Geist und Leben.«

73 Kathrin Burger, *besser essen nebenbei*, Stiftung Warentest, 2018

74 https://www.kern.bayern.de/wissenstransfer/135219/index.php

75 https://www.kern.bayern.de/wissenstransfer/135219/index.php

76 Terry L Butler et al., »Cohort Profile: The Adventist Health. Study-2 (AHS-2)«. *International Journal of Epidemiology* 2008;37:260–265

77 S. Harlidet et al., »Soy Formula and Epigenetic Modifications: Analysis of Vaginal Epithelial Cells from Infant Girls in the IFED Study«. *Environmental Health Perspectives* • volume 125 | number 3 | März 2017, 447

78 Attila Hildmann, *Vegan for Starters*. Becker Joest Volk Verlag, 2016

79 Ilona Timmermann, *Soulfood vegan*. Joy Edition, 2015

80 https://saluveganshop.de/

81 T. C. Campbell, T. M. Campbell, *China Study - Die wissenschaftliche Begründung für eine vegane Ernährungsweise*. Verlag Systemische Medizin, 2011

82 https://www.bfr.bund.de/de/presseinformation/2017/42/vegane_ernaeh-rung_als_lebensstil__es_besteht_risikokommunikationsbedarf-202177.html

83 Vegan for Youth. Die 60 Tage Attila Hildmann Triät. Becker Joest Volk Verlag, 2013

84 Lierre Keith, *Ethisch essen mit Fleisch*. Systemed, 2015

85 https://www.vegansociety.com/news/media/statistics

86 https://www.oeko.de/forschung-beratung/themen/konsum-und-unterneh-men/nachhaltige-ernaehrung-der-griff-zum-richtigen-produkt/

87 http://www.fao.org/docrep/010/a0701e/a0701e.pdf

88 Marktcheck Verbraucherzentrale Milchersatzprodukte

89 S. Smetana et al., »Meat alternatives: life cycle assessment of most known meat substitutes«. *Int J Life Cycle Assess* (2015) 20:1254–1267

90 https://www.wwf-jugend.de/public/admin/2GradCampus-Ergebnis-se-PDF-Ern%C3 %A4hrung-2014.pdf

91 https://www.umweltbundesamt.de/sites/default/files/medien/479/publika-tionen/globale_landflaechen_biomasse_bf_klein.pdf

92 https://www.brandeins.de/magazine/brand-eins-wirtschaftsmagazin/2017/ueberraschung/was-waere-wenn-niemand-mehr-fleisch-aesse

93 Benjamin E. Zeller, »Totem and taboo in the grocery store: quasi-religious food-ways in North America«. In: *RELIGION AND FOOD*. Basierend auf Papers, die

auf der vom Donner Institute for Research in Religious and Cultural History, Åbo Akademi University, Turku/Åbo, Finnland, organisierten Konferenz vom 25.–27. Juni 2014 vorgetragen wurden.

94 https://www.bfr.bund.de/de/presseinformation/2017/42/vegane_ernaeh-rung_als_lebensstil__es_besteht_risikokommunikationsbedarf-202177.html

95 Jonathan Safran Foer, *Tiere essen*. Fischer Taschenbuch, 2012

96 Jan Bredack, *Vegan für alle: Warum wir richtig leben sollten*. Piper, 2014

97 Vegan-Studie »concept m«: http://veganstudie.webflow.io/

98 Kai Funkschmidt, »Erlösung durch Ernährung. Veganismus als Ersatzreligion (Teil I)«. *Materialdienst* 11/2015, 403-412. Und: »Erlösung durch Ernährung. Veganismus als Ersatzreligion (Teil II)«. *Materialdienst* 12/2015, 445-455

99 Kai Funkschmidt, »Erlösung durch Ernährung. Veganismus als Ersatzreligion (Teil I)«. *Materialdienst* 11/2015, 403-412. Und: »Erlösung durch Ernährung. Veganismus als Ersatzreligion (Teil II)«. *Materialdienst* 12/2015, 445-455

100 Benjamin E. Zeller, »Totem and taboo in the grocery store: quasi-religious foodways in North America«. In: *RELIGION AND FOOD*. Basierend auf Papers, die auf der vom Donner Institute for Research in Religious and Cultural History, Åbo Akademi University, Turku/Åbo, Finnland, organisierten Konferenz vom 25.–27. Juni 2014 vorgetragen wurden.

101 Kai Funkschmidt, »Erlösung durch Ernährung. Veganismus als Ersatzreligion (Teil I)«. *Materialdienst* 11/2015, 403-412. Und: »Erlösung durch Ernährung. Veganismus als Ersatzreligion (Teil II)«. *Materialdienst* 12/2015, 445-455

102 Michael Rosenberger, »Alternativ-Religion? Vegetarismus und Veganismus im frühen Mönchtum und in der Postmoderne«, *Geist und Leben* 90 (2017), 281-290

103 Sabine Weick, *Jung, männlich, vegan: Warum junge Männer zu Veganern werden: Eine Essbiografische Fallstudie*. ibidem-Verlag, 2013

104 http://vegane-gesellschaft.de/archives/60-Methoden-der-Veganismusgegner.html

105 Sarah Withrow King, *Vegangelical: How Caring for Animals Can Shape Your Faith*. Zondervan, 2017

106 Bernhard H. F. Taureck, *Manifest des Veganen Humanismus*. Wilhelm Fink, 2016

107 Peter Singer, *Animal Liberation. Die Befreiung der Tiere*. Fischer, 2015

108 Kai Funkschmidt, »Erlösung durch Ernährung. Veganismus als Ersatzreligion (Teil I)«. *Materialdienst* 11/2015, 403-412. Und: »Erlösung durch Ernährung. Veganismus als Ersatzreligion (Teil II)«. *Materialdienst* 12/2015, 445-455

109 Benjamin E. Zeller, »Totem and taboo in the grocery store: quasi-religious foodways in North America«. In: *RELIGION AND FOOD*. Basierend auf Papers,

die auf der vom Donner Institute for Research in Religious and Cultural History, Åbo Akademi University, Turku/Åbo, Finnland, organisierten Konferenz vom 25.–27. Juni 2014 vorgetragen wurden.

[110] Michael Rosenberger, »Alternativ-Religion? Vegetarismus und Veganismus im frühen Mönchtum und in der Postmoderne«, *Geist und Leben* 90 (2017), 281-290

[111] Kai Funkschmidt, »Erlösung durch Ernährung. Veganismus als Ersatzreligion (Teil I)«. *Materialdienst* 11/2015, 403-412. Und: »Erlösung durch Ernährung. Veganismus als Ersatzreligion (Teil II)«. *Materialdienst* 12/2015, 445-455

[112] Kai Funkschmidt, »Erlösung durch Ernährung. Veganismus als Ersatzreligion (Teil I)«. *Materialdienst* 11/2015, 403-412. Und: »Erlösung durch Ernährung. Veganismus als Ersatzreligion (Teil II)«. *Materialdienst* 12/2015, 445-455

[113] Michael Rosenberger, *Wie viel Tier darf's sein?* Echter Verlag, 2016

[114] Christina Van Dyke, »Eat Y'Self Fitter«: oxfordhb-9780199372263_Part6.indd

[115] http://biovista.de/index.php?start=10

[116] L. Eyreset al., »Coconut oil consumption and cardiovascular risk factors in humans«. *Nutrition Reviews* Vol. 74(4):267–280

[117] https://www.health.harvard.edu/heart-health/coconut-oil-supervillain-or-superfood

[118] Sabine Schmidt, »Lebensmitteltrends: Kokosöl«. *Ernährungsumschau* 10/2016. https://www.ernaehrungs-umschau.de/print-artikel/12-10-2016-lebensmitteltrends-kokosoel/

[119] R. Kinsellaet al., »Coconut oil has less satiating properties than medium chain triglyceride oil«. *Physiol Behav.* 1. Oktober 2017;179:422-426

[120] »Tausendsassa Kokosöl?« *Gute Pillen – Schlechte Pillen*: 2016 / 04, S. 10

[121] Persönliches Interview der Autorin

[122] https://www.heart.org/en/news/2018/05/01/saturated-fats-why-all-the-hubbub-over-coconuts

[123] Jill Dubisch, »You Are What You Eat: Religious Aspects of the Health Food Movement. The American Dimersion; Culture Myths and Social Realities«, S. P. Montague und W. Arens (Hrsg.), California: Mayfield Publishing, 1981

[124] Margaret McCartney, »Clean eating and the cult of healthism«. *BMJ* 2016;354:i4095

[125] Anthony Warner, *Ein Koch packt aus: Schwachsinnige Ernährungstrends, wie wir ihnen entkommen und wieder sorgenfrei essen können.* Riva Verlag, 2018

[126] Margaret McCartney, »Clean eating and the cult of healthism«. *BMJ* 2016;354:i4095

[127] Anthony Warner, *Ein Koch packt aus: Schwachsinnige Ernährungstrends, wie wir ihnen entkommen und wieder sorgenfrei essen können.* Riva Verlag, 2018

[128] Alan Levinovitz, *The Gluten Lie*. Regan Arts, 2015

[129] F. Friedman, A. Jack, »What Makes You So Sure? Dogmatism, Fundamentalism, Analytic Thinking, Perspective Taking and Moral Concern in the Religious and Nonreligious«. *Journal of Religion and Health* Februar 2018, Volume 57, Issue 1, S. 157–190

[130] Anthony Warner, *Ein Koch packt aus: Schwachsinnige Ernährungstrends, wie wir ihnen entkommen und wieder sorgenfrei essen können*. Riva Verlag, 2018

[131] https://www.verbraucherzentrale-hessen.de/lebensmittel/schlankheitsmittel-und-diaeten/low-carb-sinnvoll-oder-ueberfluessig-28678

[132] Martina Lenzen-Schulte: »Dein Freund, der Ketonkörper«. *Deutsches Ärzteblatt* | Jg. 115 | Heft 41 | 12. Oktober 2018

[133] C. Knight, »›If You're Not Allowed to Have Rice, What Do You Have with Your Curry?‹: Nostalgia and Tradition in Low-Carbohydrate Diet Discourse and Practice«. *Sociological Research Online*, 16 (2) 8

[134] C. Knight, »An alliance with Mother Nature : Natural food, health, and morality in low-carbohydrate diet books«, *Food and Foodways*, 20:2, 102-122

[135] Piia Jallinoja et al., »Food choices, perceptions of healthiness, and eating motives of self-identified followers of a low-carbohydrate diet.« *Food & Nutrition Research* 2014, 58: 23552

[136] Piia Jallinoja et al., »Food choices, perceptions of healthiness, and eating motives of self-identified followers of a low-carbohydrate diet«. *Food & Nutrition Research* 2014, 58: 23552

[137] Andreas Gunnarsson, Mark Elam, »Food Fight! The Swedish Low-Carb/High Fat (LCHF) Movement and the Turning of Science Popularisation Against the Scientists«. *Science as Culture*. Vol. 21, No. 3, 315–334, September 2012

[138] https://www.lchf-gesund.de/de/aktuelles/erfahrungsberichte/eva-abnehmen-mit-ketogener-ernaehrung

[139] https://blog.bulletproof.com/about-dave-asprey/

[140] H. Mirzaei et al., »Protein and Amino Acid Restriction, Aging and Dis-ease: from yeast to humans«. *Trends Endocrinol Metab*. November 2014; 25(11): 558–566

[141] N. Erickson et al., »Stellungnahme zu ketogenen und kohlenhydratarmen Diäten bei Menschen mit Krebs«. *Ernährungs Umschau* | 9/2017 M515

[142] Friedrich Baumeister, *Ketogene Diät: Ernährung als Therapiestrategie bei Epilepsien und anderen Erkrankungen*. Schattauer Verlag, 2012, S. 131

[143] A. Henry, »Die Evolution menschlicher Ernährungsweisen«. *Ernährungs Umschau* 06/2016

[144] C. Randall, M. D. Thompson et al., »Atherosclerosis across 4000 years of human history: the Horus study of four ancient populations«. *The Lancet*. Volume 381, ISSUE 9873, P1211-1222, 6. April 2013

[145] S. Manousou et. al., »A Paleolithic-type diet results in iodine deficiency: A 2-year randomized trial in postmenopausal obese women«. *European Journal of Clinical Nutrition* 72(1) · September 2017

[146] Benjamin E. Zeller, »Totem and taboo in the grocery store: quasi-religious foodways in North America«. In: *RELIGION AND FOOD*. Basierend auf Papers, die auf der vom Donner Institute for Research in Religious and Cultural History, Åbo Akademi University, Turku/Åbo, Finnland, organisierten Konferenz vom 25.–27. Juni 2014 vorgetragen wurden.

[147] Alan Levinovitz, *The Gluten Lie*. Regan Arts, 2015

[148] Alan Levinovitz, *The Gluten Lie*. Regan Arts, 2015

[149] https://www.paleo360.de/author/nicorichter/

[150] William Davis, *Weizenwampe: Warum Weizen dick und krank macht*. Goldmann Verlag, 2013

[151] David Perlmutter, *Dumm wie Brot: Wie Weizen schleichend Ihr Gehirn zerstört*. Mosaik, 2014

[152] http://www.hemsleyandhemsley.com/

[153] Benjamin E. Zeller, »Totem and taboo in the grocery store: quasi-religious foodways in North America«. In: *RELIGION AND FOOD*. Basierend auf Papers, die auf der vom Donner Institute for Research in Religious and Cultural History, Åbo Akademi University, Turku/Åbo, Finnland, organisierten Konferenz vom 25.–27. Juni 2014 vorgetragen wurden.

[154] Benjamin E. Zeller, »Totem and taboo in the grocery store: quasi-religious foodways in North America«. In: *RELIGION AND FOOD*. Basierend auf Papers, die auf der vom Donner Institute for Research in Religious and Cultural History, Åbo Akademi University, Turku/Åbo, Finnland, organisierten Konferenz vom 25.–27. Juni 2014 vorgetragen wurden.

[155] https://twitter.com/mileycyrus/status/189211162808827905?lang=de

[156] Elisabeth Hasselbeck, *The G-free Diet*. Center Street, 2009

[157] Deutsche Gesellschaft für Allergologie und klinische Immunologie (DGAKI): http://www.dgaki.de/neu-kritische-dgaki-position-zum-unbegruendeten-glutenverzicht/

[158] B. Lebwohl, »Long term gluten consumption in adults without celiac disease and risk of coronary heart disease: prospective cohort study«. *BMJ* 2017;357:j1892

[159] https://www.bfr.bund.de/de/fragen_und_antworten_zu_arsengehalten_in_reis_und_reisprodukten-194346.html

160 FODMAP steht für fermentierbare Oligo-, Di- und Monosaccharide sowie Polyole, schließt also diverse Zucker und Alkohole ein. Diese sind nicht nur im Weizen, sondern obendrein in Obst, Gemüse, Süßstoffen und Milchprodukten enthalten.

161 R. Auer, D. Kofahl, »Nutritive Genussaskese - Ein Beitrag über kulinarische Entschleunigung und Verzicht«. *Epikur-Journal* 1/2018

162 https://www.stern.de/panorama/gesellschaft/eremiten-in-deutschland--wie-es-sich-anfuehlt--allein-mit-gott-zu-leben-7504754.html

163 R. Auer, D. Kofahl, »Nutritive Genussaskese - Ein Beitrag über kulinarische Entschleunigung und Verzicht«. *Epikur-Journal,* 1/2018

164 »Gesund durch Fasten«. *Spiegel Wissen* 1/2018

165 M. P. Mattson et al., »Impact of intermittent fasting on health and disease processes«. *Ageing Res Rev.* Oktober 2017;39:46-58

166 »Gesund durch Fasten«. *Spiegel Wissen* 1/2018

167 R. Auer, D. Kofahl, »Nutritive Genussaskese - Ein Beitrag über kulinarische Entschleunigung und Verzicht«. *Epikur-Journal* 1/2018

168 Isabelle Jonveaux, »DIE EKSTASE ERREICHEN. Fastentechniken als neue religiöse Erfahrungen«. *Disputatio Philosophica*, vol16, 2014, p.117-126

169 https://www.dasbergblut.com

170 https://www.bzfe.de/inhalt/schwarze-smoothies-32129.html

171 https://www.zentrum-der-gesundheit.de/was-sind-schlacken.html

172 »Fasten & Entschlacken«. *LandIdee* 2019

173 Roswitha Siener, »Säure-Basen-Haushalt und Ernährung«. *Ernährungs Umschau* 10/2011. 562

174 T. Riemer, »Die Rolle der nahrungsbedingten Säurebelastung für den Knochen«. *Osteologie* 2018; 27(02): 78-82

175 Roswitha Siener, »Säure-Basen-Haushalt und Ernährung«. *Ernährungs Umschau* 10/2011. 562

176 https://www.bfr.bund.de/cm/350/bfr-verbrauchermonitor-08-2018.pdf

177 R. H. Lustig »Public health: The toxic truth about sugar«. *Nature.* 1. Februar 2012;482(7383):27-9

178 Union of concerned scientists: »Added Sugar, Subtracted Science: How Industry Obscures Science and Undermines Public Health Policy on Sugar« (2014): http://www.ucsusa.org/center-for-science-and-democracy/sugar-industry-undermines-public-health-policy.html#.VEo3hhz_03E

179 L. Te Morenga, »Dietary sugars and body weight: systematic review and meta-analyses of randomised controlled trials and cohort studies«. *BMJ.* 2012 Jan 15;346:e7492

180 Q. Qi, »Sugar-sweetened beverages and genetic risk of obesity«. *N Engl J Med.* 11. Oktober 2012;367(15):1387-96

181 C. B. Ebbeling, »A randomized trial of sugar-sweetened beverages and adolescent body weight«. *N Engl J Med.* 11. Oktober 2012;367(15):1407-16

182 J. C. de Ruyter, »A trial of sugar-free or sugar-sweetened beverages and body weight in children«. *N Engl J Med.* 2012 Oct 11;367(15):1397-406

183 Leitlinie Kohlenhydrate der DGE: https://www.dge.de/fileadmin/public/…/ DGE-Leitlinie-KH-ohne-Anhang_Tabellen.pdf

184 Ildikó von Kürthy, *Problemzonen: Über das Leben, die Sehnsucht und die Liebe danach.* Wunderlich Verlag, 2018

185 https://yougov.de/news/2018/06/05/fur-jeden-achten-ist-essen-der-wichtigste-teil-des/

186 https://www.welt.de/print/die_welt/wissen/article164605339/Ein-Leben-ohne-Suesses-ist-moeglich-aber-sinnlos.html

187 Shanshan Bian et al., »Dairy product consumption and risk of hip fracture: a systematic review and meta-analysis«. *BMC Public Health.* 2018; 18: 165

188 https://www.mri.bund.de/de/aktuelles/meldungen/meldungen-einzelan-sicht/?tx_news_pi1 %5Bnews%5D=82&cHash=70d67457ab874e-62a593fca6a48cb773

189 Bodo Melnik, Gerd Schmitz, »Milk's Role as an Epigenetic Regulator in Health and Disease«. *Diseases.* 15. März 2017;5(1). pii: E12

190 Karl Michaelsson et al., »Milk intake and risk of mortality and fractures in women and men: cohort studies«. *BMJ.* 28. Oktober 2014;349:g6015. doi: 10.1136/bmj.g6015

191 https://www.mri.bund.de/de/aktuelles/meldungen/meldungen-einzelan-sicht/?tx_news_pi1 %5Bnews%5D=82&cHash=70d67457ab874e-62a593fca6a48cb773

192 http://www.spiegel.de/forum/gesundheit/laktoseunvertraeglich-keit-kampf-mit-dem-milchzucker-thread-86182-5.html

193 Sk2-Leitlinie »IgE-vermittelte Nahrungsmittelallergien«: http://www.awmf. org/leitlinien/detail/ll/061-031.html

194 Fruktosemalabsorption: Stellungnahme der AG Nahrungsmittelallergie in der Deutschen Gesellschaft für Allergologie und klinische Immunologie (DGAKI), *Allergo J* 2010; 19: 66–9

195 4. Leitlinie »Zöliakie, Weizenallergie, Weizensensitivität«: http://www.awmf. org/leitlinien/detail/ll/021-021.html

196 Ute Körner, Astrid Schareina, *Nahrungsmittelallergien und -unverträglichkeiten.* Haug Verlag, 2010

[197] Ludger Klimek, Klaus Michael Keller, »Nahrungsmittelallergien und -intoleranzen«. *Hessisches Ärzteblatt*, 3/2016. S. 141

[198] Peter Stiefelhagen, »Das Glück des guten Verdauens«. *Gastro-News* 2018; 05/(5)

[199] Edmund Semler, »Rohkost-Ernährung«. *Ernährungs Umschau* 5/08, S. 280

[200] Edmund Semler, »Rohkost-Ernährung«. *Ernährungs Umschau* 5/08, S. 280

[201] https://www.youtube.com/watch?v=2pjkC71exKU, https://www.youtube.com/watch?v=aTecK6odDoc

[202] http://treeoflifecenterus.com/gabriel-cousens-m-d/

[203] Edmund Semler, »Rohkost-Ernährung«. *Ernährungs Umschau* 5/08, S. 280

[204] https://germanygoesraw.de/rohkost-versand/die-wurzel-michael-delias

[205] http://www.spiegel.de/gesundheit/ernaehrung/timo-hildebrand-im-interview-klubs-sollten-spielern-zu-veganem-leben-raten-a-1222253.html

[206] Terry Hope Romero, *Salat Samurai*. Narayana, 2016

[207] Matthew Kenney und Meredith Baird, *Everyday Raw Detox*. Narayana, 2016

[208] Christoph Wilhelm Hufeland, *Makrobiotik oder die Kunst, das menschliche Leben zu verlängern*. Insel Verlag, 1992

[209] William Shertleff, Akiko Aoyagi, *History of Macrobiotics (1715-2017)*. Soyinfo Center, 2017

[210] Deutsche Gesellschaft für Ernährung, DGE-Beratungs-Standards. 2009

[211] Roshi P. Kapleau, *Zen: Merging East and West*. Anchor, 2000

[212] Naomichi Ishige, *History of Japanese Food*. Routledge, 2011

[213] DGE, DGE-Beratungsstandards, 2009

[214] Claudia Weiß, »Glykoalkaloide in Kartoffeln und Tomaten«. *Ernährungs Umschau* 08/07. S. 474

[215] Nicole Erickson et al., »Stellungnahme zu ketogenen und kohlenhydratarmen Diäten bei Menschen mit Krebs«. *Ernährungs Umschau*, 9/2017 M515

[216] Andreea Soare et al., »The effect of macrobiotic Ma-Pi 2 diet on systemic inflammation in patients with type 2 diabetes: a post hoc analysis of the MADIAB trial«. *BMJ Open Diabetes Research and Care,* 2015;3:e000079

[217] https://www.theguardian.com/world/2018/oct/15/police-italy-macrobiotic-guru-mario-pianesi-wife-death

[218] Claus Leitzmann et al., *Alternative Ernährungsformen*. Hippokrates Verlag, 2005

[219] DGE, DGE-Beratungsstandards. 2009

[220] Deutsche Gesellschaft für Ernährung, DGE-Beratungs-Standards. 2009

[221] Anthony Warner, *Ein Koch packt aus: Schwachsinnige Ernährungstrends, wie wir ihnen entkommen und wieder sorgenfrei essen können*. Riva Verlag, 2018

[222] Anne Koch, »Zur religiösen Codierung moderner Ernährung – Ayurvedische Koch- und Ernährungsbücher als Lebensratgeber«. *Zeitschrift für Religions- und Geistesgeschichte* 58.3 (2005), S. 243-264

[223] Gunter Vogt, »Geschichte des ökologischen Landbaus im deutschsprachigen Raum – Teil I*«. *Ökologie & Landbau*, 118, 2/2001. S. 47

[224] https://www.demeter-bw.de/demeter-bw/ueber-uns

[225] https://hpd.de/node/13812

[226] https://de.statista.com/statistik/daten/studie/360581/umfrage/marktanteil-von-biolebensmitteln-in-deutschland/

[227] https://www.bio-suisse.ch/media/Ueberuns/Medien/BioInZahlen/JMK2018/180412_jmk_js_referat_d_def.pdf

[228] https://www.gfk-verein.org/compact/fokusthemen/bio-trend-natuerlich-gut-essen

[229] Marie von Meyer-Höfer et al., »Mature and Emerging Organic Markets: Modelling Consumer Attitude and Behaviour With Partial Least Square Approach«. *Journal of Food Products Marketing*, Volume 21, 2015 - Issue 6

[230] Karl-Michael Brunner, »Nachhaltiger Konsum - am Beispiel des Essens«. *SWS-Rundschau* (2009), 49(1), S. 29-49

[231] Stephan Lorenz. »Globalisierte Konsumdynamik, Was wollen BiokonsumentInnen?« Poster. 9. Wissenschaftstagung Ökologischer Landbau. 2007

[232] Stephan Lorenz. »Globalisierte Konsumdynamik, Was wollen BiokonsumentInnen?« Poster. 9. Wissenschaftstagung Ökologischer Landbau. 2007

[233] Jill Dubisch, *You Are What You Eat: Religious Aspects of the Health Food Movement. The American Dimersion; Culture Myths and Social Realities*, S. P. Montague and W. Arens (Hrsg.). California: Mayfield Publishing. 1981

[234] Urs Niggli, Andreas Fließbach, »Gut fürs Klima? Der kritische Agrarbericht«, 2009

[235] Thomas Lindenthal: »Klimabilanz biologischer und konventioneller Lebensmittel im Vergleich«. *Ökologie und Landbau*. Jan/Feb-Ausgabe 2010

[236] Kathrin Hartmann, *Die Grüne Lüge. Weltrettung als profitables Geschäftsmodell*. Karl Blessing Verlag, 2018

[237] https://www.heise.de/tp/features/Greenwashing-ist-ein-Ablasshandel-fuer-die-Reichen-4043882.html?seite=all

[238] Stiftung Warentest, *Die Bio-Bilanz*. 12/2015

[239] Inka Bormann, Gerhard de Haan (Hrsg.), *Kompetenzen der Bildung für nachhaltige Entwicklung*. VS Verlag für Sozialwissenschaften, 2008

[240] Stephan Lorenz, *Unsicherheit und Natur in BSE-Krise und Biokonsum*. In: Rehberg, Karl-Siegbert, Deutsche Gesellschaft für Soziologie (DGS) (Hrsg.): *Die*

Natur der Gesellschaft: Verhandlungen des 33. Kongresses der Deutschen Gesellschaft für Soziologie in Kassel 2006. Teilbd. 1 u. 2. Campus Verlag, 2008

[241] https://www.bmel.de/SharedDocs/Downloads/Ernaehrung/Oekobarometer2017.html

[242] Udo Pollmer, Monika Niehaus, Andrea Fock, Jutta Muth, *Wer hat das Rind zur Sau gemacht?* Rowohlt Taschenbuch Verlag, 2012

[243] Udo Pollmer, Georg Keckl, Klaus Alfs, *Don't got veggie!.* S. Hirzel Verlag, 2015

[244] https://www.focus.de/panorama/reportage/essay-gesund-ist-nicht-gesund_aid_631958.html

[245] Christine Ott, *Identität geht durch den Magen.* S. Fischer Verlag, 2017

[246] Christine Ott, *Identität geht durch den Magen.* S. Fischer Verlag, 2017

[247] Ilse Tromp et al., »Breastfeeding and the risk of respiratory tract infections after infancy: The Generation R Study«. *PLoSONE* 12(2):e0172763

[248] Hui Yeung, Michelle Leff, Kyung E. Rhee, »Effect of Exclusive Breastfeeding Among Overweight and Obese Mothers on Infant Weight-for-Length Percentile at 1 Year.« *Breastfeed Med.* 2017 Jan/Feb;12:39-47

[249] Bernardo Horta, Bruno de Sousa, Christian de Mola, »Breastfeeding and neurodevelopmental outcomes«. *Current Opinion in Clinical Nutrition and Metabolic Care.* 21(3):174–178, MAY 2018

[250] Benjamin Gibbs, Renata Forste, »Breastfeeding, parenting, and early cognitive development«. *J Pediatr.* 2014 Mar;164(3):487-93

[251] Jessica Martucci, Anne Barnhill, »Examining the use of ›natural‹ in breastfeeding promotion: ethical and practical concerns«. *BMJ*, Volume 44, Issue 9

[252] Persönliches Interview der Autorin

[253] Christoph Klotter et al., *Gesund, gesünder, Orthorexia.* Springer Verlag, 2016

[254] Meghan Lynch, »Healthy habits or damaging diets: an exploratory study of a food blogging community«. *Ecol Food Nutr.* 2010 Jul-Aug;49(4):316-35

[255] Eva-Maria Endres, *Ernährung in sozialen Medien.* Springer Verlag, 2018

[256] Alexandra Rodney, »Pathogenic or health-promoting? How food is framed in healthy living media for women«. *Soc Sci Med.* 2018. Sep;213:37-44

[257] Meghan Lynch, »Healthy habits or damaging diets: an exploratory study of a food blogging community«. *Ecol Food Nutr.* 2010 Jul-Aug;49(4):316-35

[258] Helmut F. Kaplan, »Verrat in reinster Form«. *natürlich vegetarisch* 02/08 - Das VEBU Magazin - Frühling 2008

[259] Kai Funkschmidt, »Erlösung durch Ernährung. Veganismus als Ersatzreligion (Teil I)«. *Materialdienst* 11/2015, 403-412. Und: »Erlösung durch Ernährung. Veganismus als Ersatzreligion (Teil II)«. *Materialdienst* 12/2015, 445-455

260 Hanni Rützler, Wolfgang Reiter, *Muss denn Essen Sünde sein?* Brandstätter Verlag, 2015.

261 https://ngin-food.com/artikel/pr-zirkus-attila-hildmann-vegan-burger

262 Christina Van Dyke, »Eat Y'Self Fitter«: In Anne Barnhill, Mark Budolfson & Tyler Doggett (eds.), *Oxford Handbook of Food Ethics*. Oxford University Press, pp. 553-571 (2017)

263 https://www.greenpeace-magazin.de/ihr-fleisch-und-sein-gemuese

264 Benjamin E. Zeller, »Totem and taboo in the grocery store: quasi-religious foodways in North America«. In: *RELIGION AND FOOD*. Basierend auf Papers, die auf der vom Donner Institute for Research in Religious and Cultural History, Åbo Akademi University, Turku/Åbo, Finnland, organisierten Konferenz vom 25.–27. Juni 2014 vorgetragen wurden.

265 https://healthy-soulfood.de/wenn-paleo-zur-religion-wird/

266 John Durant, *The Paleo Manifesto*. Harmon, 2014

267 Marlene Zuk, *Paleofantasy*. W. W. Norton & Company, 2014

268 https://www.theguardian.com/lifeandstyle/2017/aug/11/why-we-fell-for-clean-eating

269 Madeleine Shaw, *Ready, steady, glow*. Orion, 2016

270 https://www.bfr.bund.de/de/presseinformation/2017/42/vegane_ernaehrung_als_lebensstil__es_besteht_risikokommunikationsbedarf-202177.html

271 Tagungsbericht der Dr. Rainer Wild-Stiftung: https://www.gesunde-ernaehrung.org/files/rw_stiftung/Veranstaltungen/Ern%C3 %A4hrungsforum/2015/Tagungsbericht-Trends.pdf

272 https://de.wikipedia.org/wiki/Mitgliederentwicklung_in_den_Religionsgemeinschaften#cite_note-22

273 Michael Rosenberger, *Wie viel Tier darf's sein?* Echter Verlag, 2016

274 Religionsmonitor 2017: https://www.bertelsmann-stiftung.de/fileadmin/files/BSt/Publikationen/GrauePublikationen/GP_Religionsmonitor_verstehen_was_verbindet_Religioesitaet_und_Zusammenhalt_in_Deutschland.pdf

275 Persönliches Interview der Autorin

276 Jens-Christian Rabe, »Papst mit Soße«. *Süddeutsche Zeitung*, 20./21. Februar 2016, S. 15

277 Eva Barlösius, *Soziologie des Essens*. Juventa Beltz Verlag, 1999

278 Daniel Buchholz, »*Religion und Ernährung*«. *Diät & Information*, 1/2017

279 Kai Funkschmidt, »Erlösung durch Ernährung. Veganismus als Ersatzreligion (Teil I)«. *Materialdienst* 11/2015, 403-412. Und: »Erlösung durch Ernährung. Veganismus als Ersatzreligion (Teil II)«. *Materialdienst* 12/2015, 445-455

280 Luzi Finck, »Ernährungsweisen als Ausdruck kulturellen Wandels. Eine ethnologische Betrachtung alternativer Konzepte und Strömungen im Bereich der Ernährung«. Magisterarbeit, 2009

281 GfK-Studie: http://www.forum-ernaehrung.at/artikel/detail/news/detail/News/ran-an-den-herd/

282 https://www.ars.usda.gov/ARSUserFiles/80400530/pdf/DBrief/5_adult_snacking_mypyramid_0708.pdf

283 Anja Borrmann, Gert B. M. Mensink, »Kochhäufigkeit in Deutschland«. *Journal of Health Monitoring* 2016 1(2) Robert Koch-Institut, Berlin

284 Luzi Finck, »Ernährungsweisen als Ausdruck kulturellen Wandels. Eine ethnologische Betrachtung alternativer Konzepte und Strömungen im Bereich der Ernährung«. Magisterarbeit, 2009

285 Christina Van Dyke, »Eat Y'Self Fitter«: oxfordhb-9780199372263_Part6.indd

286 Christoph Klotter, *Identitätsbildung über Essen.* Springer Verlag, 2016

287 https://www.faz.net/aktuell/stil/essen-trinken/ernaehrung-als-kriegsschauplatz-der-ernaehrungspsychologe-erklaert-15872819.html

288 Pamela Druckerman, *Warum französische Kinder keine Nervensägen sind: Erziehungsgeheimnisse aus Paris.* Mosaik Verlag, 2013

289 Tagungsbericht der Dr. Rainer Wild-Stiftung: https://www.gesunde-ernaehrung.org/files/rw_stiftung/Veranstaltungen/Ern%C3 %A4hrungsforum/2015/Tagungsbericht-Trends.pdf

290 http://www.spiegel.de/spiegel/print/d-95169252.html

291 https://yougov.de/news/2016/07/12/foodporn-vor-allem-selbstgekochtes-wird-fotografie/

292 Sean Coary, Morgan Poor, »How consumer-generated images shape important consumption outcomes in the food domain«. *Journal of Consumer Marketing* (2016), Vol. 33 Issue: 1, S. 1-8

293 Anne Alice Wolf, »Das Ernährungsverhalten als Schauplatz latenter Werthaltungen«. Dissertation, Universität Hohenheim, 2012

294 Persönliches Interview der Autorin

295 Harald Lemke, »Der Mensch ist, was er isst. Ludwig Feuerbach als Vordenker der Gastrosophie«. *EPIKUR - Journal für Gastrosophie*, 01/2011

296 https://germanygoesraw.de/rohkost-dvds/du-bist-was-du-isst-gesundheitsfilm/

297 https://www.dge.de/presse/pm/der-mensch-ist-was-er-isst-1/

298 Hanni Rützler, Wolfgang Reiter, *Muss denn Essen Sünde sein?* Brandstätter Verlag, 2015

299 Thomas Kleinspehn, *Warum sind wir so unersättlich?* Edition Suhrkamp, 1987

[300] https://www.sueddeutsche.de/news/leben/leute-sternekoch-redzepi-siehtes-sen-als-flucht-aus-dem-digitalen-dpa.urn-newsml-dpa-com-20090101-170128-99-66408

[301] Pixie G. Turner, Carmen E. Lefevre, »Instagram use is linked to increased sympotms of orthorexia nervosa«. *Eating and Weight Disorders – Studies on Anorexia, Bulimia and Obesity.* Juni 2017, Volume 22, Issue 2, S. 277–284

[302] https://www.bzfe.de/inhalt/foodblogger-als-ernaehrungsexperten-32777.html

[303] Eva-Maria Endres, *Ernährung in sozialen Medien.* Springer Verlag, 2018

[304] Meghan Lynch, »Healthy habits or damaging diets: an exploratory study of a food blogging community«. *Ecol Food Nutr.* Jul-Aug 2010;49(4):316-35

[305] Leah Boepple, Joel Kevin Thompson, »A content analysis of healthy living blogs: evidence of content thematically consistent with dysfunctional eating attitudes and behaviors«. *Int J Eat Disord.* Mai 2014;47(4):362-7

[306] Pixie G. Turner, Carmen E. Lefevre, »Instagram use is linked to increased sympotms of orthorexia nervosa. Eating and Weight Disorders – Studies on Anorexia, Bulimia and Obesity«. Juni 2017, Volume 22, Issue 2, pp 277–284

[307] https://www.economist.com/books-and-arts/2011/06/30/invisible-sie-ve?story_id=18894910&fsrc=rss

[308] Meghan Lynch, »Healthy habits or damaging diets: an exploratory study of a food blogging community«. *Ecol Food Nutr.* Jul-Aug 2010;49(4):316-35

[309] https://www.bfr.bund.de/de/presseinformation/2017/42/vegane_ernaeh-rung_als_lebensstil__es_besteht_risikokommunikationsbedarf-202177.html

[310] Leah Boepple, Joel Kevin Thompson, »A content analysis of healthy living blogs: evidence of content thematically consistent with dysfunctional eating attitudes and behaviors«. *Int J Eat Disord.* Mai 2014;47(4):362-7

[311] Eva-Maria Endres, *Ernährung in sozialen Medien.* Springer Verlag, 2018

[312] Eva-Maria Endres, *Ernährung in sozialen Medien.* Springer Verlag, 2018

[313] https://www.bmel.de/DE/Ernaehrung/_Texte/Ernaehrungsreport2019.html

[314] Anthony Warner, *Ein Koch packt aus: Schwachsinnige Ernährungstrends, wie wir ihnen entkommen und wieder sorgenfrei essen können.* Riva Verlag, 2018

[315] Helmut Heseker, »In der Bahnhofsbuchhandlung«. *Ernährungs Umschau*, 10/2018, M592

[316] Steven Gundry, *Böses Gemüse. Wie gesunde Nahrungsmittel uns krankmachen.* Beltz Verlag, 2018

[317] Eva-Maria Endres, *Ernährung in sozialen Medien.* Springer Verlag, 2018

[318] Helmut Heseker, »In der Bahnhofsbuchhandlung«. *Ernährungs Umschau*, 10/2018, M592

[319] http://2018.vegmed.de/speakers/bodo-melnik

320 Mattthias R. Hastall, »Furchtappelle: Stilmittel mit Potenzial?« *Ernährung heute*, 3/2015, S. 15

321 Matthias Riedl, Anne Fleck, *Die Ernährungs-Docs*. Weltbild Verlag, 2018

322 Alan Levinovitz, *The Gluten Lie*. Regan Arts, 2015

323 Eva Barlösius, *Soziologie des Essens*. Juventa Beltz Verlag, 1999

324 https://www.bda.uk.com/foodfacts/faddiets.pdf

325 https://www.kantartns.de/presse/presseinformation.asp?prID=3471

326 https://www.stuttgarter-zeitung.de/inhalt.interview-zum-fitnesskult-vor-beugend-leben-und-gesund-sterben.671b7d46-628a-40ac-a4bf-1877887a54db.html

327 Bettina Schmidt, »Neo-Gesundheitsförderung: Wer kann, muss ran«. *GGW*. Jg 10, Heft 2 (April): 15-21

328 Britta Pelle Pelters, »›Don't stop believing!‹ From health religiosity to an equality-enhancing hermeneutic of health promotion«. *International Journal of Qualitative Studies on Health and Well-Being* 13(sup1), Dezember 2018

329 Burckhard Dücker, »Rituale in der Perspektive der Kosten-Nutzen-Analyse«. Jahrbuch für Kulinaristik, Band 1/2017, S 332

330 Persönliches Interview der Autorin

331 Toni Meier et al., »Healthcare costs associated with an adequate intake of sugars, salt and saturated fat in Germany: a health econometrical analysis«. *PLOS ONE*, 0135990, 9. September 2015

332 Persönliches Interview der Autorin

333 Persönliches Interview der Autorin

334 Henning Schmidt-Semisch, Friedrich Schorb (Hrsg.), *Kreuzzug gegen Fette*. Springer Verlag, 2008

335 Eva-Maria Endres, *Ernährung in sozialen Medien*. Springer Verlag, 2018

336 Dr. Rainer Wild Stiftung (Hrsg.), »Mission Ernährung. Wenn Gesundheit zum Diktat wird«. Dr. Rainer Wild Stiftung, 2015

337 Arnold Retzer, *Miese Stimmung. Eine Streitschrift gegen positives Denken*. S. Fischer Verlag, 2012

338 Kai Funkschmidt, »Erlösung durch Ernährung. Veganismus als Ersatzreligion (Teil I)«. *Materialdienst* 11/2015, 403-412. Und: »Erlösung durch Ernährung. Veganismus als Ersatzreligion (Teil II)«. *Materialdienst* 12/2015, 445-455

339 Malcolm Hamilton, »Eating Ethically: ›Spiritual‹ and ›Quasi-religious‹ Aspects of Vegetarianism«. *Journal of Contemporary Religion*, 2000, 15: 1, 65–83

340 https://de.statista.com/statistik/daten/studie/277100/umfrage/glauben-an-reinkarnation-wiedergeburt/

341 Daniele Dell'Agli (Hrsg.), *Essen als ob nicht. Gastrosophische Modelle*. Edition Suhrkamp Verlag, 2009

342 Persönliches Interview der Autorin

343 Christine Ott, *Identität geht durch den Magen*. S. Fischer Verlag, 2017

344 https://www.zeit.de/2017/48/bowls-ernaehrung-gesundheit-trend

345 Wolfgang Hoefert, Christoph Klotter (Hrsg.), *Gesundheitsängste*. Pabst Verlag, 2012

346 https://www.ruv.de/presse/ruv-infocenter/pressemitteilungen/ruv-aengste-der-deutschen-2017-ergebnisse

347 https://www.bmel.de/DE/Ernaehrung/_Texte/Ernaehrungsreport2019.html

348 Sabine Bode, *Die deutsche Angst – German Angst*. Piper Verlag, 2008

349 Walter Krämer, *Die Angst der Woche*. Piper Verlag, 2011

350 Wolfgang Hoefert, Christoph Klotter (Hrsg.), *Gesundheitsängste*. Pabst Verlag, 2012

351 Heinz Grohmann et al. (Hrsg.), *Statistik in Deutschland*. Springer Verlag, 2010

352 Wolfgang Hoefert, Christoph Klotter (Hrsg.), *Gesundheitsängste*. Pabst Verlag, 2012

353 www.krebsinformationsdienst.de/vorbeugung/risiken/umweltgifte.php

354 Sebastian Herrmann, »Gift für alle«. *Süddeutsche Zeitung*, 22./23.03.2014, Nr. 68, S. 20

355 Monique Kerschefski, »Naturerlebnis in Kindertagesstätten«. Diplomarbeit, Hochschule Neubrandenburg, 2010

356 Informationen zur deutschen Landwirtschaft. Ima. https://information-medien-agrar.de/webshop/Informationen-zur-deutschen-Landwirtschaft-Zahlen-Daten-Fakten

357 https://www.dgevesch-ni.de/92-schulverpflegung/lebensmittelverschwendung

358 Hanni Rützler, Wolfgang Reiter, *Muss denn Essen Sünde sein?* Brandstätter Verlag, 2015

359 https://www.uni-goettin-gen.de/de/document/download/34b3fb27428e-d6e6f5fb83976ae3e8d2.pdf/Spiller_2010_Folien%20Ern%C3%A4hrungs-wirtschaft%20aus%20Konsumentensicht.pdf

360 Kai Funkschmidt, »Erlösung durch Ernährung. Veganismus als Ersatzreligion (Teil I)«. *Materialdienst* 11/2015, 403-412. Und: »Erlösung durch Ernährung. Veganismus als Ersatzreligion (Teil II)«. *Materialdienst* 12/2015, 445-455

361 Malcolm Hamilton, »Eating Ethically: ›Spiritual‹ and ›Quasi-religious‹ Aspects of Vegetarianism«. *Journal of Contemporary Religion*, 2000, 15: 1, 65–83

362 https://www.remid.de/blog/2018/12/religion-und-alternative-ernaeher-ung-vom-kohlrabi-apostel-zum-bionade-biedermeier/

363 https://twitter.com/hashtag/MonSatan?src=hash&lang=de

364 https://www.remid.de/blog/2018/12/religion-und-alternative-ernaeher-ung-vom-kohlrabi-apostel-zum-bionade-biedermeier/

365 http://www.taz.de/!5522500/

366 Sabine Weick, *Jung, männlich, vegan: Warum junge Männer zu Veganern werden: Eine Essbiografische Fallstudie.* ibidem-Verlag, 2013

367 Johann Kinzl et al., »Orthorexia Nervosa. Eine häufige Störung bei Diätassis-tentinnen?« *Ernährungs Umschau* 52 (2005) Heft 11. S. 436

368 Edmund Semler, »Rohkost-Ernährung«. *Ernährungs Umschau* 5/08, S. 280

369 Wolfgang Hoefert, Christoph Klotter (Hrsg.), *Gesundheitsängste.* Pabst Verlag, 2012

370 Christoph Klotter et al., *Gesund, gesünder, Orthorexia.* Springer Verlag, 2016

371 Martón Kiss-Leizer, Adrien Rigó, »People behind unhealthy obsession to healthy food: the personality profile of tendency to orthorexia nervosa«. *Eat Weight Disord.* 22. Juni 2018

372 Crystal D. Oberle et al., »Orthorexia nervosa: Assessment and correlates with gender«, *BMI*, and personality. Appetite. 1. Januar 2017;108:303-310

373 Heike Maas, Frank M. Spinath, »Persönlichkeit und Gesundheit. Eine Zwil-lingsstudie zur Betrachtung möglicher Mediatoren«. *Zeitschrift für Gesund-heitspsychologie* (2012), 20 (3): 129-140

374 Tamara M. Pfeiler, Boris Egloff, »Examining the ›Veggie‹ personality: Results from a representative German sample«, *Appetite*, 7. September 2017. http://www.diw.de/soep-is

375 Malcolm Hamilton, »Eating Ethically: ›Spiritual‹ and ›Quasi-religious‹ Aspects of Vegetarianism«. *Journal of Contemporary Religion*, 2000, 15: 1, 65–83

376 Ryan Moroze et al., »Microthinking About Micronutrients: A Case of Transi-tion From Obsessions About Healthy Eating to Near-Fatal ›Orthorexia Ner-vosa‹ and Proposed Diagnostic Criteria«. *Psychosomatics.* Volume 56, Issue 4, Juli–August 2015, S. 397-403

377 http://www.orthorexia.com/original-orthorexia-essay/

378 Christoph Klotter et al., *Gesund, gesünder, Orthorexia.* Springer Verlag, 2016

379 Friederike Barthels, »Orthorektisches Ernährungsverhalten«. Dissertation, Universität Düsseldorf, 2014

380 Julia Depa et al., »Prevalence and predictors of orthorexia nervosa among Ger-man students using the 21-item-DOS«. *Eat Weight Disord.* März 2017;22(1):193-199

381 Thomas Müller, »Ersatzwurst als Ersatzreligion«. *MMW - Fortschritte der Medizin*. Januar 2018, Volume 160, Issue 1, S. 12

382 http://www.echte-esser.de/tl_files/files/Vegan-Verbot_in_Bayerns_groesster_Therapieeinrichtung_fuer_Essstoerungen_OKT_2017.pdf

383 Sylvia Rudloff et al., »Vegetarische Kostformen im Kindes- und Jugendalter Stellungnahme der Ernährungskommission der Deutschen Gesellschaft für Kinder- und Jugendmedizin e. V. (DGKJ)«. *Monatsschrift Kinderheilkunde*. November 2018, Volume 166, Issue 11, S. 999–1005

384 https://www.aerztezeitung.de/panorama/ernaehrung/article/938280/leiden-manie-selbstdarstellung-trend-ernaehrungshypochonder.html

385 Marijke van Dusseldorp et al., »Risk of persistent cobalamin deficiency in adolescents fed a macrobiotic diet in early life«. *Am J Clin Nutr*. 1999 Apr;69(4):664-71

386 Edmund Semler, »Rohkost-Ernährung«. *Ernährungs Umschau* 5/08, S. 280

387 https://www.nutraingredients.com/Article/2018/11/06/Trendy-diets-lead-to-dangerous-disorders-warns-nutritionist

388 Lierre Keith, *Ethisch essen mit Fleisch*. Systemed Verlag, 2015

389 Elisabeth Ng, Madelaine Neff, »Recognising the return of nutritional deficiencies: a modern pellagra puzzle«. *BMJ Case Rep*. 28. November2018;11(1). pii: e227454

390 Iga Rybicka, »The Handbook of Minerals on a Gluten-Free Diet«. *Nutrients*. 5. November 2018;10(11). pii: E1683

391 Ana Rita Viera et al., »Foods and beverages and colorectal cancer risk: a systematic review and meta-analysis of cohort studies, an update of the evidence of the WCRF-AICR Continuous Update Project«. *Ann Oncol*. 1. August 2017;28(8):1788-1802

392 Sofia Manousou et al., »A Paleolithic-type diet results in iodine deficiency: a 2-year randomized trial in postmenopausal obese women«. *European Journal of Clinical Nutrition*, Volume 72, S. 124–129 (2018)

393 Sylvia Rudloff et al., »Vegetarische Kostformen im Kindes- und Jugendalter Stellungnahme der Ernährungskommission der Deutschen Gesellschaft für Kinder- und Jugendmedizin e. V. (DGKJ)«. *Monatsschrift Kinderheilkunde*. November 2018, Volume 166, Issue 11, S. 999–1005

394 https://www.verbraucherzentrale.de/wissen/lebensmittel/nahrungsergaenzungsmittel/vitaminprodukte-viel-hilft-viel-stimmt-das-8589

395 Christoph Klotter et al., *Gesund, gesünder, Orthorexia*. Springer Verlag, 2016

396 Christoph Klotter et al., *Gesund, gesünder, Orthorexia*. Springer Verlag, 2016

397 https://www.bmc.org/nutrition-and-weight-management/weight-management

398 Rolf Degen, »Besessen vom gesunden Essen«, *Tabula* Nr.2 /April 2013. S. 4-9

399 The Harman Group, »Health & Wellness 2017 report«. https://www.hart-man-group.com/hartbeat-acumen/277/focus-on-eating-gluten-free

400 https://downloads.mintel.com/private/zgXKu/files/688043/

401 https://www.dailykos.com/stories/2017/2/25/1637850/-Community-Sup-ported-Agriculture-CSA-Charter-for-USA-and-Canada

402 Benjamin E. Zeller, »Totem and taboo in the grocery store: quasi-religious foodways in North America«. In: *RELIGION AND FOOD*. Basierend auf Papers, die auf der vom Donner Institute for Research in Religious and Cultural History, Åbo Akademi University, Turku/Åbo, Finnland, organisierten Konferenz vom 25.–27. Juni 2014 vorgetragen wurden.

403 https://qz.com/407157/less-than-2-of-the-us-population-is-jewish-so-why-is-41-of-the-countrys-packaged-food-kosher/

404 http://www.pewresearch.org/wp-content/uploads/sites/7/2012/10/None-sOnTheRise-full.pdf

405 The GBD 2015 Obesity Collaborators, Health Effects of Over-weight and Obe-sity in 195 Countries over 25 Years. N Engl J Med 2017; 377:13-27

406 Andy Menke et al., »Prevalence of and Trends in Diabetes Among Adults in the United States, 1988-2012«. *JAMA*. 2015;314(10):1021-1029

407 http://www.diabetes-deutschland.de/diabetesinzahlen.html

408 https://www.consumerreports.org/cro/magazine/2014/03/too-many-pro-duct-choices-in-supermarkets/index.htm

409 Michael Rosenberger, *Wie viel Tier darf's sein?* Echter Verlag, 2016

410 http://veganbits.com/vegan-demographics-2017/

411 https://www.talkingretail.com/news/industry-news/uk-shoppers-increasing-ly-buying-healthy-food-finds-report-03-10-2017/

412 https://de.wikipe-dia.org/wiki/Mitgliederentwicklung_in_den_Religionsge-meinschaften#Gro%C3 %9Fbritannien

413 https://www.bbc.com/news/uk-41953530

414 https://www.plantbasednews.org/post/30-of-young-swedes-are-eating-more-plant-based-food-says-report

415 https://sverigesradio.se/sida/artikel.aspx?programid=2054&artikel=5606616

416 https://www.allergicliving.com/2017/06/06/finland-is-the-celiac-world-hq-where-eating-gluten-free-is-easy/

417 Filippo Fassio, »Lactose Maldigestion, Malabsorption, and Intolerance: A Comprehensive Review with a Focuson Current Management and Future Per-spectives«. *Nutrients* 2018,10, 1599

418 https://www.nytimes.com/2014/06/29/travel/gluten-free-dining-in-italy.html

419 http://eurispes.eu/news/eurispes-rapporto-italia-2018-vegani-e-vegetariani-sono-il-7-della-popolazione-dai-18-anni-in-su/

420 https://downloads.mintel.com/private/zgXKu/files/688043/

421 https://www.deutschlandfunk.de/atheismus-in-italien-ich-glaube-nicht.886.de.html?dram:article_id=399497

422 https://www.deutschlandfunk.de/atheismus-in-italien-ich-glaube-nicht.886.de.html?dram:article_id=399497

423 https://www.greenpeace-magazin.de/magazin/veganer-418

424 https://www.faz.net/aktuell/stil/essen-trinken/warum-israel-das-veganste-land-der-welt-ist-13812715.html

425 Daniele Dell'Agli (Hrsg.), *Essen als ob nicht. Gastrosophische Modelle*. Edition Suhrkamp Verlag, 2009

426 https://www.bfr.bund.de/de/presseinformation/2017/42/vegane_ernaehrung_als_lebensstil__es_besteht_risikokommunikationsbedarf-202177.html

427 Meghan Lynch, »Healthy habits or damaging diets: an exploratory study of a food blogging community«. *Ecol Food Nutr*. Jul-Aug 2010;49(4):316-35

428 Christoph Klotter et al., *Gesund, gesünder, Orthorexia*. Springer Verlag, 2016

429 Amber J. Hammons, Barbara H. Fiese, »Is frequency of shared family meals related to the nutritional health of children and adolescents?« *Pediatrics* 2011; 127:e1565-e1574

430 Friederike Barthels, »Orthorektisches Ernährungsverhalten«. Dissertation, Universität Düsseldorf, 2014

431 Holt-Lunstad J, Smith TB, Layton JB (2010) »Social Relationships and Mortality Risk: A Meta-analytic Review«. *PLoS Med* 7(7): e1000316

432 Eva-Maria Endres, *Ernährung in sozialen Medien*. Springer Verlag, 2018

433 Eva Barlösius, *Soziologie des Essens*. Juventa Beltz Verlag, 1999

434 Ute Elisabeth Flieger et al. (Hrsg.), *Ordnung als Kategorie der volkskundlich-kulturwissenschaftlichen Forschung. Saarbrücker Beiträge zur Historischen Anthropologie*. Waxman Verlag, 2017

435 https://rlp.hds.harvard.edu/news/fad-diets-religion

436 https://www.bento.de/gefuehle/uebergewicht-was-sich-dicke-im-alltag-anhoeren-muessen-a-00000000-0003-0001-0000-000002104558

437 Claudia Sikorski et al., »Weight-based discrimination: An ubiquitary phenomenon?« *International Journal of obesity*, Februar 2016;40(2):333-7

438 Claudia Sikorski et al., »Weight stigma ›gets under the skin‹ – evidence for an adapted psychological mediation framework – a systematic review«. *Obesity*. Volume 23, Issue 2, S. 266–276, Februar 2015

439 Rebecca M. Puhl, Chelsea A. Heuer, »Obesity Stigma: Important Considerations for Public Health«. *American Journal of Public Health*, Juni 2010, Vol 100, No. 6

440 https://www.eatingdisorderhope.com/blog/clean-eating-orthorexia

441 Christine Ott, *Identität geht durch den Magen*. S. Fischer Verlag, 2017

442 Piia Jallinoja et al., »Food choices, perceptions of healthiness, and eating motives of self-identified followers of a low-carbohydrate diet«. *Food & Nutrition Research* 2014, 58: 23552

443 Maja Aloni et al., »Too picky for my taste? The effect of the gluten-free dietary restriction on impressions of romantic partners«. *Appetite*. 1. Januar 2019;132:55-66

444 Rolf Degen, »Besessen vom gesunden Essen«. *Tabula* Nr.2 /April 2013. S. 4-9

445 Johann Kinzl et al., »Orthorexia Nervosa. Eine häufige Störung bei Diätassistentinnen?« *Ernährungs Umschau*. 52 (2005) Heft 11. S. 436

446 Claudia Sikorski et al., »Weight-based discrimination: An ubiquitary phenomenon?« *International Journal of obesity*, Februar 2016;40(2):333-7

447 Claudia Sikorski et al., »The association of BMI and social distance towards obese individuals is mediated by sympathy and understanding«. *Soc Sci Med*. März 2015;128:25-30

448 https://www.hsozkult.de/conferencereport/id/tagungsberichte-8045

449 Sonja Niemann, »Der irre Hype ums Essen«. In: *Brigitte* Nr. 18 vom 19.08.2015, Seite 97-106/Dossier

450 Christopher A. Monteiro et al., »The Carnism Inventory: Measuring the ideology of eating animals«. *Appetite*. 1. Juni 2017 1;113:51-62

451 https://www.zeit.de/wissen/gesundheit/2017-04/impfung-verweigerung-jennifer-reich-soziologin-eltern-kinder

452 Jessica Martucci, Anne Barnhill, »Examining the use of ›natural‹ in breastfeeding promotion: ethical and practical concerns«. *BMJ*, Volume 44, Issue 9

453 Alan Levinovitz, *The Gluten Lie*. Regan Arts, 2015

454 Arnold Retzer, *Miese Stimmung. Eine Streitschrift gegen positives Denken*. S. Fischer Verlag, 2012

455 Dr. Rainer Wild Stiftung (Hrsg.), »Mission Ernährung. Wenn Gesundheit zum Diktat wird«. Dr. Rainer Wild-Stiftung, 2015

456 Hanni Rützler, Wolfgang Reiter, *Muss denn Essen Sünde sein?* Brandstätter Verlag, 2015

457 https://blog.dahlke.at/was-uns-wirklich-naehrt-von-gutem-essen-zu-guten-gedanken/

458 Wolfgang Hoefert, Christoph Klotter (Hrsg.), *Gesundheitsängste*. Pabst Verlag, 2012

459 https://ngin-food.com/artikel/pr-zirkus-attila-hildmann-vegan-burger/

460 https://www.bento.de/gefuehle/euer-anti-gluten-hype-nervt-wie-es-sich-an-fuehlt-wenn-man-wirklich-kein-gluten-vertra-egt-a-00000000-0003-0001-0000-000000011257

461 https://www.stuttgarter-nachrichten.de/inhalt.ernaehrung-allergiker-und-keiner-glaubt-s.4ac10f29-daca-4214-9aa3-e0a48a199598.html

462 https://www.sueddeutsche.de/stil/ernaehrung-auf-der-suche-nach-dem-ver-lorenen-genuss-1.3455965

463 Hanni Rützler, Wolfgang Reiter, *Muss denn Essen Sünde sein?* Brandstätter Verlag, 2015

464 Marlies Gruber, »Salutogenetische Aspekte des kulinarischen Genießens«. *E&M Ernährung & Medizin* 2011; 26: 115-119

465 Indira Paz-Graniel, »Association between Eating Speed and Classical Cardiovascular Risk Factors: A Cross-Sectional Study«. *Nutrients*. Januar 2019; 11(1): 83

466 Marlies Gruber, »Salutogenetische Aspekte des kulinarischen Genießens«. *E&M Ernährung & Medizin* 2011; 26: 115-119

467 https://www.kantartns.de/wissensforum/studien/genussstudie-2017.asp

468 https://www.kantartns.de/wissensforum/studien/genussstudie-2017.asp

469 Dr. Rainer Wild-Stiftung: »Wieviel Genuss tut gut?« https://www.gesunde-er-naeh-rung.org/files/rw_stiftung/Publikationen/Themenpapiere/Themen-papier%202008 %20 %20Ausgabe%201.pdf

470 Marlies Gruber, *Mut zum Genuss*. Edition a Verlag, 2015

471 https://www.faz.net/aktuell/stil/essen-trinken/ernaehrung-als-kriegsschau-platz-der-ernaehrungspsychologe-erklaert-15872819.html

472 Tagungsbericht der Dr. Rainer Wild-Stiftung: https://www.gesunde-ernaeh-rung.org/files/rw_stiftung/Veranstaltun-gen/Ern%C3 %A4hrungsfo-rum/2015/Tagungsbericht-Trends.pdf

473 Tagungsbericht der Dr. Rainer Wild-Stiftung: https://www.gesunde-ernaeh-rung.org/files/rw_stiftung/Veranstaltungen/Ern%C3 %A4hrungsfo-rum/2015/Tagungsbericht-Trends.pdf

474 Persönliches Interview der Autorin

475 Persönliches Interview der Autorin

476 Persönliches Interview der Autorin

[477] https://www.faz.net/aktuell/stil/essen-trinken/ernaehrung-als-kriegsschau-platz-der-ernaehrungspsychologe-erklaert-15872819.html

[478] Bettina Musall, »Sage mir, was du isst …«.*Spiegel Wissen* 1/2016

[479] https://www.zeit.de/zeit-magazin/essen-trinken/2018-01/ernaehrungs-trends-2018-food-hanni-ruetzler-interview

[480] https://futuretalks.network/referent/hanni-ruetz-ler/?gclid=EAIaIQob-ChMI5d_blt6h4AIV0eR3Ch0vvQPeEAAYASAAEgIWXPD_BwE

[481] https://www.gfk.com/fileadmin/user_upload/dyna_content/DE/documents/News/Consumer_Index/CI_03_2016_oD.pdf

[482] http://www.spiegel.de/spiegel/warum-ernaehrung-zur-ersatzreligion-gewor-den-ist-a-1157038.html

[483] Eva-Maria Endres, *Ernährung in sozialen Medien*. Springer Verlag, 2018

[484] Christoph Klotter, *Fragmente einer Sprache des Essens*. Springer Verlag, 2015

[485] https://www.bzfe.de/inhalt/essen-ist-mehr-als-die-summe-der-zuta-ten-32187.html

[486] https://www.thecut.com/2015/05/diets-are-a-lot-like-religion.html

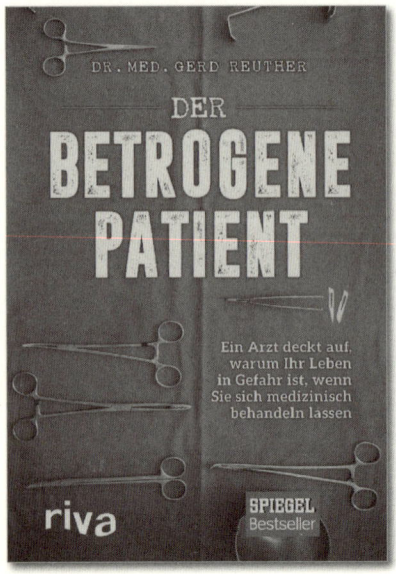

400 Seiten
19,99 € (D) | 20,60 € (A)
ISBN 978-3-7423-0071-3

Gerd Reuther

Der betrogene Patient

Ein Arzt deckt auf, warum
Ihr Leben in Gefahr ist,
wenn Sie sich medizinisch
behandeln lassen

Nie waren die Heilungsversprechen größer als heute und doch ist die ärztliche Behandlung zu unserer häufigsten Todesursache geworden. Wer den Therapieempfehlungen der Mediziner rückhaltlos vertraut, schadet sich häufiger, als er sich nützt. Erschreckend viele Behandlungen sind ohne nachgewiesene Wirksamkeit und oft wäre das Abwarten des Spontanverlaufs sogar wirksamer und nachhaltiger.

Schonungslos ehrlich seziert Dr. med. Gerd Reuther nach 30 Jahren als Arzt seinen Berufsstand. Er deckt auf, dass die Medizin häufig nicht auf das langfristige Wohlergehen der Kranken abzielt, sondern in erster Linie die Kasse der Kliniken und Praxen füllen soll. Seine Abrechnung ist aber nicht hoffnungslos, denn er zeigt auch auf, wie eine neue, bessere Medizin aussehen könnte. Sie müsste mit einer anderen Vergütung medizinischer Dienstleistungen beginnen und Geld dürfte nicht mehr über Leben und Tod bestimmen.

Mit der Expertise eines Mediziners geschrieben, verliert das Buch trotzdem nie den Patienten aus dem Blick. Durch seine präzise Analyse der herrschenden Verhältnisse wird es zu einer Überlebensstrategie für Kranke, die ihr Leid nicht durch Medizin vergrößern wollen.

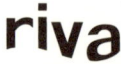